湘雅文化传承丛书

湘雅医魂

肖 平 孙 虹 主编

WUHAN UNIVERSITY PRESS
武汉大学出版社

图书在版编目(CIP)数据

湘雅医魂/肖平,孙虹主编. —武汉:武汉大学出版社,2016.10
湘雅文化传承丛书
ISBN 978-7-307-18737-5

Ⅰ.湘… Ⅱ.①肖… ②孙… Ⅲ.中南大学湘雅医学院—校史
—史料 Ⅳ.R-40

中国版本图书馆 CIP 数据核字(2016)第 236556 号

责任编辑:方竞男 责任校对:邓 瑶 装帧设计:吴 极

出版发行:**武汉大学出版社** (430072 武昌 珞珈山)
(电子邮件:whu_publish@163.com 网址:www.stmpress.cn)
印刷:武汉市金港彩印有限公司
开本:720×1000 1/16 印张:18.75 字数:339 千字 插页:2
版次:2016 年 10 月第 1 版 2016 年 10 月第 1 次印刷
ISBN 978-7-307-18737-5 定价:48.00 元

《湘雅医魂》编委会

一、《湘雅医魂》编审委员会

主　编　肖　平　孙　虹
副主编　唐北沙　范学工　陈子华　胡建中　雷光华
　　　　张国刚　龚志成　刘昭前　邱元正

二、《湘雅医魂》编写委员会

主　任　肖　平　孙　虹
副主任　唐　艳　梁　昱　佘丽莎　夏　青
顾　问　刘笑春　黄珊琦
委　员　（按姓氏笔画排序）：
　　　　丁思量　王小宜　王　丹　王东生　王志明　王　栋
　　　　方厂云　尹　飞　尹　桃　邓　磊　艾宇航　左晓霞
　　　　石　明　龙剑虹　申　竑　冯　永　吕红斌　伍西明
　　　　刘文恩　刘卓乾　刘菊英　刘遂心　齐　琳　严　丽
　　　　严晓博　李小刚　李云芝　李　南　李映兰　李晓林
　　　　李新辉　李碧娟　杨天伦　杨宏武　肖水源　肖　波
　　　　肖　萤　吴安华　吴　珂　吴　斯　邹益友　宋　爽
　　　　张丕红　张宏其　张　怡　张春芳　张艳玲　陈　琼
　　　　罗万俊　罗　闻　周巧玲　胡成平　胡懿郃　钟美佐
　　　　姜　冰　夏晓波　郭光琼　郭曲练　唐利立　唐献忠
　　　　黄素娟　黄　燕　曹璇绚　彭争荣　彭　蔚　韩　笑
　　　　傅　蓉　曾　蕾　谢红付　谢晋良　雷贤禹　雷闽湘
　　　　谭新发　瞿湘晶
策　划　党委办公室　院史馆筹建组

序

　　湘雅文化就像一棵大树。这棵大树之所以繁茂,是因为每一片叶子都在表达它的翠绿。每个湘雅人,都是湘雅历史的编写者,也都是湘雅精神的传承者,所不同的是,少数人用的是文字,大多数人用的是行动。

　　追溯湘雅人的行医故事,胡美先生的《道一风同》无疑是当下有记录的最早的著作。《道一风同》通过胡美医生独特的视角,展现了中国现代医学肇始阶段的社会文化和科学发展历程,为中国医院史留下了翔实而宝贵的资料。

　　相较于百年的沧桑岁月,经过系统整理并记录下来的湘雅故事,其实并不多。2012年至今,在湘雅文化研究会的努力下,出版了湘雅文化系列丛书,合作拍摄了《百年湘雅》纪录片。但我们发现仍有千千万万默默行走在历史中的人们,他们无言却脚印闪光。如果说,110岁的湘雅,几乎参与了中国现代医学发展史的每一段进程,见证了中国医疗事业的每一次进步,那么,这些湘雅人的湘雅记忆所呈现出来的历史价值,怎么评价都不过分。

　　今年是中南大学湘雅医院建院110周年,湘雅人选择用"深情诉说"的方式来纪念这个华诞,编写了这本记录当今湘雅人故事的文集——《湘雅医魂》。我细读了这部心血之作。这些朴实无华的医者心声,谈奉献,也谈幸福,谈失去,更谈收获,字里行间的医者挚爱,让人读罢,为之动容。

　　一个人的叙述,如果能化为一个族群的集体记忆,就会成为历史。湘雅的集体记忆,是用每个普通湘雅人的叙述汇聚而成的,在叙述中,湘雅精神以人文化成的方式逐渐被固定下来。通过本书,我们可以清晰地看到这棵大树的文化脉络,看到沿着脉络涓涓流淌的百年涵养,看到这丝丝缕缕的涵养怎样从深埋沃土的根茎,直达高耸入云的冠顶。

心田留于子孙耕,成长于这片心田中的湘雅文化之树,从萌发到蔚然丰沛,用了整整 110 年。

今天,站在树下,仔细倾听枝干上每一片叶子诉说对根的深情。历史、今天、未来,一脉贯通!

权当序。

2016 年 9 月

前　言

中南大学湘雅医院之所以发展、成就并绵延110年,定是因为它拥有的那种独特的灵气与魅力让历史作出了英明的抉择。湘雅从起源直至今日,究竟有什么深深地刻在了湘雅人的骨子里,使湘雅精神有如此旺盛的生命力?我思索良久,谈谈一孔之见,全当抛砖引玉。

湘雅之树常青

想知道一个苹果有几颗种子并不难,但想知道一颗种子能结多少个苹果却不易。因为,我们无法一眼看透生命基因的优劣。但湘雅医院不同。110年前,胡美博士把欧美甲等医院的标尺竖立在长沙西牌楼的石板街上,湘雅的基因注定不俗。

最初,湘雅医院叫作雅礼医院,诊费不过五十文,但医学大师们绝不会因此降低标准。手写的英文病历严谨工整;简陋的病房里摆放着从万里之外漂洋过海而来的正规病床;医生们白衣飘飘,举手投足间都透露着职业的尊严。一个多世纪以来,仰之弥高的标准,像一条红线,牢牢地刻在湘雅人的脑海里。湘雅第一批医学生,只有八人毕业。高标准、高淘汰率,使得这八位湘雅学子,后来都成为医界泰斗。

当这种大医规范与湖湘血性相遇,衍生出格外铿锵的气质,也成就了湘雅坚毅的性情与灵魂。20世纪抗日战争期间,许多医院停诊,湘雅医生却选择留在长沙前线,与民族共患难;湘雅教师则带学生西进,坚持办医学教育。这种担起民族责任的凛然大义,至今仍令人钦佩。从2000年开始,湘雅的后辈们一直在以各种形式重走湘雅路。我也曾数次沿着先辈的足迹,一路西进,在云贵高原的崇山峻岭中,向七十多年前的湘雅师生致敬。

当我还是一名经治医师的时候,湘雅医学院第四任院长凌敏猷恰好是我负责照护的病人。我有幸成为他的忘年交,他对我无所不谈,而谈得最多的,当然是湘雅旧事。跟随着这位博闻强识的老人,我满怀敬意地穿行在湘雅长长的历史隧道中,肖元定、王子玕、易见龙等往圣先贤时不时地从我的身边走过。每个人都有着迥异的性格和各自的故事,但他们的身上却刻着鲜明的湘雅印记——安贫乐道、一丝不苟,敬业报国、为人师表;悲悯着病人的痛苦,精进着救民的医术。作为开先河的巨人,他们安守医者良知,听从本心召唤,从不在意那身前身后的虚名。无言的大师,就这样如山一般,默默标识出灵魂的高度,让一代代后来者追随。

如今,湘雅人已先后建立起附二医院、附三医院,在湖南医疗卫生领域,湘雅集团名动三湘,辐射全国。有一次去广州市某知名医院出差,我惊异地发现,进入那家医院,仿佛到了湘雅。昔日的老师、同学、同事在各个科室挑起大梁。粗略数了一下,来自湘雅系统的医护人员就达到 50 多人。

毛泽东同志曾说过,长征是宣传队,长征是播种机。其实,湘雅的百年历程,何尝不是一次长征,数以万计的湘雅学子,又何尝不是一颗颗良种,将湘雅基因撒向更广袤的大地,涵养湘雅之树常青。湘雅基因就这样活在一代代大医风范的传承中,最终化为湘雅的百年魂魄。

百年医魂犹在

很多人,甚至很多湘雅人也不知道,公勇勤慎的"公"字,在院训草创阶段,含义非常单纯——湘雅毕业生,必须投身公立医院,一律不准个体开业行医。

那时,真有学生因为违反这条不成文的校规,而被湘雅登报取消毕业证。在湘雅人的观念中,行医,就不能多赚钱。拳拳初心,质朴得令人动容。

当然,今天的湘雅人,已经赋予这个"公"字更深刻的内涵。毕竟时代在变,后来者也必然在发展中传递,在创新中继承。我曾多次到兄弟单位,交流医院文化建设的经验。记得有一次谈到湘雅精神的时候,我与大家交流了这样的感悟:景行行止,高山仰止,大师风范光照百年,但也不能言必称"谭胡颜",一部湘雅编年史的背后,有更多的平凡英雄,比如我们的总住院们。在湘雅 110 年丰碑的基座上,他们是最平凡的一层。

在湘雅严谨而近乎苛刻的医师培养体系下,年轻的总住院们步履匆匆,收治病人、参加会诊、记录病程……他们身处一线，24小时随时待命。

他们与call机形影不离，甚至洗澡的时候都要带进浴室，生怕错过了一通电话，有时睡一个囫囵觉都是奢望；他们到病房去的次数比回家的次数多，陪伴病人的时间比陪伴家人多；病人的信任和理解是他们最大的动力，有的人把好几年前患者家属送的一盒牛奶珍藏至今；他们有的人为了节省排队等电梯的时间，每天爬数不清的楼梯，十个月穿破了三双跑鞋；他们有的人因为压力大，身体调理不好，把生育计划一推再推。他们用年轻的岁月，守护患者的生命，经受着对一个医者最严酷的考验。

又是一个清晨，我来医院上班，门诊大楼前，早已聚集着来自天南海北的病患。那么多的同事，匆匆走进大楼，有的熟悉，有的陌生。一位年轻医生边走边吃早点，大口大口地吞着烧卖，小口小口地喝着豆浆。看到这个细节，我禁不住心中一酸。我想，此刻他的诊室门外，已经排着几十号患者。为了节省时间，他只能尽量少喝水，少跑厕所。

这就是今天的湘雅人，有故事的湘雅人。只是在他们看来，自己的故事太平凡，平凡到不好意思对人提起。其实，谁又不平凡呢？

编写本书，正是为了讲述和诠释湘雅人有血有肉、有笑有泪的行医故事。我相信，在这些平凡故事里，可以看到不平凡的湘雅精神。

文稿征集的过程中，大家的积极性很高，我们收到的稿件也很多。我们邀请了中南大学文学与新闻传播学院专家组，根据文稿的文学性、故事性及覆盖面等多个方面进行评选，最终收录了83篇。很多颇有内容或者颇为用心的稿件，受篇幅或者写作风格的限制，暂时未能收录。

特别鸣谢中南大学文学与新闻传播学院肖来荣书记、刘泽民院长、白寅副院长、晏选军教授、聂庆璞教授及其文学团队；中南大学湘雅医院临床科室文化建设工作联络员对本书的编写给予的支持。

在湘雅医院建院110周年之际，谨以此书献给所有质朴的湘雅人。现在，湘雅医院正在筹建新的院史馆，我期待着开馆的那一刻，带着第一批参观者来到陈列《湘雅医魂》的展位前，然后骄傲地告诉他们：湘雅精神在此，湘雅魂魄在此，湘雅未来，也在此！

肖平

2016年9月

目　　录

三、奋楫者先

四、大勇大爱

五、敬佑生命

六、使命在前

七、红楼心语

岁月留痕

　　一滴水，辉映出汹涌大海；一轮月，照耀了深邃苍穹。都说岁月荏苒，往事如烟，可是湘雅的那些年，那些事，那些人，仍记忆犹新。与我们擦肩而过的，也许就是历史。如今人们不再记得call机，不再记得防空洞，不再记得A超……可翻开这个篇章，丝丝缕缕都是湘雅人奋斗的痕迹！

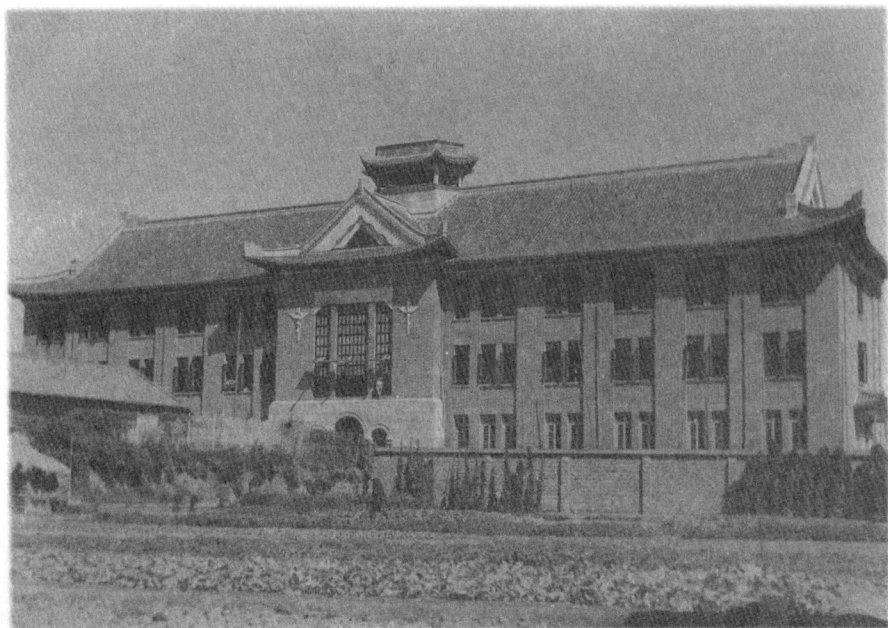

六十年的"回头看"

一个人一天有三个"八小时",第一个八小时用来学习和工作,第二个八小时用来吃饭和睡觉,而第三个八小时的利用就决定成败。而对于重症病人来说,我们医生第三个八小时的使用,也就是我们上班时间以外的八小时的使用,有时候能决定他们的生死。

自1954年创建以来,我们感染病学科一直保留着一个老传统——医生在晚上9点至10点的时候要回病房查房,俗称"回头看"。按照正常的医疗程序,医生一天有两次大查房,分别是上午8点跟下午5点。如果收进一些重病症病人,往往还会增加两次查房:上午下班和下午上班的时候。这四次查房都在我们的正常上班时间内。而"回头看"则属于工作八个小时之外的范畴。

这62年以来,通过坚持"回头看",我们科室确诊了大量的疑难杂症,抢救了不少危重病人,守护了许多宝贵的生命。

幸好每晚"回头看"

"咚……咚……咚……"墙上的挂钟响了9下——晚上9点整。"到点了。我该回病房晚查房了。"我站起身,关好门窗,像往日一样,一个人朝病房走去。

"谢医生,您又来了!"在医院走廊,我碰到了值班护士小张。

"是的,每天例行'一回头'嘛。"我礼貌地点头问好。走进休息室,换上白大褂,戴好听诊器,拿好手电筒之后,我便径直往病房走去。

"好嘞!一号房没问题,开始二号房……"我喃喃说道。到了二号房,我直接去看今天收进来的一位重症病人。"呼吸正常,脉搏正常,血压正常……一切还好。"其他病人也没有主诉什么不适。正当我取下听诊器,准备离开的时候,突然还想仔细看一看隔壁床的病人,因为他没有人陪,刚才也没跟我打招呼。他患的是肾综合征出血热。这是一种病毒性疾病,主要导致急性肾衰竭,全身脏器功能也会受损,诸如心肌、肝脏、血液,甚至中枢神经系统等都有可能受累。该病起病急,重型、危重型的死亡率很高。这位病人是肾综合征出血热危重型。不过经过

3

一段时间的治疗,他已经度过了发热期、休克期、少尿期,进入了多尿早期,就快要痊愈出院。所以这一个星期以来,他的家人也没有再守夜了,值班医生和护士也把主要的精力转移到其他重症病人身上。

我仔细一看发现,不好,这个病人情况有变!见病人面部潮红,呼之不应,四肢软瘫,呼吸非常微弱,心律失常。我马上组织急救和检查,同时思考病因,以便做出正确的处理。多尿早期常见并发症有颅内出血、心肌炎、电解质紊乱、继发感染等。患者有心肌炎,但不能解释当前症状和体征。颅内出血?如此严重的软瘫,虽不能讲话,但神志是清楚的,不支持颅内出血。继发感染?病人不发热,不支持。最后我将目标锁定在电解质上面。常规电解质检查结果回报:钾、钠、氯基本正常。此时我突然想到,难道是高镁血症?我立即给病人做第二次抽血检查,果然是高镁血症!这是一种少见的生化异常,常被忽略。肾功能损害是发生高镁血症最主要的病因,当短时间血清镁离子急剧升高时,可抑制神经-肌肉接头以及中枢神经乙酰胆碱的释放,病人会发生恶心、呕吐、无力、软瘫、心律失常,严重者可发生中枢抑制,呼吸衰竭,直至死亡。此病症不难诊断,但早期症状不明显,容易被忽视,严重时病人已无呼救能力,难以得到医师的及时施救。诊断此类疾病重点是医生提高警惕,早期诊断,及时治疗。只有这样,才能取得满意效果,否则后果严重。此时,给病人诊断明确了,便立即采取无镁透析液紧急血液透析及相应的对症治疗。经过抢救,病人转危为安,我松了一口气,心里暗暗感叹:幸好每晚"回头看"。

多累不忘"回头看"

今天看了多少个病人?我数不清了。

今天在医院待了多长时间?我也记不得了。

闹钟响了,我猛地睁开了眼睛。刚才趁着空当,我靠在沙发上眯了一会儿。快晚上 10 点了,到病人休息时间了,也该我"回头看"了。我站起身来,伸了个懒腰,抖擞了一下精神,便往病房走去。

今天科室收了一个"发热待查"的新病人,他是我今晚"回头看"的重点关注对象。视察了几位重症病人后,我就直接走到那位病人的床边。

"你现在感觉怎么样?"我轻轻地对他说。

"医生,我觉得难受……我的头很痛,几天未解大便,肚子也很胀,刚刚也没有办法小便,我……"他知道我来了,用力撑开他的眼皮,嘶哑着声音回答。

我摸了摸他的脖子,很僵硬。"头痛,腹胀,排便困难,颈部强硬?可能是脑水肿引起的颅高压!"颅高压是一种非常紧急的情况,病人随时都有可能因为脑部缺氧而死。

我立即喊来一名值班护士,将他送去拍 CT。不一会儿,就确诊了脑水肿。我们马上对他进行脱水治疗。经过两个多小时的紧急抢救,直到凌晨一点多,他终于回过气来。

他患的是到底是什么病呢?那一夜,我没有回家,继续留在病房观察他的情况。根据他的症状,次日给他做了几项相关检查,最后确诊为结核性脑膜炎。这是结核病中最严重的肺外结核病型。早期出现低热、全身无力、头痛并伴有喷射性呕吐的症状,进而出现高热、头痛加剧、烦躁、精神错乱。较早时还会出现颈部强硬及克氏征,晚期则会出现脑神经障碍、偏侧轻瘫、抽搐及眼底视盘水肿的症状,特殊病人可出现神经根受损引起排便、排尿困难。

直到此时,我悬在半空中的那颗心才稍微放了下来。明确病因,知晓病理,治疗才有头绪,才有可能战胜疾病。

类似这样的重症病人往往是在夜间发病。而偏偏那时候,是医院人手最少的时候。而"回头看"正好填补这段时间的空缺,在一些危急情况发生的时候能够迅速做出处理,有效地防止许多意外的发生。例如,"回头看"可以发现非常多肝性脑病的病人。睡不着觉是肝性脑病前驱期的症状。但这种肝性脑病的前驱期症状一般不易引起人们的重视,极易漏诊,延误病情。所以,"回头看",观察病人的睡眠情况,往往有助于发现早期肝性脑病的病人。一旦发现,就立即给病人做脱水治疗,就能有效地延缓昏迷期,防止深度昏迷,为他争取更多的救治时间。

八个小时以外的工作,往往是一个超负荷的状态。"回头看"不是一个容易坚持下来的习惯,但在病人面前,在生命面前,辛苦劳累,何足道哉?

"回头看"的分量

30 多年前,我还是一名初出茅庐的住院医生。为了尽快提高自己的医疗水平,我每天如饥似渴地学习,尽可能地抓住一切积累临床经验的机会,也不管是过节还是不过节了。那年的大年三十,我吃完年夜饭,就往医院里跑。

"任教授,您好!"在病房,我碰见了任培上教授。

"小鲁,今晚过节,怎么跑回来啦?"任教授笑眯眯地问我。

"任教授,您不也没过节吗?我跟您一样,不放心病人。"我学着他平时的语气,"一本正经"地说道。

"哦,我现在是要出去会诊。你去忙吧。"任教授说道。

"好的,那我去看病人了!"我一边回答一边琢磨着今天白天入院的59床患者,他患的是病毒性肝炎(乙型)、晚期肝硬化。

刚走到病人面前,我立即感到不对劲:他全身湿冷,脉搏很弱,面色苍白,神志模糊,气若游丝。我试着拍了拍他的脸庞,喊道:"老唐、老唐! 你听到我说话吗? 你醒醒……"突然,他睁开眼睛看了我一眼,"哇"的一声,一大口鲜血从他口中喷出,我的白大褂、裤腿和鞋子上都沾染了他的鲜血。不好,病人消化道出血,需要紧急抢救! 我马上喊值班医生、护士、陪护工人等立即前来协助抢救病人:"护士同志,请立刻建立静脉通路、合血型、补液! 小刘医生,请测血压,并立刻通知输血科备血! 小李医生,请立刻传呼消化科值班医师会诊! 陪护工人,请拿盆过来接呕吐物! 其他医生,请跟我一起协助消化科医生为病人插上三腔二囊管,压迫止血! 快,快,快!"我虽然着急,但依然有条不紊地与众医护人员一起齐心协力抢救病人。三腔二囊管被迅速地插入患者消化道,充气、压迫、止血,紧接着进行制酸、护胃处理。经过一系列救治措施后,病人生命体征终于渐趋平稳,血压稳定,意识逐渐清晰。在上级医生的指导下,我继续观察患者病情,在确认没有持续性消化道出血后,稍微喘口气的我才发现自己满身鲜血,白大褂下面已染红半边,额头上满是汗珠。我不经意地瞥见床脚边那个早已被鲜血淹没过半(至少有2600毫升)的盆,不禁心有余悸:流出来的是患者的鲜血呀! 如果没有及时发现,如果没有及时抢救,鲜血就会像洪水决堤一样汹涌而出,直到一点一滴殆尽,一呼一吸停止,油尽灯枯,生命终结。

临床工作中力挽狂澜、扭转局面都是源自临床医生对患者的责任心、对生命体征的仔细观察、对病情的准确判断以及抢救及时。不敢想象,如果没有及时发现患者的病情变化,或多耽误几分钟……想到这里,我不由自主地将手摸住患者脉搏,将听诊器放在患者胸前,感受患者"噗通、噗通、噗通……"鲜活而有力的心脏跳动,一下又一下的脉搏跳动……通过自己的努力,患者转危为安,继续活着。这对医生来说是一件多么幸福的事!

该患者经过十余天抗纤维化、保护肝细胞、抗感染、抗病毒、支持对症、防止并发症等积极处理后,终于好转出院。在患者恢复期间,我不禁思考:他为何突然出现如此凶猛的消化道出血? 经仔细询问患者及家属发现:该病人晚上食用了泥鳅。据推测,可能是细小的泥鳅刺扎破了曲张的消化道静脉导致消化道大出血。虽然我们在患者入院之时反复交代此类患者不宜食用难以消化或带骨头、带刺的食物,严防肝硬化所致消化道出血的并发症。没想到意外还是发生了。如果没有"回头看",这个病人当晚或许就没救了……我不敢深想。

我多年来救治病人的成功经验都是源于老一辈教授的教诲。在我当下级医生期间，我在"回头看"中经历了很多类似的、惊险的晚间抢救。例如，跟熊宏恩教授共同抢救肠穿孔患者；跟任培上教授共同救治阿米巴肝脓肿（患者入院当晚及时抽脓，防止肝脓肿穿破）患者等。这些老教授们的言传身教对我有着潜移默化的影响。

如今，对我们而言，"回头看"三个字不再是老教授传下来的规章制度，也不仅仅是睡前一个行为习惯，它已成为深深刻在我们心底里、印在我们脑海中的行医"铁律"。它是有重量的，重到难以估计，无法计算，却能在每一个被拯救的生命中找到它的痕迹，找到它的分量……

（鲁猛厚　谢玉桃　谢建萍）

永不消失的"铃声"

"二病房,王医生,二病房,王医生……手术室喊你,王医生……快去手术室。"医院里的工人又在家属楼下急急忙忙地扯着嗓子喊人。深夜,窗外肆虐的寒风才刚刚收敛,冷不丁又刮来一阵工人的疾呼,将很多人都从梦中惊醒。恐怕此时家属楼里二病房的医生们又该屏息凝神,竖起耳朵贴近窗户再多听几遍。即使最后发现不是喊叫自己的名字,很多人恐也再难以安然入眠。

在通信不发达的 20 世纪 70 年代,医院只能靠这种最原始的方法应对急症和病情突变的抢救。家属楼与医院只相隔一条路,每当夜晚病房或手术室有紧急情况时,就会派工人去家属楼喊上级医生。有时候一整晚会到同一个楼下喊上三四次,附近几栋的住户也都由无奈变成了习以为常。

1993 年年初,医院为了提高医疗抢救的效率,斥资建立了国内首家医院无线寻呼台。那一年,我有幸成为第一批寻呼员。如今我还记得第一次接触寻呼台时的那种好奇与兴奋。

寻呼台设在外科楼的顶楼,以医院为中心,5 公里范围内(包括地下层)都能接收到信号。医院使用的是数字 BB 机,每个医生都有自己的数字代码。作为寻呼员,我需要做的就是架起一座联结医生与病房、患者之间的信息桥梁。但是最初,我并没有对自己的这种存在有过深刻的认识。

"您好,湘雅寻呼台。"

"你好,请帮我 call 142 号李医生。"

自从有了寻呼台,每天这样的对白在不断地重复着。我每天守着小小的台面,等着电话铃声响起,然后接听电话、记录并发送呼叫信息,接着继续等待下一次电话铃声。每天,我能看到的只是四面的白墙和黑色的电线,能接触到的只是台面上那几个小小的按钮,能听到的只是电话听筒里焦急的声音。渐渐地,机器的冰冷和内心的孤独感吞噬着我,我失去了最初的热情,甚至开始质疑寻呼台的意义。

可是很快,我得到了新的认识……

一天清晨,我下了夜班。刚出门,就被窗户反射的阳光晃花了眼睛,我无意间与迎面走来的唐主任撞了个满怀。

"哦,对不起,对不起!"我低头道歉,并没有认出她来。

"听说你调到寻呼台了,我要谢谢你们呢。"

我一头雾水,不知道她的谢意从何而来。

"自从有了call机,我终于可以睡个安稳觉了!"

霎时,我就明白了。自从建立了寻呼台,再也没有人大半夜去家属楼下喊人了,取而代之的是call机的"滴滴"声。这对于很多临床医生来说,无疑就是最大的幸福了。从前,他们总会在深夜被窗外的喊声惊醒,以致很多人神经衰弱。即使在白天,也会常常感到心里不安。他们从来不敢轻易离开病房,哪怕去一趟放射科、检验科等地方,心里都会觉得不踏实,生怕出现紧急状况的时候科室里的人联系不上自己。寻呼台的建立,确实给医生们带来了便利。而更为重要的是,最终受益人其实是患者。医生到位的时间由原来的20分钟缩短到了5分钟。这来之不易的15分钟,在医疗抢救中的作用是不言而喻的。

医院的一切工作最终是为了患者,寻呼台也是为了更便捷、迅速地进行医疗抢救,那么作为医院寻呼台的寻呼员,我们应当是坚守,而不是质疑。如果我能够迅速准确地传达信息,为患者争取最佳的抢救时机,那么这也就是寻呼台存在的最大意义。

在"非典"期间,湘雅医院承担了湖南省"非典"疑似病例的确诊和排查的重要任务。这项工作需要全院各科室的值班专家随时待命,一旦发现疑似病例就要马上集中进行紧急大会诊。大会诊往往在后半夜,医生们尚在睡梦中。这时,我们寻呼台的工作便显得尤为重要。

"今夜安排了六名专家待命,如果紧急会诊,要又快又准地联系到他们。他们每个人的代码都记牢了吗?"

"记牢了!"

"好,大家先进行普通寻呼服务,同时做好进行紧急会诊通知的准备,到时候不能出一点差错。大家辛苦了,再坚持坚持!"寻呼主管不断地叮嘱着。

其实,医生、护士们才是最辛苦的。"非典"病菌肆虐猖狂,与人们展开了一场生与死的争夺战,医生、护士在一线,直面危险,晚上也不能安心休息,要随时待命。在万籁俱寂的深夜,我给他们发送消息之前,甚至有些心疼他们。但是,那些疑似病例还未确诊,如果稍有耽搁,或许就会成为一个传染源,将他们身边的所有人置于危险境地。因此,我们也不敢有一丝懈怠。每到夜深时,医院家属区的楼里总是会忽然亮起几盏灯,很快又漆黑一片,然后从楼梯上传来一阵阵匆忙的脚步声。那是医生们收到寻呼台的呼叫后赶往病房的声音。而寻呼台的工作间里依然灯火通明,电话铃声还在不断地响起。

⋯⋯⋯⋯⋯⋯

　　如今,手机已走入了我们的生活,但"铃声"还在继续,它没有消失,因为患者的呼唤仍需要继续。寻呼机作为一段特定年代的记忆被封存,寻呼台也彻底离开人们的视线,成为人们的怀念和回忆。往日的热闹和繁荣渐渐归于沉寂,酸甜苦辣全都沉淀下来,变成了丝丝的温馨与美好记忆。

(夏青)

湘雅医生湘西下放记

命运总是特别神奇,常常在人还没做好准备的时候,就给人出其不意的安排。1968年底,我接到通知,下放去湘西靖县。对于下放,我当时虽然已有心理准备,但听到这个消息,脑袋里还是"嗡"的一声,陷入一片空白。1949年我考入湘雅医学院,1955年毕业后留在湘雅医院,当时我已经在湘雅待了18年,在湘雅神经科工作了整整13年。一下子要我去边远的湘西,我无法想象今后的生活。

果然,一到湘西靖县的公社,我就碰到了难题。这个难题可不是我喜欢的医学难题,不是神经内科的疑难杂症,而是关乎生存。我一到公社就被分配到生产队,队长、出纳等干部跟我说,你是下放人员,必须和社员一起去田里和山上劳动,否则不给你工分。第二年秋收后,就会和社员一样按劳动出工计工分、计酬,工资和粮票将会取消。

没办法,我只能跟他们一起出工。出工干吗?到湘西大山里头砍树,做枕木。那一棵棵合抱粗的树木,我根本砍不动。我说,我有哮喘病,出不得大力。这是事实。他们说,你有证明吗?我当时没有。没有他们就当不得数,我只好硬着头皮干,结果每天只给我记5个工分,让我的生存都成为问题。

但这还只是其中一个难题,我面临的另一个难题更加麻烦。在安排住房上,队长说上面没有给安家费,社里根本没有安排房子。最后他指着远处小山脚下一间孤零零的房子说,那你就暂时住在那里吧。

我跑到小山脚下,推开那间房子的门,那房门吱吱作响,房顶的灰尘扑簌簌地往下掉,整个房子好像要塌下来一样,吓得我赶紧后退两步。过了一会再进去一看,一些烂了的犁耙,破了的水车,坏了的农具,乱七八糟地放了一屋子。这是一间堆放废弃物品的杂物间。晚上,躺在那张破床上,还可以看到天上的星星。星星很亮,很美,但我压根无心欣赏,我有心事啊。过了几天,下雨了,整个屋子到处都漏水。怎么办?泥瓦匠十天半月也等不到一个,我还是自己修吧。我搬来梯子,自己爬到屋顶上,把未破的瓦片集中到一边,至少保持半边不漏,再用帐子顶上遮起来。就那样勉强住着。后来和邻居熟了,有一天,隔壁的小孩跑过来问我晚上睡得怎样。我说晚上老有老鼠窸窸窣窣,闹得我睡不好。小孩诚实,告诉我说,这原来是个鬼屋,过去村里有个五保户的盲人老婆婆,老了没人照顾,自己上吊,死在那里。自那以后,晚上村子里没人敢去那里,那里只用来堆杂物。听了他的话,虽然心里拔凉拔凉的,但我是医生,倒也不怕这个。

1969 年,我的医生生涯就是在这种情况下开始的。我后来对学生讲自己的经历,总会说,经历过这么多磨难,我什么也不怕了;做医生啊,是要有一颗经历过考验和磨砺的心。那几年,我就这样一边维持生存,一边行医。确实很辛苦,但我不能把我的本行丢了呀。

可能是因为我的坚守,命运有了新的转机。当时湖南的水电八局在沅江酉水上游修建大型的凤滩水电站。当时搞基建,几千个工人在工地上日夜奋战,常常发生这样或那样的工伤事故,他们需要医生。于是,省里批示在下放到湘西的医务人员中借调 30 人,组成工地医院。就这样,我被调到了凤滩水电站工地。

有一回,为方便修大坝,在两岸间先修了一座大桥,结果在浇灌水泥龙骨拱肋即将合龙的时候,突然发生塌方,一下子死了 20 多人,两三百人受伤,还有几个受了特别严重的颅脑外伤。工地只有 3 位外科医生,并且都不是脑外科的,对急性颅脑外伤血肿清除根本没有经验。遇到这种情况,大家都慌了。我记得有位伤员,一侧瞳孔都扩大了,我说颅内有血肿,要赶紧开颅。其他几个医生不敢上台,说要等省里的医生来。结果,省里的医生还没来,这位伤员已经死了。经历了这个教训,我鼓起勇气,自告奋勇向指导员汇报,要求上台,和三个外科医生配合,共同开展开颅清除血肿的手术。在领导的支持和鼓励下,其他几个脑颅受伤的,我都参与开刀,抢救成功了。

其实,我当时并不是外科医生,但以前在湘雅神经内科与神经外科是一个科室,医生在一起工作,有时人手不够,我这个神经内科医生也上台当过助手,基本操作都学会了。这一次,情况紧急,不尽快开刀,伤员就没救了,其他几位外科医生又不敢做开颅手术。领导问我:"你敢挑担子吗?"我说,我敢上台,但希望领导要担责任,家属也要签字。在那个情况下,领导很有魄力,家属也没有别的办法,只能签字。于是,我这个神经内科医生上了手术台。几天之内为四五个病人做了开颅手术,一段时间后,这些病人都慢慢恢复了。我成功了,也出了名。

这次急救取得成功,凤滩水电站的领导觉得我很有能力,我在那里的地位也就稳定了。附近沅陵、辰溪、泸溪县人民医院的外科听说我做外科手术不错,向工地指挥领导请求派我去他们医院施行急性颅脑外伤性颅内血肿清除急诊手术。我在那边的名气越来越大,不断有医院喊我去出诊,开刀。那时出诊虽不收一分钱,但老百姓懂得感激,他们送锦旗、送奖状,说感谢凤滩水电站医院等。

　　工地领导知道我与周边关系很好，在附近医院、县领导那里很受欢迎，就对我说，工地几千工人，副食品供应是个问题，你外出的时候向有关县领导层报告供应指标，改善职工生活，提高劳动工作积极性。到了后来，我在凤滩水电站变成了"宝贝"。本来1977年就可以调回湘雅的，但水电八局一直不肯同意我回来，说："你走了，工地没有脑外科医生，有颅脑外伤不得了。"

　　这样，直到凤滩水电站第4台机组建成，全部发电，他们转到东江修水电站时，我才调回湘雅。下放12年，艰苦环境的磨炼，使我日益成长。我充分感受到命运的神奇，也深刻理解了"挑战就是机遇，危机就是转机"的辩证学道理。

（王洪林）

挖防空洞度蜜月

1975 年,我 27 岁,风华正茂,由湖北医院口腔系分配到湘雅医院工作,至今行医已 40 余年。医学上的事情,褒贬在于患者,我自己并没有特别想说的。我所要说的是医学之外的二三事。

犹记得,那时口腔科位于老门诊二楼,仅有五把牙科椅,六名医师。其中一位医师邓芳成,早一年从本院医疗系毕业分配来的,也是仅有的一名年轻医师。另外有吕萍、罗坚金两位医师,他们本是技术员,因人手不够,才调来当了医师。另外有一位医师长期患病,还有两位医师已经下放到外地医疗队去了。因此科室人手特别紧张。我来了之后,就很受医生们的欢迎。毕竟,年轻人手脚总是麻利些,可以多做点事,还能缓解人手紧缺的压力,尤其是可以缓解晚查房、看急诊的压力。那时候我住在医院集体宿舍,逢急诊夜班时,就不能外出,以防急诊科工人上门叫人看诊。晚上看完急诊,第二天照常上班。那时候也没有值班费,更没有补休,但我认为这一切都是必需的,是应该的。现在想来,当时湘雅乃至整个社会,都弥漫着一股奉献的气息。我成长于那个崇尚奉献和付出的年代,也的确有几件至今印象深刻的事情。

那时,我正处于谈婚论嫁的年纪,爱人在部队里。我们商量好了日期,准备结婚。至今我还记得那个日子——农历 12 月 21 日。爱人请了假从部队回来,我就到科里请假。主任告诉我,院里来通知要我们科派两个人去挖防空洞,已经准备好让易雪琴和我去,而且要挖三天。我当时可着急了,结婚在当时虽不如今天这么隆重,但好歹也是人生一件大事。可是科里总共十来个人,大多都是老先生,我算是最年轻的,没有理由不去。主任说:“你这个情况,要是请假也可以,但还是得抽两天时间挖防空洞。”我想了一想说:“这样吧,让我爱人一起来挖。我们两个人挖一天,可以吗?”主任通情达理地同意了我的建议,让我和我爱人先回去结婚,再回来挖防空洞。

那几天,长沙接连下起了雪。农历 12 月 22 日当天,整座城市都飘起了鹅毛大雪,湘雅上百号职工都在挖防空洞。我和爱人还来不及享受新婚的甜蜜,就穿着新婚的棉袄,猫着腰,下到黑乎乎的防空洞里挖土去了。挖防空洞可不是轻松活,洞里空间小,有力也难以使出。更让人担心的是,当时没有什么防护设备,在地下挖着挖着就有塌方的危险。科里的易雪琴看我们两个都在洞里挖土,就喊大家说:"上个月湖南大学那边挖防空洞,压死了三个人。他们还是年轻夫妻,万一出现塌方可不得了,新郎还不是本院职工,是解放军,还是让他们到上面拉车推土吧。"这么一喊,大家纷纷让我们快上去。于是,我们就爬出防空洞,被安排到上头来接担子、推土了。雪花真大,飘在脸上,冰冷的。我们俩又穿了件棕蓝色棉大衣,他在前边拉着推土车,我在后边用力推,活像一对陕北农民夫妇。我们的"蜜月"就这么度过去了。现在想来,也谈不上辛酸,只是印象深刻。毕竟,那时候,组织要求什么,我们都是坚决拥护和服从的。

我们这代人是工农兵学员,通过推荐上了大学。因此,有些东西,我们更加珍惜;有些事情,我们更愿意付出。1976年,上面有政策,工农兵学员要回炉改造。我们被要求停止手头工作,回医学院重新学习外科、内科等课程,和77级学生一起,重新学习,重新考试。如果考核有两门不及格,就得转到行政岗位和技术员岗位,甚至离开湘雅。我们老老实实按照指示去办。结果超过三分之二的工农兵学员通过考核,继续执医。记得1986年口腔系成立,开始只招了两届大专班,后来才招五年制本科生。在1992年第一届本科生进入湘雅医院临床教学之前,我一直是口腔内科教学秘书。那时没有全国统一教材,没有实习指导,教学设备奇缺。没有教材,我们和刘蜀凡教授一起到全国其他院系学习,但是人家也最多给你看看,回来以后,我们还得自己着手编教材。编出来的教材,还要油印,我们就自己刻蜡板,自己印刷。那时,教研室也没有教学模型。那些口腔模型,我们也是自己加班加点做出来的。因为教学是口腔系的事情,那时归医学院管,而我是医院职工,这些事情不算我分内之事,这些工作也不计劳动量,更没有奖金,但我们都是这么干下来的。

老实说,从某方面讲,我有点怀念那个时代。那时候,关于金钱的观念,比现在淡薄。我记得我刚开始帮病人检查、充填龋坏的牙齿做义齿,都不知道要收钱。半年过去了,才知道补一颗牙要收五毛钱。那时候,我们有点傻,却也因此更愿意讲求奉献。从1975年到1983年,口腔科只有我和邓芳成两个年轻人,基本都是我们两个人值夜班。没有夜班费,也没有劳务费,但我们就这么坚持下来了。我是属于那个旧时代的人了,也许在很多方面都跟不上现在这个新时代了。但我想在那个旧时代,仍有有些东西值得留恋和借鉴。

这些年,我主要治疗口腔黏膜的疑难杂症。有一回,一位岳阳造纸厂的下岗职工来看病,这是一位四十多岁的男人。我一看那嘴巴,张口只有三毫米了,腭与舌舌根粘连在一起,进食很艰难,要用吸管吸稀饭来维持生命。他下岗了,家里还有老婆、孩子及一位八十岁的老母亲。他感觉自己病得厉害,就准备放弃治疗,把钱留下来养老养小。我说:"这又不是癌症,是槟榔吃多了导致口腔纤维化,还有得治。你死了,谁来养小孩?你要是活着,就能挣更多钱养家。"他听从我的劝告,在口腔打了38次针之后,他的口腔已经能够达到二指宽了。后来他转到口腔外科,蒋灿华主任又给他做了粘连松解术,后来他康复得很不错。他们全家都很感谢我。作为一名医生,这种"多嘴"之举应该是数不胜数的。帮了一位患者,也等于帮助了一家人。这才无愧于毛主席倡导的"救死扶伤,实行革命的人道主义"。

每一代医生都有每一代医生特殊的遭遇。我们这代工农兵学员出身的医生,在英文等方面也许稍有欠缺,但在专业、奉献和仁爱方面,我想我们是对得起国家和社会的培养的,在医学事业上确实也起到了承上启下的作用。而且我们这批医生中,不少人此后也成为医学领域的中流砥柱。如今我回想起那些挖防空洞的岁月,却好像就在昨日,好像那就是熠熠生辉的医学生涯中不可磨灭的华美篇章。

(彭解英)

"违规"吃下那碗面

　　我至今仍然相信,在医学领域,严谨和严格是神圣的义务。我们必须严格遵照医疗手册,严格遵循手术流程。长期按部就班的训练养成了我们严格遵守纪律的一面。但在某些特殊的时刻,打破规则,特事特办,需要准确的判断力和强大的创造力。遵循规则和打破规矩,我都有着切身的体会,也因此收获了特殊的礼遇。

　　1946年到1951年我住在长沙。和现在一样,我中学毕业也面临考大学。我父亲那个时候就说,女孩子学医将来就不需要依靠别人。他是旧社会知识分子,各行各业的情况见得多了。他见过不少学化工的、学建筑的女孩,后来却当了全职太太,所学的专业知识也就荒废了。只有学医的,即便是助产士也可以自己开业,养活自己,不必倚傍男性。可以说,我的父亲有先见之明。在父亲的影响下,我报考了湘雅。1955年从医学院毕业后,我被分配到湘雅医院工作。而把我留下来的,是我们的老主任胡信德女士。胡主任给我留下最深刻的印象就是严格,严格遵守医院的规章和制度。比如她查房时,如果发现护理没做好,那她就会批评护理,并等到护理把卫生彻底做好,她才重新开始查房。

　　1958年,我响应着祖国"上山下乡"的号召,带着胡信德等老一辈湘雅教授们的知识,去了溆浦县支援医疗建设。溆浦的医院,只有两名医生,技术比较粗糙。最开始连药剂师都没有。他们那里有一个开水壶,烧点开水,放点盐,手术时伤口就用这种盐水冲洗。虽然条件艰苦,但我们还得做好本职工作。

　　后来我被派去基层医疗队进行巡回医疗。我到公社后,从事妇产科的工作。和我一起去的一些医务工作者抱怨老百姓看病赊账,看完病不给钱。但我去了,发现并没有这些问题,老百姓看病了,几块、几毛钱、几分钱都能如数收到。后来我才知道,原来是一些地方医务工作者给人看病时"短斤少两",比如一针青霉素,他可以分给两个人打,贪污一支。但病人的病就好得没那么快,病人怎么能满意?

　　这次下放的经历使我认识到,医生要守着医道。治病救人、遵纪守法都是医道。不守这些规矩,老百姓就不会尊重你。

规矩是死的,人是活的,作为医生,有时候也得灵活处理。20世纪80年代初,有位军人家属难产,被送到我们医院抢救。当时情况十分危急,我们就特事特办,迅速组织了外科、妇产科、内科等多个科室会诊。会诊的治疗方案出来后,需要用到一种静脉注射的丙种球蛋白,但那时候我们医院没有。为了抢救这名产妇,我们医院毫不吝啬,特事特办,特地打电话到武汉,请求兄弟医院空运药品过来支援。最终抢救还是失败了,这名产妇不幸去世。但是,赶过来的家属对我们没有一点责怪,还特别地谢谢我们。这不要说在现在,就是在当时也很罕见。产妇难产死了,家属还感谢医生,所以我印象很深刻。为什么家属会感谢我们?因为我们按照科学的医学手段进行了抢救,也打破常规到外地请求支援。常规的手段和特殊的办法我们都尝试了,尽人事,听天命。家属看在眼里,感受到我们的付出和不易。

从医数十年,我接生过数以百计的婴儿,也收获了不少鲜花和掌声。但我印象最深刻的,却是在1967年在郴州"违规"吃下的一碗面。郴州是湖南的南大门,过去经济并不发达。宋代有名的文人秦观被贬谪到这里,就写下:"郴江幸自绕郴州,为谁流下潇湘去。"古代文人到了这里都自怨自艾。我们那时候年轻,到了这里,却还十分兴奋。医疗服务队有两个重要原则,一是全心全意救治病人,二是坚决不能接受病人的任何馈赠。去了郴州不久,突然有户人家来医疗队驻地,说有产妇难产了,请求支援。

在当时的农村,难产常常意味着与死神面对面。没有犹豫,我很快就带了护校的学生前往。到了那户人家里,发现产妇躺在二楼,没有现成的楼梯,需要爬着悬空的梯子上去。我像猴子一样,迅速爬上梯子。楼上有点昏暗,但仔细一看,还是能看清产妇坐在床边,那个毛毛(即婴儿)身子都已经出来坐在地上,头却还没有出来。产妇的丈夫,一位壮实的农村汉子已经急得满头大汗,显然他们不知道该怎么办。这是典型的难产,古书上叫"癞生"。难产发生时,胎儿头部卡在产道中时,脐带的血流会受到压迫而无法供应血液给宝宝,对母亲和婴儿都会产生严重影响。如果婴儿无法在短短的数分钟之内娩出,很可能因缺氧而造成智力受损,甚至死亡。按医学书上的要求,当然要先行消毒,再去接生。但我一看那情况,产妇难产已经有很长一段时间了,再按照常规套路,可能对婴儿造成生命危险。我不能有更多的犹豫,必须快速决断,我把产妇抱到床上躺好,将婴儿一下就拖出来了,拖出来以后,赶紧做人工呼吸抢救,忙得满头大汗。幸好,婴儿被抢救过来了。那家人,尤其是产妇的丈夫,一看孩子被救活了,甭提多高兴了,一个劲地给我鞠躬致谢。

当时虽然在乡下,我们医疗队的制度却很规范。按照我们的要求,婴儿被抢救过来以后,我们第三天还得去回访。那时候没有电话,只能步行去产妇家中回访。那家人一看我们来了,特别高兴。我爬上楼梯,按照常规认真检查,产妇和婴儿都健康,没有什么难产后遗症。我正准备告辞回去时,没想到产妇和她丈夫坚持要我吃个便饭再走。我说,真的有事,要先回去,他们非常执着,把我堵在楼上。原来他们家人看到我来,早就安排人到厨房下面条去了。他们非要我吃那碗面。但当时医疗队有规矩——不准吃群众的东西。我当然就推辞了,准备离开。

产妇的丈夫可不干了,他直接把梯子拿走,让我下不去。他们家说,这碗面一定要吃,我们乡下人,也没什么好感谢的。我那时候很感动也很感慨,这里的民风真淳朴。咱们医生,真心做了事情,人家病人这么感谢我们,是他们的心意。我没办法,只好违背规矩,把那碗面给吃了,至今我仍记得那碗面条上面还盖着黄澄澄的煎鸡蛋。直到我把那碗面吃干净了,他们才把梯子搬过来,让我回去。记得《三国演义》有一回说,刘表的儿子刘琦请诸葛亮到高楼吃饭,吃着吃着,刘琦就派人把梯子撤掉,他要诸葛亮给他出计谋。诸葛亮没办法,只能乖乖就范。这个故事成了一个著名的成语"上屋抽梯"。诸葛亮被逼出计谋,我呢,是被迫吃面。现在想想,我曾跟诸葛亮一样享受了"上屋抽梯"的待遇,也真是有趣。

(刘绛仙)

从A超到B超,追踪医技新步伐

俗话说,工欲善其事,必先利其器。意思是说,工具好了,做起事来就顺手了。传统中医讲望闻切问,基本不用什么工具,但诊断也基本含糊。现代西医是建立在科学技术发展基础上的,所以,随着科技的进步,各种诊断、治疗仪器不断出现,推动着医疗技术的发展,但同时对医院和医生不断提出挑战:追踪最新技术,引领医术发展,为患者提供更多福音。湘雅医院从A超到B超的变换使用,正是对这种挑战的最好说明。

从理疗科到A超

最早我在湘雅是从事理疗科工作。20世纪50年代初期,湘雅就有理疗科了,有段时间和体疗科合并在一起称为理体疗科。当时整个理疗包括高频电疗室、低频电疗室。此外还有光疗、蜡疗等,那真的算是比较领先的。

20世纪60年代初期,国外开始使用A超帮助诊断。所谓A超,就是A型(amplitude mode)超声诊断法,现在几乎废弃不用了,但当时非常先进,国内还用得少。1960年,湘雅医院派出传染科杨家芬老师到上海参加A超医学培训,学了以后就申请了上海生产的ABP超声诊断仪,但机器弄回来之后就被搁置了。后来,理疗科钟文超医生也摸索了一段时间,但没有在临床上对病人使用。后面钟医生也被调去了广西,整个机器又搁置了。最后,没有办法,这台机器轮到我来操作了。

现在看来,A超很落后,类似小米加步枪,也没普及开来,所以现在大多数人都不知道还有A超。但相对听诊器等设备,A超就像热兵器对冷兵器一样,有划时代的意义。接手机器后,因没有老师指导,我只能借来一本专门讲A超的超声诊断学的书自学。书看完了,但还得观察别人怎么使用。于是,我悄悄跑去163医院看了半天,又到省人民医院看了半天。看了之后心里有底了,就开始自己慢慢操作,熟练后又带着科室的人一起操作。不久之后,郑宗英、李瑞珍医生他们也学会了,理疗科的好多护士也都学会了。我们科室的A超就这样发展起来了。拥有了 A 超,诊断起来可谓如虎添翼,从前那些看不明白的症状,现在终于有些清楚了。

现在回过头去看,我们湘雅超声医学的发展比广东还早。最近他们纪念广东省工程学会成立 30 周年的时候,我们湖南省工程学会已经成立 32 周年了。我们湖南超声诊断界的第一次全省性的活动是在 1981 年,当时在岳阳化工总厂的医院搞 A 超交流。记得对我们这些去搞交流的医生,院里还特别作出决定,每个代表每天补助一毛。20 世纪 80 年代时一毛钱还是很起作用的。

从 A 超到 B 超

A 超这柄步枪我们才灵活使用没几年,放眼望去,北京、上海的医院又开始使用机关枪了——这个机关枪就是现在大家耳熟能详的 B 超。

B 超的学名是 B 型超声检查,是现在患者就诊时经常接触到的医疗检查项目。在临床上,它广泛应用于心内科、消化内科、泌尿科和妇产科疾病的诊断。B 超好像高速延时摄影机一样,能连续、动态地追踪病变,结合多普勒技术还能监测血液的流量和方向,从而辨别脏器的受损性质和程度。有了 B 超,看不见的人体内部器官,就完全暴露在医生眼皮底下了。

最早把 B 超引进中国的是北京军区总医院的郭万学老先生。1979 年,全国医疗系统在浙江杭州莫干山办了一个关于 B 超的短期培训班。当时使用的是日立 EUB20,由日本专家来讲心脏怎么做 B 超等。在那里,我第一次在 B 超下看到胆囊结石:成像相当清晰,跟 A 超那模糊的感觉完全不一样。

这次学习,让我有种“开眼看世界”的感觉。我迫切地想让我们湘雅医院也拥有这样的机器。培训回来后,我马上就申请日立 EUB21 型号的 B 超诊断机器。当时申请一台这样的机器很难,因为需要动用外汇。但那时候我们并不清楚,只知道有医院为了申请 B 超机还动用了人大会作表决。等到我们的申请批复下来时,EUB21 型号已经不生产了,生产的是新的 EUB22 型号,于是送到我们医院的就是 EUB22。

那台新 B 超机器被送来了之后,我想省内有医院早一年有了这台机器,使用上应该比我们熟,就把医生请来了几趟,结果发现他们也不是特别清楚该如何使用,最后还是得我们自己摸索。于是,我把科室和一些从事这项工作的人组织起来,互相交流、讨论,没有专著杂志就从相关文献篇章的只字片语中找线索。不到两个月时间,就全部掌握了。我们院的 B 超经我们调试后,看得很清楚,部队医院还有人来参观,惊叹我这么快就掌握了。

我们对来之不易的 B 超机,都特别地爱护。这种爱护医疗器材的习惯,应该是我们老湘雅的传统。我后来听康复科的小吴说,那个时候杨护士长给科里的医生护士上课,她先从机器的构造说起,再教学生怎么维修、保养机器,最简单的就是每天要刷灰尘。她不是随便说说而已,她的要求很严格,而且她不是说教,而是身教。她不是叫学生动手,而是每天自己拿着刷子去刷灰尘。"高山仰止,景行行止",这么一来,学生们当然会老老实实跟着去刷,像她一样去爱惜机器。

这台 B 超机器后来也发挥了极大的作用。因为当时湖南大多数医院还在使用 A 超,我们的 B 超一来,是很先进的,对病人诊断有很大帮助。

在 1996 年前后,我用 B 超诊断了几例直径一厘米左右的小肾癌,有了自己的体会:肾癌很多是在肾皮质,就是肾细胞最多的地方。我抓住了这点,用 B 超发现,肾皮质里面的血流量甚至比肾分支的血流量还高,这个就绝对是异常的。当时卫生厅的一位领导来做检查,我开始是用普通黑白 B 超看,后来用了彩超,血管的显示就更清楚了,肯定是肾癌。会诊的时候我还在开玩笑说:"如果不是的话把我的机器砸了。"还有一位交通厅的干部,转了好几家医院到我这里来了,我看了以后就觉得是肾癌,最后手术,结果证明的确是肾癌。那年春节他给我寄了一张贺年卡,贺卡的内容是两张肾癌的照片,很有意思。

根据这么多年的从医经验,我不能不说科学技术是第一生产力。如果我们要保持在医学的前沿阵地,对于新技术和设备就时刻不能放松学习和钻研的机会。

(周凯书)

追随父亲的脚步

我与父亲不相见已经很多年了,但他的形象在我的脑海中还是那么清晰。父亲齐镇垣 1906 年出生在辽宁阜新,1929 年毕业于奉天医科专门学校,受聘于北平协和医院,任内科医师。1931 年转至南京中央医院,次年进入湘雅医院工作。1946 年,父亲赴美国留学,回国后从 1950 年起任湖南医学院副院长及代理院长,一直到 1976 年 11 月 8 日因肝癌病逝。父亲一生奔波,从北到南,从中国到外国再归国,走过战争岁月,见证了新中国的成立,也曾在"文化大革命"中饱受折磨。无论时代风云如何变幻,父亲始终坚守在医生的工作岗位上,不忘医生道德,是新中国成立后首批一级教授之一。父亲在国内从事血液专业工作较早,针对自身血凝集患者,父亲提出了"遇暖即愈"的防治方法;20 世纪五六十年代,为抵抗血吸虫病的侵袭,父亲又提出了先切脾使全血细胞减少症消除而治疗血吸虫病,取得了满意的疗效。因为父亲在血液病上的成就,经卫生部批准,1963 年在湖南医学院第一附属医院建立血液病研究室,除从事科学研究外,还为全国及湖南省陆续培养了 70 多名血液病专业骨干,并经卫生部批准为全国血液病医师进修基地之一。

父亲学识渊博,文笔精练,曾主审和编写多种书籍。为了编书、审书,他经常挑灯夜读到深夜,呕心沥血,废寝忘食,虽非像《红楼梦》那样"字字看来皆是血",但确实是"十年辛苦不寻常"。20 世纪 50 年代由他主审的《农村医士手册》深受广大医务工作者欢迎,成为了当时国内最畅销的医著之一,多次出版,并于 1978 年获全国科学大会奖。1964 年,父亲还负责编写了第一本高等医学院教材《内科学》中的血液系统疾病和关节疾病章节,文中特别介绍了国内外的最新成就。这为后来的全国统一教材编写奠定了基础。

父亲将毕生精力奉献给了我国医药卫生事业和医疗教育事业,即便在"文化大革命"期间遭受命运不公,也从不计较个人利益得失,始终把病人利益放在首位,不忘医生之职;始终维护教学秩序,保证教学质量,不负院长之任。父亲,是我一生追随的目标,仰之弥高,钻之弥坚。

或许因为受到良好家庭教育的熏陶,身上流淌着医学世家的"血液",我沿着父亲曾经走过的道路,开始了我的医学生涯。1963 年,18 岁的我报考了当时的第七军医大学并被录取。那时候,我想学物理,因为"宇宙飞船""加加林"很热门,而且我的大姐就是北京大学物理系毕业的,然而事情在中途出现了转折,在临近填志愿前一个月,第七军医大学到长沙招生,当时选了我,我将事情告诉了父亲,希望能从他那儿获得建议。父亲讲起了他的故事,自从他进入教会中学读书,勤奋努力,每次考试成绩名列前茅。中学毕业后,祖母对父亲说:"我让你读书,并不是希望你得到高官厚禄,而是希望你能用所学的知识帮助那些受苦受难的人。"祖母建议他学医,因为行医治病是行善,是救人于苦难之中。父亲也十分赞成我祖母的看法。于是,我临时改了志愿,改考医农,并以湖南省当年高考医农类状元的成绩成功被录取。在校期间,我学习刻苦,成绩优异,成为当时学校建校以来仅有的 2 名功课全优者。

然而没过多久,1966 年"文化大革命"爆发,而我也进入部队开展工作。当时我的父亲受到"文化大革命"牵连,身边无子女照顾,按照当时的政策,1972 年底我转业回到湘雅医院。终于,我能够再一次聆听父亲的教诲了,然而相聚的日子总是短暂的,四年后,父亲离我而去了。

父亲的去世,并没有中断我行医的生涯。因为我明白,我只有在行医的路上走得更远更好,父亲才会感到欣慰。1978 年,我开始投身于血液透析的临床科研工作。当时是改革开放初期,医院也刚从混乱中恢复了秩序,百事维艰,但我不气馁,相信这只是对我的考验而已,办法总是比困难多。1978 年 4 月 10 日,我和老师张时纯、王维鑫一道率先在湖南省省内成功开展了第一台血液透析,并推动了湖南省第一个血液透析室的建立,填补了湖南省的空白。在开展血液透析临床研究的同时,我致力于肾移植的研究,积极参与了湖南省首次肾脏移植的策划、组织、准备和实施工作。为了寻找肾源,四处奔波;为了观察患者术后尿量变化情况,夏天就铺个凉席睡在患者床边的地板上,整晚整晚守着患者,寸步不离;为了观察和守候肾移植患者,连续 8 个春节没有休息,熬过了近千个不眠之夜。功夫不负有心人,肾移植研究不断取得突破,自 1985 年湖南省第一例肾移植手术在湘雅医院获得成功,湘雅医院的器官移植也在我接任主任以后取得了规模性发展。如今,湘雅医院肾移植存活率达 90% 以上,在湖南省省内遥遥领先,并达到国内先进水平。

对患者始终持有一份仁爱之心,尽最大的努力救治每一个患者,是每一位医生的天职,也是对希波克拉底誓言的承诺。坚持每天查看患者,要求下级医师每周手术前安排提前作详细汇报;坚持做到对每周手术心中有数,对疑难手术、危重患者手术、有教学意义的手术,自己和下级医师一道上台手术,这不但是我作为一名临床外科医师的职责,而且是对每一位患者的承诺。在手术中,每一个动作都应力求规范化、科学化,精心操作。始终坚持"四看":一看有无出血,二看有无脏器损伤,三看有无异物残留,最后再次核查。术毕核对纱布、敷料。也有人曾开玩笑地对我说:"齐主任,你做手术谨慎过度,过于仔细啦。"我对此不以为然,回应道:"我多仔细一点,患者就多安全一点。绝不能因为我的疏忽增加患者的痛苦,甚至危及患者的生命。"

2004 年初夏的一个下午,科室全体医生会诊。会诊结束,已经六点多了。我刚出会议室,迎面走来一位中年男子,说:"我找你。"

我问他:"找我做什么?"

"找你救命,"他停顿了一下,又补了一句,"我是慕名来找你救命。"

同事见我被"缠住",便喊我一起去吃饭,毕竟眼前这个人并不是通过挂号看病,而是直接奔到办公室,何况现在已经下班了。看着眼前这个男子,一脸局促不安的样子,我不免动了恻隐之心。

于是,感谢同事的好意后,我对患者说:"把片子拿给我看看。"又转身回到办公室。我将片子插到看片灯上,一边看着片子,一边翻阅着病历资料。病人名叫赵永华,是衡阳市第五中学的老师,因右侧功能性孤肾肾癌求医。我又仔细询问发病时间多长了,在哪儿住过院,做过什么治疗等。病人回答说,地方医院建议根治术。我大吃一惊,急了:"那怎么行呢?你的左肾严重受损,不能保障你全身的内环境平衡。手术过后,肾就会衰竭。"看着片子,我接着说:"只能采用剜割术,但风险很大,你要有思想准备。"见他一脸的焦急,又补上一句:"但也不要害怕,我会尽量想办法降低风险,与你共同承担风险。"

病人再三道谢。我又叮嘱他,下星期就来医院,我想办法给他留床位。

手术很快分两次进行,并且都很顺利。其间,病人家属见我是科室负责医生,于是给我送红包,我婉言谢绝,家属又说这是应该的。我有些火了,说:"第一,医院有规定,所有的医护人员不得接受患者及患者家属的吃请。第二,我们科室也有规定,一律不得接受患者及患者家属的吃请、礼品和红包。第三,我是主任,我不允许我科里的医护人员接受患者及患者家属的吃请、礼品和红包。第四,我是主任,制度是我订的,我自己更不能不守规矩,破坏制度。"家属见我如此坚决,笑着说:"以后再也不好意思见主任了。"现在社会上,很多病人抱怨医生庸俗市侩,觉得与医生沟通的方式就是送红包。其实,哪个医生不愿意给患者看好病呢?因为医生和患者的相互理解和支持才能带来最好的治疗效果,有时候最怕的不是没钱,而是病人不理解。因为这样,医生永远无法充分发挥出自己的手术能力。

后来,病人痊愈出院,我也渐渐淡忘了他。过了几年,我意外收到了一个包裹,原来赵永华出了一本《走过苦难》,其中的第五章"与癌魔搏斗的日子"记录他在湘雅治病的经过。当我看到"从早上8点钟进手术室到我被推出病房时,已是下午5点钟……9个小时之中,湘雅医院创造了一个生命奇迹。这奇迹的见证者是我的家人,奇迹的受益者是我本人,奇迹的创造者是湘雅医院十八病区泌尿外科的齐范主任、范本祎博士……奇迹创造的时间是2004年5月5日。就让这一切都载入史册吧,湘雅医院有资格名垂青史,湘雅医院的医务工作者更有资格名垂青史……"时,眼睛不禁湿润了。那一刻,我突然觉得,这么多年来,在行医治病救人的道路上,自己付出的努力和遭遇的所有困难、病人的不理解顷刻间都烟消云散了,自己的坚持总会有回报。

追随父亲的脚步,勿忘其初心,走在医学的道路上,逐渐领略到了医学的真谛,在卸任主任职务之后,我依旧还在科室工作,发挥我的余热,去治愈、去帮助、去安慰病人,给苦难中的人们送去健康和温暖。路虽难走,我亦坚守,我相信父亲在天之灵,也会感到安慰的。

（齐范）

放射科也为病人福祉而努力

1988 年,我仍在任主任时,广东一家胶片厂商找到我。他们想送我两百元礼金,让我试用他们的新型 X 线胶片,我说胶片可以试,但礼金绝不能收。虽然学医的路上历经艰辛,但我有自己的坚守。

在老湘雅读书的头三年正值抗日战争的艰苦阶段,学校西迁贵阳,物质匮乏,我们没有教材,只能听老师口述,然后在又黄又粗的纸张上抄写笔记。学校给每个人发了一条三角凳,我们背着去教室,又背着去实验室。晚自习的时候,好几人围着一盏昏暗的煤油灯复习笔记、写实验报告。男生寝室是个大通间,百余学生住在高低铺上,一直充斥着咳嗽声及鼾声。后来日军逼近贵阳,学校被迫往重庆转移,我们背着简单行李沿着重庆公路,在崇山峻岭中步行多日。

读书时老师常以希波克拉底誓言反复教育我们,他说获得的医学知识不是个人资本,医生必须要为平民服务。在那段艰苦的岁月中,在贫困和伤病的折磨中,我们唯一的支撑便是救死扶伤的情怀。

1948 年要毕业时,基于爱好我选择了放射科。其实,在 20 世纪 90 年代之前,自愿选择放射专业的医学毕业生不多。大多数人都担心射线对身体的损伤,而且放射科只是辅助科室,并不属于临床学科,所以地位也不高。

在放射操作中,透视是医生暴露于 X 射线下最久、对身体影响最大的。肺及胃肠道的检查离不开透视,但是早期的 X 射线设备简单,防护不好,所以医生必须穿戴十多斤重的铅围裙及铅手套。透视是在暗室进行,那时还没有空调,几个小时下来,衣裳都能拧出水来。

在放射诊断中,我负责消化系统,做钡餐及钡灌肠机会多。检查时医生要紧靠患者,用手触摸及转动身体。可是隔着厚厚的铅手套,难以准确找到压痛点,判断胃肠道的柔韧度、包块与胃肠壁关系等。为了取得关键资料,必要时我会短时间不戴手套操作。这样手及前臂直接暴露在 X 射线下,是违反防护规定的。这时候年轻医生往往在一旁提醒:"老师,快点,别照坏手了!"。

确实,国内外已多次报道了放射科与骨科医师手部患皮肤癌的例子。就是我们医院也有好几例放射损伤的工作人员,比如有接触放射线几个月后白细胞降至危险水平而转到其他科室的,有患白血病的(接触 X 射线医生患此病的几率比其他医生高 8 倍),有女医生怀畸形胎儿不能存活的,也有患白内障的等。我的上述做法,只在非常情况下偶尔为之,不能推广,更不能宣传。不过,我想说的是医院是为病人服务的,各科室的工作要把病人的利益放在首位,放射科也是如此。

我是从那个条件艰苦但精神纯粹的年代走过来的。对于病患所遭受的痛苦和折磨,我一直怀着深切的理解与同情。帮助他们消除疾苦,是我最大的幸福和满足。

(肖剑秋)

从基础出发

《道德经》云："九层之台，起于累土；千里之行，始于足下。"老子这句话蕴含着非常深刻的人生哲理。年过九旬，我对此有了更为深入的了解。一个人的成长过程中，幼儿阶段最为重要；一个医生水平的高低，是由初入医疗行业打下的基本功决定的。

我 1948 年从湘雅医学院毕业后就一直在湘雅医院工作，先后担任助教和内科住院医师、讲师和主治医师、副教授和副主任医师、教授和主任医师。那时候的湘雅医院特别注重传帮带，教授和主任医师就好像墨家的巨子，是团队领袖人物。他一出诊，好比古代大将巡边，阵仗可不小，从副主任医师一直到助教、住院医师，十几号人全都参加。之所以这么做，就是为了"传道授业"。具体怎么传？时间太久，具体细节我都忘得差不多了。但我的学生谢兆霞教授记得特别清楚，她曾跟我说起那时候我们这批老师是怎么教学的。她说，有一回查房，主任医师喊大伙过来，他们围过去一看，一位年轻的病人躺在那里，面色红润，一切与正常人无异。他们纳闷："老师喊我们过来干吗？"这时候，只听老师指着病人的脚掌说，"同学们注意看。"他们一看，只见那小伙子脚掌跟柚子皮一样，橙黄橙黄的。许多同学都是第一次看到这样的体征，都纳闷是什么。过了一会儿，老师又说，看看手掌，他们一瞧，嘿，手掌也是橙黄橙黄的。老师说："这就是胡萝卜素血症，这种病症主要是血液内胡萝卜素含量过高引起的。一般来说，主要发生在柑橘成熟的季节，有人爱吃柑橘，一不留神就吃多了。过量饮食，可导致手脚掌泛黄，引起恶心、呕吐和乏力等症状。"谢兆霞教授说，这么多年过去了，老师这番话依然深深印在她的脑海。为什么呢？因为将教学贯穿在整个临床实践中，理论和实践密切结合，印象非常深刻。

1954 年，我开始担任内科教研室副主任；1963 年，我开始担任血液病研究室副主任。走上领导岗位后，我才发现，医学教学有基本功，学科建设一样有基本功。而学科建设最基础的就是设备。最早，我们血液病研究室是由内科领导，那时设备比较缺乏。但缺什么，我们就创造什么，这是湘雅人的精神。我记得那时候，王肇勋老师从美国回来，带回一台心电图机。20 世纪 50 年代，我们的研究和治疗就围绕心电图转。后来吴执中老师从国外学习回来,带回一根胃管、一台心电图机和一根胃管,当时成了我们科室的两件宝贝。"创业艰难百战多",我记得那时候齐镇垣老师带了副博士研究生,成立血液病研究室。我们配备了一些技术人员,但是还不够。怎么办? 因急需人才,医院从 1956 年招了部分家属进来,经过两期紧急培训,慢慢地基本都训练成为技术员。研究室也有了骨髓形态学、出凝血、溶血性贫血和细胞学等实验室分支。我们的科室就是这样慢慢起步的,回想起来,每一步都充满艰辛。现在,我偶尔还回医院科室看看,看到现代化的仪器和病房,非常感慨,不容易,真的是不容易。

不过,内科真正的发展在"文化大革命"以后,那时候,老内科副主任就我一个。我当时从政协工作回来,一看内科这情况,单靠我一个人,即使有三头六臂也忙不过来。我想内科要分专业,就向医院领导打了一个报告。后来就按照系统分为四个专业组,分别是心肾组、呼吸组、消化组、血液内分泌组和代谢组。这四个组,心肾组及血液内分泌组和代谢组又分别分成两个组,总共 6 个组。各个组考虑专业发展,纷纷建设各自实验室。有了专科实验室,各科室的业务才迅速发展起来。毕竟,诊断的铁证还是靠实验室提供。说起实验室,我得提一提我的学生谢兆霞。20 世纪 80 年代初期,血液组其实并没有实验室。到了 1985 年,谢兆霞和她的同学张瑶珍,从科室发展的角度出发,觉得血液组要从内科独立出来,单独做科研。当时遭到了一些老教授的反对,说内科脱离不了血液组,他们说的都是事实,都很在理,但是从专业角度来说确实应该独立出来。最终血液病研究室和内科的血液组合并,单独成立血液科,整个血液科由此具备坚实的实验基础,取得长足发展。但老内科的血液组虽然脱离了内科,还是承担着教学等方面的任务。这就是当时我们科室初期发展的情况,也是我们做事的一贯手法。我想,这对后来的医院改革和建设应当是有些借鉴意义的。

回首这些年从医经历,我想无论科室怎么发展,其进步都是建立在扎实的基本功上的。1978 年,我们医院有位很有名的王医生,当时他高烧、颈根部疼痛。医院组织了全院会诊,还从上海医学院请来神经科教授给他检查,说要把某些神经切掉。我当时是"文化大革命"后刚恢复的内科副主任,也还年轻,比较冒失,就提议说把王医生先转到内科来。现在想来,我当时的胆子还真是大。毕竟,万一出问题,我是要担责任的。那时我请来黄友岐、张铮等几位老专家,连续三天进行会诊。由于他儿子死于病毒性脑炎(当时是无药可治),我们怀疑他颅内有感染,但是当时并没有证据,直到发现他脑脊液中白细胞是 38(正常值小于 10),我恍然大悟,这就是病毒性脑炎。于是马上请领导派人从广州买来干扰素,给王医生打了两天,后来他烧退了,颈根部也不痛了。治疗七天,就痊愈出院了。

　　说这么多并非自我表功，毕竟在医学领域，一切都是以效果说话。但是没有良好的基本功训练，其他的技能只能是空谈。20世纪70年代，我作为血防小组一员在沅江工作，印象比较深刻的是，当地医院那会儿正在给一个病人做手术，病人在手术台上血流不止，那些外科医生怎么都止不住，请来我们医院的韩明医生，一上台就把血给止住了。在手术台上止血，是外科基本功之一，但这个基本功要做到尽善尽美非常不容易。韩明医生的表现，无愧于优秀医生的称号。

　　毛泽东同志说："人的正确思想是从哪里来的？是从天上掉下来的吗？不是。"这话很对。一大批基本功扎实的湘雅名医涌现出来，实事求是地说，是湘雅严格训练出来的。"字靠练，拳靠打。"年轻医生只有把基础打牢，才能在医学道路上走得更远，走得更好。　　　　　　　　　　　　　　　　　　　　（李学渊）

成长的心跳

1964年原有的心胸外科科室被撤销,在之后的15年里,由于心胸外科的缺少,许多心胸疾病的治疗碰到了诸多不便,医院决定重建心胸外科。但由于经验不足,我并没有马上着手重建工作,而是先去了湘雅附二医院进行深层次学习实践。

有一天我在急诊室值班,忽然听到外面一阵吵闹,忍不住走出去看了看。这时候担架正好推到值班室门口,看到躺在病床上的孩子,我惊了一跳:一个男孩,十五六岁的样子,个子不高,瘦瘦小小的,胸前插了一把水果刀,被割破的血管不住地向外流血,孩子的面色苍白,不哭不闹。

这个孩子名叫小简,从小父母双亡,当时正值"文化大革命"时期,哥哥姐姐被下放到农村做知青。他无人管教,便常跟着社会青年在文艺路一带游荡,或打架斗殴。我在湘雅附二医院学习时,上下班常常会经过那个菜场。这次,小简在菜场与人斗殴时,被捅了一刀。不偏不倚,正好插入了心脏并深入三厘米,结果大出血,生命危在旦夕。

看到这种场景,我来不及犹豫,冲进值班室拿起碘酒瓶洗手,然后把剩下的碘酒泼在小简的胸部皮肤上进行消毒。我一边用纱布堵住他胸腔流血的地方,一边和同事、病友一道小跑进手术室。开始手术时,孩子心脏已停止跳动,伤口附近的淤血已经处理得差不多了,我指挥将胸腔的血经过滤后输回孩子的体内,并用拇指堵住心脏破口。心脏破口缝合、不停按压、快速自体血输入,不到五分钟,孩子的心脏奇迹般地又跳动起来了,整个过程没来得及使用抗生素,然而伤口却未出现感染。手术结束后,主任对我说:"幸好你抓紧时间,突破常规地使用碘酒对伤口进行了处理,又及时地自体输血与心脏按压,否则这孩子生死就难说了……"

没有人能代替这孩子的成长,是善是恶,是沉沦或是蜕变,都将在岁月中显现。但是他在如花的年纪,即使走偏了路,也该有重生的机会。医生该做的不是审判,而是挽救一切仍有希望活下去的生命,让心脏有力地跳动。

1978年底,我回到了湘雅。当时科室只有我和陈良益医生两个人,医院把我们安置在烧伤整形科的旁边,将两张重100斤的钢丝病床分给我们,我俩就一人抬一头,从楼下走楼梯一步步背上去。渐渐地,病床从原来的两张、四张、十二张到二十张;袁明道教授、王树璋教授都来了,人员也陆陆续续增加,科室终于像个样子了。1990年科室搬进了新的外科大楼,心胸外科也终于有了一个完整的属于自己的病房。

20世纪80年代,我们还在十二病室的时候,科室接收了一位心包炎患者。与一般的心包炎患者症状不同的是,虽然患者症状很重,但是心包和心肌之间粘连并没有想象的那样严重,特别容易剥离下来,而不像普通的心肌像糍粑一样紧紧黏在心包上,难以剥离。在手术台上发现的这一细小差异引起了我的注意,手术结束后我立刻回去查阅医学书籍,想查清楚其中的缘由。

一般情况下,心包炎致病原因常以结核多见,其他如普通感染、放射线和寄生虫等。病人来自安化县的一个偏僻山区,那里寄生虫特别多,也是肺吸虫流行的地方。于是我将患者的大便和心包送到相关科室进行检查,才得知这是一种由鸮形科杯尾吸虫卵引起的心肌包炎。得出这一结论后,我和同事们向医院申请课题,进入大山进行实地调查,研究虫卵是通过何种途径进入人体的,最后还获得了湖南省卫生厅三等奖。

1991年,医院妇产科刘建安医生在手术过程中心搏骤停,倒在了手术台上。医院反应迅速,组织麻醉科、心内科、心胸外科进行急救。经过七天七夜的抢救,刘建安医生的病情有所好转。虽然通过手术暂时抑制了病情,但刘建安医生发病的原因是她本身患有原发病症心肌病,随时都有复发的可能,最好的治愈方法就是心脏移植。但可惜的是,当年无论是经验还是技术,都有所欠缺,而且一时找不到供心来源,我们还没能开展心脏移植手术,刘建安医生便于1992年不幸因病去世,我感到万分痛心与愧疚。

这种有心无力,让我们陷入尴尬的境地,也让我们陷入深思,从而蜕变。经历三年的磨炼,我们不断实验,不断学习,最终成功了。1994年,我们成功进行了原位心脏移植手术。这是湘雅医院的第一例,也是中原地区第一例心脏移植与体外循环下单肺移植手术。原位心脏移植手术的成功使湘雅心胸外科名声大噪,事业得到较大的发展。

为了提高复杂心脏病的外科治疗水平,我们组织心外科、监护室、心内科等科室的优秀人员到北京、广州、哈尔滨等地进行学习参观。不管是主任还是普通的医护人员,到了学习的地方都放下架子,认真学习不足之处。在外学习的时间短则几日,长则一月之久。皇天不负有心人,外出学习的辛劳终于换来了复杂心脏病的死亡率降低,之前由于医学水平有限而高居不下的死亡率一下子降到了

1%,达到了国际先进水平。

从医数十年,我与心胸外科一起成长,从小到大,从年轻无知到成熟睿智。如今,韶华逝去,我仍坚守着医者仁心,而我最难忘怀的,是创建科室时的艰辛,那一例又一例湘雅医院心胸外科开展的手术。我忘不了那个叫小简的孩子,忘不了刘建安医生倒在手术台上与抢救的经历,忘不了……

(陈胜喜)

严谨，良好的传统

2016 年是湘雅医院建院 110 周年，我在湘雅 60 多年了，这里让我感触最深的一个良好传统就是严谨。

新中国成立前后，没有手机，一栋楼总共就由一个工人守着一台电话。为了保证随叫随到，湘雅医院所有病房都是 24 小时负责制，刚毕业进院的医生要在各个科室轮岗做住院医生，24 小时吃住在医院，每人负责几个病床，病人无论有什么问题都要随时能找到住院医生，如此历练三年后才能当总住院。有些科室，比如传染科，后来也曾恢复过。

当时年轻医生一般都不出医院的大门，白天上班，晚上在房间看书学习，恋爱、结婚的时间也没有，毕业十几年仍然住在医院单身宿舍的医生很多。记得当时有个年龄与我相仿的同事，因为平时工作压力大，睡眠不好，一直靠吃安眠药才能入睡。有一次，我在洗衣服，忽然听到洗手间传来"咚"的一声响，赶过去一看，发现他倒在了里面，没了心跳。我们同事三人赶紧轮流给他做胸外按压，把他从四楼宿舍抬到三楼病房，再抬到二楼手术室做气管插管加胸内按压，一个多小时后才抢救回来。

做医生很辛苦，做急诊医生更辛苦，做基层医生尤其辛苦。在吃饭还需粮票的日子里，急诊科经常遇到家属把患者送来后，放下患者就走了的情况。看到病人饭都没得吃，我们医生也于心不忍，往往都勒紧裤腰带，把本来就紧巴巴的粮食匀出一些，给患者吃。湘雅每年都会组建医疗队下乡，通常一去几个月，甚至半年以上。在湘西、湘南的大山里，无论白天黑夜，不管山高路远，只要电话一响，我们背起药箱就要上路。人命关天的事，容不得半点拖沓。我和我的同事们，都是经过了这样的历练，才成为了一名严谨求实、认真负责的湘雅医生。

同时，湘雅严谨的传统不仅体现在临床上，在教学上也是如此。为保证教学质量，湘雅规定从医一年以上、业务能力较强者才有资格被选拔为助教。开课前两个月，教研室就要把老师们集中起来脱产备课，对课程的内容、范围、深度、难点一一进行详细讨论，每位老师轮流试讲，再根据大家提出的意见不断改进。这些传统一直延续下来，才有了湘雅教学的"金字招牌"。

　　1961年,我刚当上"诊断学"的老师时,湘雅主张师生要加强联系。于是,我们晚饭都会到宿舍与学生一起吃。打上两盆菜,一盆饭,学生和老师围坐一桌,饭桌上往往还会讨论医学问题。这个时候,大家仿佛没有了师生身份的区别,你一言我一语地说出自己的观点,不少学习上的困惑、医疗上的难题也在这样的交流中得到解决。那段满怀激情的岁月至今令我难以忘怀。

(丘万服)

坦诚如赤子

"谭教授,9 号床病人高烧 39℃。"

"谭教授,9 号床病人 38.5℃。"

"谭教授,9 号床病人高烧还没有退。"

这位病人已经持续发烧 8 天,一直不见好转,除了持续发热外,临床上还表现有肝损害,并有黄疸。因该病人是急性起病,我们作了病毒性肝炎或伤寒的考虑,由于没有得到病原学的证据,还不能确诊,需要为病人做体格检查,从身体表征上入手,或许能寻找到更多的诊断依据。

在那个没有先进诊疗机器的年代,体格检查是每位医生的必备技能。因为任何人的身体都是一个有机的整体,体内任何部位出现异常,都会在身体上表现出来。

病房里,病人昏沉地睡着,双眼微睁却迷糊着。家属告诉我们:"刚醒了一次,睡不着,头昏,重得难受。"我在心里记下这些症状,然后对家属说道:"现在我们给他做个体格检查。"家属听后连忙点头。

大概是听到了我们的对话,病人醒了,头轻轻地扭动了过来,有气无力地说:"谭医生,你们来了。我今天还是不舒服,口很干,整天头昏,也睡不着,就只能稍微眯会。"言语中,我们仍能听出病人身体所受的煎熬。"嗯,我们先给你做个体格检查,帮助进一步诊断。你配合我们就好。"

一般情况下,体格检查都只会检查特定的部位,但是在感染科不一样。为了确诊,我们常常要给病人做全身检查,一处细节都不能放过。我们将面部、脖颈、腹部一一检查之后,发现病人的背部皮肤上有一小片红色的印记。乍一看更像是皮肤挤压出来的红印子,但我们仍然没有掉以轻心。经仔细观察,我们发现这些小红斑都呈浅红色,像极了玫瑰疹的症状。我们结合病人其他的相关症状,以玫瑰疹为指向参考,考虑患者患伤寒的可能性大于病毒性肝炎。因此,针对伤寒进行病原学的诊断性治疗。治疗后,患者的病情果然逐渐好转。

在没有任何医疗器械辅助的情况下,想要确诊这样的病例确实不容易。第一,基本功就要扎实,就像练武一样,马步扎不稳,任何招式最后都只会成为花拳绣腿。第二,观察要仔细,其实这也没有什么高的技术含量,只要用心即可。因为我们的身体是不会说谎的,它会如实展现我们的疾病信息以及心理状态。

曾经一个从某地方医院转来的病人,入院时已持续高烧,出现休克症状。他在地方医院已经诊治了近两星期,依旧没有好转,病情甚至有所加重。我们在接收入院时首先考虑可能是脓毒血症,但为了确诊,我仍然决定先做体格检查。

我和同事们刚从办公室走出来,病人家属立马跑上前来对我们说:"医生啊,麻烦你一定要救救孩子他爸啊,孩子还在读书,都不知道这件事,我们还瞒着他呢。救救孩子他爸,求求你们了,谢谢你们!"她的声音微微发颤。对于家属哀切的恳求,我们不可能无动于衷。

"大姐,你先别着急,现在我们先要给他做个检查。"我想此时唯一能让她缓解情绪的方式便是让她亲眼看着我们尽力拯救她的丈夫。因此,在做体格检查时,我特意让她在一旁观看。

病人的面部、双耳、脖颈、双臂、腹部、背部直至腿脚部分,我们都逐一检查,但没有发现任何异常。我心里开始有些着急了,但又不能表现出来。我频繁地捋着自己头发,让自己镇静下来。接着,我们做了第二遍检查。果然,我发现病人大腿内侧、会阴部位有一处皮肤溃破并结痂。这立刻引起了我的怀疑。

结合病人的各项症状,我们初步诊断为恙虫病。随后,我们给病人配上恙虫病治疗药物。不出意料,24 小时内病人的病情就得到了缓解,一周之后病情已经基本稳定。

如今医疗技术不断发展,先进的医疗器械已经能高效地检查疾病,但我们仍然不会放弃体格检查这一基本步骤。因为它不只是一项检查病人的基本手段,更是一项对医生最基本的考验。在治疗过程中,医患之间的坦诚沟通是不能用机器取代的,而体格检查是医患之间最直接、最坦诚的沟通方式。因为当我们摈弃一切辅助,用这种最原始的方式去尽到一位医者的本分时,我们就能感受到自己的初心,并以一颗敬畏之心对待每一个生命。

(谭德明)

湘雅师说

　　医生这个职业没有捷径，只有经历了近乎苛刻的磨砺与雕琢，方能成为美玉。百年来湘雅人的治学之严，皆来源于此，从学生到教师，代代传承。湘雅师道之严是刻骨的，这份严厉，来自湘雅百年的济世情怀；这份严谨，来自湘雅人对医学最深刻的敬畏。面对生命，师者，道也！

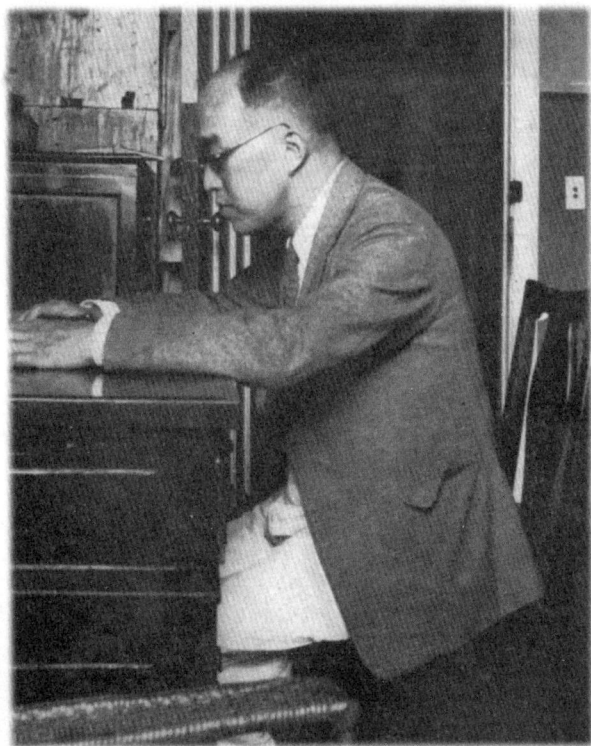

大 医 精 诚

——忆恩师林筱周教授

面对放在我书桌上的一沓稿纸,往昔的那些片段从眼前浮现,思绪万千。虽然过去了半个世纪,曾经那些被恩师林筱周教授教育、批评、指导过的日子,似乎还历历在目。

林老师平时是一位很和善的长者,但他又是一位严师。他常常告诫我们:选择了医师这个职业,你将会辛苦一辈子,你的成功是从失败的经验中总结出来的,而失败就意味着患者的损伤。他平时对自己要求非常严格,不管白天还是深夜,只要手术室或病房有患者需要他来指导和处理时,他会随叫随到,从来不在电话里下达指示。他也要求我们:不到现场,不检查患者,就没有发言权。

在之后六十年的行医工作中,我一直遵循着林老师的这个原则。我也告诫自己的学生要谨记这一点,这是作为医师医德的基本体现。

老师坚定的信念,使我们信心倍增

20 世纪 70 年代初,我接诊了一位巨大鼻咽纤维血管瘤的年轻患者,巨大的瘤体由鼻咽部突至鼻外,其面部已高度畸形,口咽部也充满瘤体。患者只能进流食。由于长期多次失血,患者已呈中度贫血状态,身体消瘦。面对这样一位患者,应该如何处理?

他的父亲告诉我:"因为家里穷,一直没有钱到医院检查。最近一年瘤子长得特别快,向村里同乡借了钱,才能到医院看病,可县医院不肯收治我们,只能到湘雅来了。"

我壮着胆子把患者收治入院,入院检查后,发现患者瘤体已广泛侵蚀颅底、鼻咽、口咽、喉咽间隙,部分瘤体已紧靠破裂孔区(颈内动脉区)。能不能做手术,敢不敢冒手术风险?在全科查房时,大家意见不一。

最后,林老师仔细分析了各项资料后,提出:"这次手术风险很大,但我们有以前手术的经验,这次术前做好充分的准备(包括血源和麻醉术中监测的配合),

我们还是有把握争取成功的。假如,我们放弃,患者将不久于人世,他还很年轻。今天,我们是在冒很大风险去救这位只有 30%、20%,甚至 1% 生存希望的患者。假如我们放弃而不去尽力,那患者百分之百会死亡,作为医师,我们在有准备的情况下,应该去冒这个险。"

在林老师的指导下,我与李学正医师历时 4 个多小时,术中经历数次风险,输血 12000 毫升,终于将瘤体全部摘除,瘤体质量达 900 克。术后当晚,我在病房守护和观察患者,防止他因大量输血和大量失血后引起并发症。

清晨,我站在值班室的窗前仰望那片深蓝色的天空,遥远的星辰在闪闪发光,而我仍沉浸在血如泉涌的紧张手术场面中,同时沉思着百分之一到百分之百生存希望的深刻含义。

十年耐心坚持

喉气管外伤后引起的喉声门下气管瘢痕狭窄,处理起来难度大,手术切除瘢痕后又可能再度狭窄,为防止再度狭窄,手术后需要植入一个扩张管,但当时国内缺乏用硅胶制成的扩张管。

林老师带领我们用口腔科制作牙托的材料,根据病变部位,制成适合的扩张管。该材料对组织刺激小,可带管半年到一年。之后,按照他的办法,我们又采用了多种材料制作扩张管,在处理外伤后引起的喉声门下气管狭窄,积累了自己的经验和处理特点。

因误食碱水可引起食管瘢痕狭窄,林老师曾采用自己设计的食道扩张探子,在成人食管瘢痕狭窄治疗中取得了较好的效果。可这一次我接诊的却是一个孩子……

孩子才五岁,误食碱水已长达 3 个月。送来时,孩子仅能勉强喝水,身体很消瘦。用碘水造影后,发现孩子食管入口及食管上段、中段、下段有多个狭窄处。

经过讨论,我对孩子家属说明了两种治疗方案:"第一种治疗方案是把胃上提,全程切除瘢痕食管,胃代食管,这个方案会影响孩子的正常发育。第二种治疗方案是利用我们自行设计的食道扩张器逐渐扩张食管的瘢痕狭窄区,根据其扩张情况逐步扩大瘢痕狭窄口,但这需要家属的密切配合,医师的持之以恒。"最终,我们选择了第二种治疗方案。

在孩子母亲的配合下,我按照林老师设计扩张器的方法,制作了运用于小儿的扩张探头,进行食道扩张。扩张后开始能插入一根小儿导尿管,后来逐步顺利地放入小儿胃管。由于患者年龄较小,胃管有时脱出,一旦脱出,食管又再度狭窄,就这样,反复狭窄,反复扩张。扩张探子的头,直径从 0.4 厘米逐步增大……慢慢地,孩子也从 5 岁长大到了 12 岁,饮食从只能经胃管进食流汁,变成可以经口进食稀饭等半流汁。但由于食管下段也有一个狭窄区,经口扩张困难,为了使孩子能够正常进食,与胸外科配合,切除了该狭窄段,作了食管下段端端吻合,术后患儿完全恢复了正常进食。

历时近十年,患儿从一名 5 岁的儿童,成长为一名健康的少年。其间经历了多少次扩张、狭窄,再扩张、又狭窄,我已经记不太清楚。中途我也有过放弃的想法,但是每当我面对眼前这个幼小孩子时,仿佛听到林老师在问我:"你尽力了吗?"

争取百分之一的希望

2011 年,我们收治了一位从外地转来的口咽部蝶螈癌患者。蝶螈癌是一种非常罕见的恶性肿瘤,国内外文献仅有个案报道,总数不超过 20 例。

该患者在外院已做过一次手术,术后不到一个月,瘤体就局部复发了。入院后检查发现,口咽侧原手术切除区已有瘤体复发,口咽侧间隙、颌下间隙已有瘤体侵犯。蝶螈癌对放疗不敏感,手术广泛切除瘤体并加大剂量放疗是唯一的治疗方法。经过充分的准备后,我与刘季威医师采用口颌内外联合手术方案,术中尽量广泛切除了病灶,以防止蝶螈癌再次复发。伤口愈合后,立即开始了全量的放射治疗。治疗后,手术创面愈合良好。

半年后复查,局部原发灶区又有可疑病变。病理证实,蝶螈癌复发。由于复发病灶靠近脑干和脊索,而患者半年前已接受过大剂量放射照射,再放射很有可能引起脑干水肿和脊索损伤,这对患者也是致命的。怎么办? 如果放弃治疗,意味着这位只有 20 多岁年轻人生命的终结。

"争取百分之一的希望吧。"我似乎又听到林老师在我耳边嘱咐。

我和放疗科洪继东副教授反复商量,充分利用湘雅医院目前先进的放疗设备,精确定位,尽量保护患者的脑干和脊索,并密切观察患者反应。在大家的共同努力下,患者的病灶得到了控制。年轻的患者已恢复工作,最近也准备结婚。我们也创造了国内第一例蝶螈癌患者经治疗后仍存活六年的奇迹。

林老师离开我们已 30 多年了,他一生都是那样认真细致地对待每一个寻求他帮助的患者。他平时言语不多,但总是用自己的行动教育我们,启示我们。

几十年过去了,当我在处理一些疑难患者时,总会不自觉的想到林老师的嘱咐:"你尽力了吗?"我也告诫我自己的学生,在你一生的行医过程中应该一直问自己:"我尽力了吗?"

(肖健云)

附:林筱周,教授,1934年湘雅医学院第十届毕业生,我国耳鼻咽喉专业创始人之一。湘雅医学院耳鼻咽喉科教研室首届主任,湘雅医院副院长,全国先进工作者,第三届全国人民代表大会代表。

三个"活下去"的故事

世界上哪个地方有着最多故事呢？我认为是医院的回廊。这里有人世间最多的希望与恐惧,最多的别离与成长,也有最多破碎的身体和心灵。医院里有那么一群人,他们试图将修复他人作为自己的事业,用手术缝补他们的伤口,用药物除去肆虐的恶性细胞,用言语和行动去抚慰慌乱无依的内心。

我想要说的是三个与医院有关的故事。

故 事 一

A 女士 30 岁出头,眉毛非常妥帖地修过,长发也一丝不苟地挽成一个发髻。她刚坐下,便从手中的文件袋中拿出了一叠东西——病历本,里面夹着各种检查结果。我刚开口问了一句,她便语速极快地诉说了起来。她前些年体检发现乳房的结节,每隔半年检查,大小数据老是有出入,还听说了她单位同事的熟人、隔壁邻居的亲戚患上乳腺癌的故事……"又是过分焦虑的患者啊。"我一边想着,一边浏览着她的辅助检查结果:结节非常小,直径不到一公分,影像学提示偏良性。"未扪及明显肿块",我往电脑里敲着体查结果,心里忍不住犯愁,怎样才能让她放下心来呢?

"你心里特紧张吧?"对面坐着的老师开口了,"看了新闻,那些得了乳腺癌的女明星,把你吓坏了?""是啊,"A 女士连连点头,被说中了心里话似的,"紧张得觉都睡不好。"

"你孩子多大了?"老师一边做着体查,一边温和地问道。

A 女士的眼睛突然亮了起来:"5 岁了,在上幼儿园呢。"

"考虑再生一个么?"

"我是想啊,可是这个乳腺的毛病……"

"现在你做了这么多检查,都考虑是良性的,我用手也摸不到。放心回家,怀孕、生孩子,正常哺乳吧,这些对乳房都是有保护作用的。"老师带着笑容解释道。

寥寥数语之间,A 女士从走进诊室时的满面愁容、惶恐不安,变成走出诊室时的安心愉悦,甚至带着一些期许。

这样普通的故事每天都在发生着,医院只是这些患者们人生道路上小小的一站,踏出医院的大门,她们将要成为上亿母亲、妻子、学生、上班族中的一员,在人生的路上前行。

"有时去治愈,常常去帮助,总是去安慰。"老师在我进入湘雅医院的第一天就对我说。看着患者一步步放下心防,看到言语起到如此大的作用,我也重新感悟到医学的意义。

故 事 二

"你再自己好好考虑一下,你的情况是比较适合保留乳房的手术的。"老师谈话的对象是 B 小姐,她非常漂亮,刚来时亮丽得像一朵盛开的花。可是如此年轻就患上乳腺癌让她惊慌失措。虽然肿块不大,保留乳房的手术比较安全并可以达到不错的美观效果,她还是因为恐惧而犹豫不决。

直到上手术台前,都要反复询问有适应证患者是否愿意保乳,这是老师多年来坚持的一个原则。

也许患者自己并不了解乳房对于女性的意义,又或者是被对复发的恐惧所控制,许多患者选择放弃保留乳房。然而医生们却见证过许多难以愈合的心理创伤,许多支离破碎的婚姻,许多本不应该带着残缺的身体,走在接下来的人生道路上的女人们。曾经有一位年轻的患者,在最后一次换药、拆掉所有的纱布之后,发现自己再也无法穿上最喜欢的一件泳衣,于是大哭起来。我无法忘记她的表情。而这种对自身形象无法接受的困扰,可能会伴随她的余生。

最终 B 小姐还是在劝说下选择了保乳手术,施行了腺体重排乳房塑性,术后效果十分好。在她离院很久之后,某天门诊的间隙,提到保乳手术的成功案例,我和老师竟同时说出了 B 小姐的名字。

虽然不曾再见,我们仍希望她从疾病的阴影中走出来,能拥有美好的一生。

"宋美龄得了乳腺癌,活到了 106 岁;张学良的妻子于凤至得了乳腺癌,活到了 93 岁。"老师常常说,乳腺癌是一种预后较好的疾病,作为乳腺专科的医师,我们不仅要让患者活下去,还希望她们能活得快乐、幸福而有尊严。

故 事 三

C 奶奶总是一个人前来。

　　作为老师的老病人，C奶奶轻车熟路地走进来，同老师笑着打招呼。她表示自己手术做完17年，发现骨转移11年了，感觉一切都好，就是最近发现胸前多出了一个硬块。

　　我解开她胸前的衣服查看，赫然发现胸骨柄处明显鼓起，坚硬如骨质。"啊，这很有可能是胸骨转移进展了。"我暗想。之后的辅助检查也证实了这一点：肿瘤不仅出现在胸骨，还出现在了肺部和肝脏。

　　我在病房看见C奶奶时，她完全没有晚期患者的愁眉苦脸。

　　"唐教授给我看了这么多年的病，之前救了我一命，骨转移十多年了，这次她也一定会好好给我治疗。就算这次治不好，得了癌症还活了这么多年，我也够本了。"C奶奶这么说。感动于C奶奶对老师的信任的同时，我也明白，根据生老病死、疾病发展的自然规律，我们也许快要和C奶奶说再见了。

　　这次C奶奶虽然出现了内脏多处转移，但是多年来C奶奶内分泌治疗效果不错，我们换一种内分泌药物试试吧。虽然家属曾提出进行静脉化疗，在老师的耐心解释下，也理解了这种治疗方式虽然好，却并不适用于已年近80的C奶奶："我们想要控制肿瘤的进展，但不希望奶奶冒巨大的风险。"

　　最终，C奶奶踏出病房的门时，仍然带着笑容向我们告别。

　　不管医学技术多么进步，不管人们花费了多少金钱，人类仍然会生病和死亡，因为医学不能治愈每一种疾病，不能治愈每一个病人。现代医学有时步子迈得太快，甚至不知何时停止。如何在患者的生活质量与疾病的控制程度之间平衡，是医师们永恒的课题。

　　以上三个故事的主角，是我们每天都会遇到的患者们的缩影。而故事中出现的老师，则是我的导师——湘雅医院乳腺科唐利立教授。除去现在在手术台上雷厉风行，病房和门诊里对患者无微不至、体贴关怀的一面，她也曾是一位半夜主动跑去外科急诊，只为得到机会学习急救知识，练习手术技巧的医学生；一位深夜急诊碰到肩膀脱臼的大哥，咬咬牙用全身力气足蹬法复位的年轻医生；一位一边照顾年幼的女儿，一边不放弃任何机会，努力进修学习的母亲；一位永远都在吸收新知识，不论是最新会议、指南更新，还是电脑系统、智能手机都努力去掌握的长辈。

　　正因为有了这样的老师，我也第一次发现，"大医生"这个概念不是不食人间烟火、一味牺牲奉献的冰冷偶像，而是真正可以接近，可以学习，会给予我指导的普通人。唯一和普通人不同的是，优秀的医者永远带着温柔的内心，他们不仅仅关注疾病本身，更关注患者的整个人生；不仅追求治愈患者的身体，还会在意患者是否能继续快乐、美丽、有尊严地存活于世，并鼓励他们去追求幸福。

　　而努力做到这一点的医者,自己不也正走在追求成就感与幸福的路上么?一直以来仰望着老师的背影,我明白自己也不能止步不前。医院教给我的事情太多太多,其中最重要的便是我从老师身上看见的,哪怕每日如临深渊,如履薄冰,都必须要常怀关爱之心,常有温暖之魂。这样,我们才能把湘雅的故事继续写下去,继续治愈患者们的身体与内心。

（罗煦珺）

精医仁心,进取至臻

一名医者,就如一棵古树,地上是朴素的面庞,壮实坚韧的根却深埋于地下。古树越是参天,其根越是广袤细密。我们的根便是通过知识的串串相连而延展开来的。然而,光是深扎于基础知识的功夫,并不足以撑起这棵医者之木。

古木生新枝,因而得以生长;医者亦因代代相传,才得以延续。而这传承从不止于医术,自我步入湘雅的校园,及至如今医院的手术室、病房,甚至到院外的扶贫支援,一直秉承"公勇勤慎、诚爱谦廉,求真求确、必邃必专"的湘雅精神。从前辈医者身上传承下来的还有医者的意志,这是激励我向前进取的动力。

求真求确:纸上得来终觉浅

从学生时代开始,我便体会到湘雅人对于真才实学的渴求,治学严谨,一刻都不曾放松。严格的自我要求铸就了一批批医学界的中流砥柱。

我记得,那是普外科晏仲舒老师的手术见习课,助手在描述病情,我在一旁做文字记录。当时,这位助手用英文"pass on"来形容一根血管"穿过了"某个器官,我未发觉有何不妥,只是一字一句地记下助手所言。可是,一直做着手术的晏老师此刻却突然出声:"这个单词应该用'through'才正确。"我见晏老师眼神仍然专注于手中的行刀,语气也很平和,便认为这只是不打眼的小错误,随手把笔记修正了。

然而,课后晏老师却告诉我们:"尽管这两个单词口语表达相差无几,但在医学语言上却必须严格地区分开来——'pass on'用在表示'经过'器官表面的血管;而'through'则是用在表示'穿过'器官中心的血管上。如果不顾事实错误地使用,不仅会导致理解失误,还会对病况勘察造成很大干扰。"

此时,我才明白晏老师的良苦用心。面对重复千万遍的操作,仍然保持着一分谨慎,不放过任何可以精进的细节,这才是审慎周全的医者风范。

从此以后,当我因为繁重的学业而心生退缩时,便会时时回忆起这件事情,警醒自己审慎精进。在进入一线工作以后,更是不敢怠惰。

熟能生巧:骑毛驴不用赶 ——道儿熟

步入医生的行列,每天我都面对着真实的血肉之躯,在治疗中的每一个步骤,都会直接对患者的身体造成影响。这里没有在校园内那样错了可以重做的试题,只有一个接一个的精准治疗。

为了更熟练地实施手术,对术中需要的工具、医院能够提供的设备等此类烦琐事务,我都力求滚瓜烂熟。在我看来,这就好似士兵准备作战,在一个有机枪、火箭炮等兵器的兵器库中,假如只认识步枪,对其他兵器知之甚少,无法恰如其分地运用所有兵器,那么这场战斗注定会是艰难的。

同样,如果主刀的医生都不能够恰当地使用工具,如何保证手术顺畅进行呢?

有一回,我负责主刀一个肝脏手术,需要用刀片进行肝脏组织的分离,10 号尖刀片是最适合的器械。然而,器械师递给我的却是切割皮肤组织的 20 号大刀片。刀片拿到手上后,我觉察到重量不对,赶忙告诉助手更换过来:"肝脏组织牵连甚广,如果用大刀片,很可能无意中就造成大损伤,而尖刀片是负责精细解剖的,损伤的范围小,也更容易控制。"因为这些"怪习",手术室的护师还笑称:"我们手术室的家底你都知道,以后干脆你自己去挑吧!"

这样一种对手术操作的精细化训练,不仅让我对手术的程序越来越了解,对有些常规的工作,甚至已可做到自动化处理。正如人们常说的:骑着毛驴不用赶,因为道路熟得很。

传道授业:慎终如始,则无败事

在医院里,我作为外科医生,不论是对于突发情况还是常规手术,都需要谨慎精细,考虑周全。为了不盲目地进行操作,我常常要求自己超前三到五步去思考接下来的步骤,以期做好对治疗全局的把控。

2015 年,我加入了湘雅国家医疗队。比起以往在科室内的工作,医疗队的工作开展范围更加广泛,突发状况出现的频率也远远高于院内。

一次在贵州的织金县人民医院做帮扶,晚上八九点,我结束了一天的工作,回到驻地休息。突然接到急诊的电话:门诊收治了一位高楼坠伤的工人,病人已出现休克,请求我们医疗队的支援。

晏老师的话在我耳边回响:"突发病情要迅速抓住重点,迅速决断。"于是,在从驻地赶去县医院急诊科的路上,我一边通过电话向急诊医生询问患者情况,一边进行着病情预判:高楼坠落很可能会造成胸部和腹部的复合伤害,而从病人已经出现休克、肋骨骨折、皮下瘀斑的临床表现来看,极可能还伴有非常严重的内出血。在筛选掉几种不符病情后,我告诉基层医生做好 B 超和腹腔穿刺的准备。抵达医院后,我立马对病人进行了腹腔探查,果不其然,这位病人遭受了脾脏碎裂、肾脏碎裂、肝脏破裂的三重复合伤害。而且因为内出血恶化,如果不及时采取措施,病人将会因出血过多而死亡。

由于从未遇到这样的紧急状况,县医院的医生们都希望我能够负责主刀救治。而对我来说,虽然曾在湘雅处理过多次此类病例,但这里既不是我熟悉的病房,也没有我惯用的工具,甚至连助手能够给予我的帮助都是十分有限的。

可时间不等人,病人的状况已经不容许多余的犹豫徘徊,做好一切术前准备后,我便和当地的医生组成了临时手术组,为该患者实施手术。虽然条件有限,但平日中的自我训练派上了大用场——因为对器械的功用和效能极其了解,我决定就地取材,在仅有的工具中寻找可以替换的工具。没有超声刀,我就使用普通电刀和带电流的剪刀;没有胆管切开刀,我就用缝合针替代。这些工具既对患者机体功能损伤不大,又能达到效果。由于患者多个器官已经完全碎裂,无法做部分切除手术保全所有机体,于是,我又进行了黏合切除手术。

我告诉初次实施这类手术的当地医生:"我们要对器械的功用了然于心,才能在有限的条件卜完成任务,将来即使我离开了,你们依然可以在现有物资和工具的条件下,自行开展这种难度的手术操作。"一小时后,病人安全脱险。

第二天这位病人的神智已彻底清醒,并且恢复了进食。当地医院的医生说:"湘雅人勇于承担责任、克服困难,给我们带来了真正实用的技术,是真正的精准扶贫。"

在我心中,授人以鱼不如授人以渔。对基层医院人员来说,临床诊疗救治的思路比起任何一次围观别人主刀成功的手术都来得重要。慎始慎终,像晏老师和千千万万的湘雅人那样,在平日的工作中严格要求自己,才能在遇到困难时不盲目害怕,好好运用已有的知识和经验。

治病救人是我们共同的愿望,而这个愿望的实现依赖的从不只是"湘雅人",更多的是从始至终都求真求确、必邃必专的医者们。

医非博不能通,非通不能精,非精不能专。必精而专,始能由博返约。在外人看来,我们医者似乎总是博大精深、神乎其神的代言人。然而,我深深明白医者的工作并非做"加法",大道至简,那些看似复杂、繁多的工作,不过是为了"减去"不必要的枝丫,使我们的古木向更高处生长。

我们从踏入医疗这个行业开始,就注定要摒弃所有朝三暮四的犹豫与摇摆,而要坚守一生一世的执着。我们从不畏惧远方的高山,因为我们专注于一步一步地铺平脚下的路。当走到生命的分岔路口,记得为后来人立下继续攀爬的路标。医者之木的生长,就这样,在一代又一代人一寸又一寸的踏实耕耘中参天入云。

（王渊璟）

脚踏实地,敬畏生命

毕业季,要一遍又一遍翻来覆去地修改学生的论文。我不能有丝毫松懈。这不仅仅是对论文负责,更是要在毕业前再向他们强调一次严谨负责的医学态度。站在飘雨的窗前,看着红楼在烟雨中迷蒙又清晰,回想三十多年的从医生涯,有过迷茫无助,有过害怕担忧,有过欢欣喜悦,唯独没有过后悔。没有后悔当年十七岁的自己懵懵懂懂地选择了湘雅医学院,没有后悔成为一名医生,更没有后悔这三十年如一日的坚守。

求学——严谨细致,沉淀奉献

三十年前踏入湘雅的大门,岁月轮转,有那么一些人和事会依旧记在心头,特别是那些教给我医学知识和从医之道的老师们。他们那一代人不求功名,只求治病行医的精神,深深地印刻在我的脑海里,影响着我,激励着我。

本科的时候老师们管得很严。大考小考从不含糊,从病历本的书写到听诊器的使用都是手把手地教,每一个好习惯的养成都是日积月累的结果。

读研究生时幸运地遇到了超楚生老前辈,这是个全身心浸泡在医学中的老先生。我每晚八九点吃过饭就赶忙回到实验室或病房,还暗暗觉得自己有多努力,抬头却看到超老先生背着深绿色的军旅包从病房里出来,一时羞愧难当。

同样严谨和投入的还有我的博士生导师伍汉文先生。如今九十岁高龄的他依然会参加最新的医学研讨会。哪怕站在台上的不过是他的学生,他依然会坐在第一排聚精会神地听。这个自嘲“香港人”的老先生是在抗战时期就跟随湘雅东奔西跑的老前辈,在最艰难的岁月里一直和湘雅、病人站在一起。改革开放之后,好不容易获得回香港探视的机会,他却将全部时间用来为内分泌科室游走募捐。凭借他在香港的人脉,竟然给科室建起了一个实验用的冷房。他们这一辈人用自己的热血和淳朴给医学事业开疆扩土,这也是对湘雅精神最好的践行和诠释。

行医——病人如友,敬畏生命

1983 年,刚刚本科毕业的我在湘雅二医院正式入职,在前辈的指导下轮岗,住院部和门诊部都是我的课堂。这个鲜活的课堂充满了真情和温暖,让我在一次次的生离死别中感受到一个医生的责任和意义,那是对于生命最原始的敬畏之心。

还记得那时有一位淳朴的农村大伯,入院的时候被确诊为慢性白血病。一方面受限于医疗器械和医疗技术,另一方面受限于贫困的家境,最后他们一家选择放弃治疗,回家等待"奇迹"。看着病人站着进来,却坐着轮椅离开,我内心充满着挫败感、无力感和苦涩。也许是那时候病人太单纯,医患关系太简单,在最后的日子里我们虽然只是尽本职地去照料他,但他的家人总是不停地感谢我和带教的师姐。这样的礼遇反倒让我们更加羞愧和自责。

善良的人在天灾人祸面前总是很无力。连把自己的亲人运回家这个简单的愿望,在那个交通和经济落后的年月里都不是那么容易达成。师姐和我一起给这家人联系了一辆汽车,临走前细心地将他们送上车,教他们怎么对病人进行护理,怎么观察病人的情况。送他们到医院大门口,病人的大儿子跪在大门口叩首。这个突然的一跪,带给我的除了感动还有成长。虽然这是一次失败的救治,却让刚刚毕业还有些迷茫的我突然明白了医生的责任。医生不仅有救死扶伤的义务,更要处理好和病人的关系。在这个关系中,不要将医生看成神,也不要把病人看成上帝,而是应该彼此了解,像朋友一样一起去面对疾病和困难。也许是这份医生的责任感和坚持,让我在一次次面对病人的时候,脑袋里就只剩下怎么全力以赴。

1993 年,湘雅还没有搬入新的住院楼,也没有今天现代化的治疗设备。有一个十五六岁的小男孩,患上了并发性的重症肌无力,严重的时候甚至无法吞咽,越是疲惫的时候越容易病发。他下楼给自己买烧卖吃。那时候的老住院楼电梯拥挤,年少不知事的他不知道疲劳会给他带来多严重的后果,自己爬楼梯回病房。他一边爬楼梯一边吃烧卖,由于重症肌无力导致吞咽困难,黏黏的糯米和面皮一起卡在了喉咙里。等他挣扎着到达病房的时候已经脸色铁青,吓坏了值班医生和护士。作为主治医生的我来不及多想,只能通过直接口对口的方式帮他吸出喉咙里的堵塞物。加上护士及时拿来的药物,男孩的脸色慢慢恢复正常。天知道看到活过来的他时,我的内心有多么满足。"无愧于心"是我对自己最基本的从医要求。

体悟——脚踏实地，躬行求索

当老一辈的湘雅人的背影远去，我们这一辈该怎么做呢？我想起超老师在世时对我说的科研要和治病并重，严谨和客观都必不可少。我将把这份严苛的态度传递给我的学生，带给我的病人。当年，超老师也从不敷衍任何病人，再简单的病史也要亲自了解询问并时时查看，同样他也是这样要求我们的，从不允许我们没有查房和看过病人，就信口开河地参与病情讨论。

脚踏实地，是每一位医学生必须学会的第一步。所以我也会如此要求我的学生。这是我的老师教给我的，这也是湘雅的精神，我有责任和义务将它传递下去。

这么多年来，我也在思考湘雅医魂、湘雅精神到底是什么，是救死扶伤还是造福百姓。我想，在这些口号之下，今天的湘雅是一个又一个脚踏实地的湘雅人用他们严谨客观的工作和科研态度造就的，是一代又一代湘雅人用自己的兢兢业业来践行的。"公勇勤慎、诚爱谦廉，求真求确、必邃必专"，这里每一个字都重千金。

（雷闽湘）

学习与积累

1944 年 12 月,日本侵略军从广西打到了贵州贵阳旁边的独山县,当时湘雅避战在本属后方的贵阳,抗日军大部分都在前线,形势非常危急。本打算将湘雅迁往昆明,但由于现实原因,时任院长张孝骞毅然决定将湘雅迁往重庆。那时湘雅医学院仅有一台救护车,按道理来说,在危险重重的战争环境下,张孝骞院长理应乘此车去重庆。但当汽车到达重庆时,来接应的人却惊讶地发现,从车上下来的不是张孝骞院长,而是湘雅学生学习解剖用的尸体!

我当时就在湘雅读大一。这件事传遍了整个学校,对我们震撼很大,一直到现在都记得清清楚楚。在抗战的艰苦岁月里,张院长以惊人的毅力克服重重困难并坚持对学生的高标准、严要求:三门不及格就留级,四门不及格就走人。严格的淘汰制度,保证了学生的质量。虽然淘汰制度严格,大家都很怕"不及格",但在那时,考试却不需要老师去监考。由班长负责发放试卷、回收试卷并交给老师评阅。虽无人监考却胜似有人,因为如果有人偷看书籍或笔记就会被劝退,所以学生们都非常遵守考试纪律。

我想,正是老一辈湘雅人这种舍己奉献、严于律己的精神让我们懂得了敬畏,懂得了学习的重要性,一代代传承下来,才成就了今天的湘雅。

湘雅历来最强调"教学相长",这四个字说起来容易,真正落实起来却是很有难度的。湘雅 77 级、78 级、79 级本科生在全国医学院校联考中曾勇夺三连冠。当时我是泌尿外科的老师,与学生们一起"备战",自己也从中将知识吃透、摸准。据学生后来回忆,也许正是因为在学习过程中对专科知识有了精准的把握,胸有成竹,由于复习得非常充分,在考试的过程中很多题目都"似曾相识",回答起来游刃有余。

20 世纪 70 年代后期,医学研究和临床试验都离不开英语。因为我的父亲是牧师,小时候我常与美国小朋友一起玩耍,打下了良好的英语基础;中学时我继续学习了英语,在湘雅读书时又是全英文授课的环境,因此我的英语水平在当时的老师中算是不错的。之后我又学习了德语和俄语,这些多语言的学习在我今后的医疗、教学工作中起到了很大的作用。时隔四十多年,学生们在《泌外史传》中曾回忆我们当年一起学习的情景:"曹教授每个礼拜会把我带到他家里,让我读2段英文文摘。然后手把手教我如何断句,帮我纠正口型和发音";"课堂上,曹教授是学生们的严师;课堂外,曹教授和学生打成一片,更像无话不说的好朋友";"曹教授脑袋里总装满了数不尽的医学事例,这样活灵活现的例子搬入课堂,不仅让学生把艰涩的医学问题弄明白,而且记忆深刻,后来我们在讲课的时候也会用这些例子,我的学生讲课也会用这些事例,这些例子可以讲几十年……"

听到这些话,我感到无比欣慰,感觉到湘雅重视学习与积累的品格就在学生与老师之间不断地传承着。

（曹圣予）

有一种传承精神叫严谨

　　说到湘雅传承,我总是忘不了我们科的老前辈——现在已经93岁高龄的余浣珍教授。1987年,那时候我还是一名经治医生,在余浣珍教授的指导下开始担任妇产科的教学工作。我记得余老师一开始就说:"第一次上课的内容——分娩机制是妇产科的基础教程,每位教师必须掌握,先回去备课,要在科里老师们面前预讲通过了才能正式上课。"开始我很紧张,因为没有教学经验,一下子要面对老师们来上台讲课,非常害怕出错。通过认真的准备和反复的练习,预讲时我很放松,也相当自信,觉得自己很不错。可是老师们肯定了我第一次讲课的认真态度,也指出了我的不足:"讲课要活泼生动才能吸引学生,还要严谨用词,注重细节。"老师们交代说:"下周再预讲一次,回去以后可以对着镜子给自己上课,反复练习以提高授课的质量。"

　　本以为只有第一堂课如此,没想到每一堂课竟然都是这样要求。开始我很不理解,慢慢地感受到湘雅的教学质量就是来自于"严谨"二字,为什么一定要让年轻的教师预讲? 首先预讲者自己彻底消化教学内容,自己准备好讲一遍,再经过有经验的老师点评审核,讲课的效果自然要好很多。

　　正是由于老师在课堂之上的严谨态度影响了我,我在治疗患者时同样很严谨。10年前,我接诊一位从新疆来的患者,她的病情比较特殊,由于宫颈病变已经切除了子宫,一年后发现一侧卵巢长瘤,又切除了患侧卵巢。可是过了半年,另一侧卵巢又长了囊肿,而且越来越大。她去过大大小小很多医院看病,包括北京很多著名的医院,医生都建议她切除只剩下一侧的卵巢。她说:"如果这么做,就将成为人们口中的'不男不女',没有雌性激素,对一个三十岁的女人来说,这是毁灭性的打击,我不能接受。"我没有被她以往的诊断结果所迷惑,认真反复看了她所有的资料,询问病史,不放过每一点细节,高度怀疑她是盆腔结核所导致的包裹性积液。然而她说之前就诊的医院已经为她排除了这种可能,但我坚持我的观点,建议她再做进一步的检查,结果还是支持结核感染。经过抗结核治疗三个月后,复查B超发现卵巢上的囊肿缩小,半年后完全消除。患者喜极而泣,仿佛重获新生。她告诉我说本来已经万念俱灰,因丈夫是湖南人,告诉她家乡还有一家很好的湘雅医院。她也没有来过湖南,准备到湖南看看,并来湘雅医院最后再看一次病,没想到湘雅医院完全将她治好了。

这名患者对我非常感激,特意同丈夫一起送来旌旗,说我是她一家人的救命恩人。看到患者健康幸福,我何尝不是和她一样高兴呢?

在三十多年的从医过程中,一直保持自己严谨的态度,这才是成功救助患者生命的法宝。

(姚若进)

湘雅精神，陶染我心

　　我于 1955 年进入湘雅医院，自此行医六十载，在许多人看来，我已经是位"前辈"了，我的学生也都当我是"严师"，但其实我还不及我的导师一半的严厉。医学讲究严谨，不能容忍一丝懈怠，老一辈湘雅人秉承的认真、严谨、负责的湘雅精神至今仍影响着我，也继续影响着一代代湘雅人。

　　谁都有初出茅庐的时候，我也曾经被严厉地批评过。记得有一次我陪主任查房，在病人床前手忙脚乱，发现没有取回 X 光片。主任瞬间变了脸色，严厉地说道："片子都没准备好，查什么房！"说完转身就离开，留下尴尬的我呆立在病房里。

　　湘雅教授们平时和蔼可亲，但是对工作上的事情绝不允许马虎，开例会时，说话快得像机关枪一样，不停询问关于病例的问题。如果回答得稍微迟疑或者含糊不清，还不等教授张口开骂，自己早已羞愧得满脸通红，恨不得再多读几本书。每次病例讨论会都像一次考试，必须打起一百二十分的精神，才不会辜负教授们的教诲。有次急诊，来了一位病人，我看他脸色发青，并且有水肿现象，检尿过后发现尿里有蛋白。我心里掂量着在病历上写上了肾炎，将他收进病房。第二天早上查房，教授看完病人和病历后，抬高声音毫不留情地问我："这个病人发绀，皮肤和黏膜都呈青紫色了，怎么会是肾炎？肾炎会产生贫血症状，发绀是血液中还原血红蛋白增多的表现，你不知道吗？你连肺心病和肾炎都分不清了吗？"当时屋子里站满了人，面对严厉的训斥，我羞愧难当，恨不得找个地缝钻进去。可正因为那次教训，我一辈子都忘不了肾炎和肺心病的症状区别。没有我上一级医生严厉的敦促和要求，就没有我愈发谨慎精进的工作和学习。当医生期间高强度的学习和工作促使我养成了做事高标准、严要求的习惯，受益终生，职业生涯因此才能百尺竿头更进一步。

　　在严谨的职业责任感之外，我从老湘雅人身上学到的，还有医生对待病人的感情和态度，我们必须用最真挚的感情来对待病人。我对自己严格，对学生要求严厉，甚至对家人也有几分严肃，但我从未对患者发过脾气，因为老湘雅人强调"只有对病人付出真心，才能得到他们的信任与配合"。行医几十年来，我结交了许多患者朋友,一起与病魔战斗过,交心过,我们的友谊非常深厚。

1958年,我被派到江西支援当地医疗工作,有一批病人是参加过抗美援朝的老战士。我在那结交了两个非常要好的朋友,他们一个得了严重的肺结核,另一个得了慢性肠炎。他们的性格本来就刚强,遭受的病痛使他们的脾气非常大,稍感不顺心,就会扔东西来表达不满,还常常和医务人员发生争执。当地很多医护人员都避之不及,不大愿意接手他们的诊治工作。

我告诉自己要有耐心,花费大量时间和他们待在一起,认真倾听他们的故事,为他们排忧解难。有一次聊天,得肺结核的患者提到在打仗的时候,他也出现过吐血的症状,当时无暇顾及,就吐在自己刨的洞里,吐完过后再用泥土掩盖起来。听了他的话,我很受触动,对他充满了敬意,觉得他们是当之无愧的"最可爱的人"。

我千万百计地帮助他们,耐心地诊断,再刻苦地翻阅书籍,希望能找到治愈的方法。尽管当时医疗设施和药物严重不足,我仍尽最大的努力帮助他们缓解症状。他们也看出了我的真心和善意,从不对我发脾气,积极配合我的治疗。

离开江西回到湘雅医院不久,我收到了一枚勋章:原来,那位患肺结核的患者已经不幸去世了,在他去世前,他把他在战争中得到的抗美援朝勋章寄给了我。原来在他心里,我也是一位救死扶伤的重感情的英雄啊!我们在灵魂深处是一样的人!拿着这枚"滚烫"的勋章,我更加体会到只要对病人付出真心,他们就会心存感激与崇敬。医患关系也跟普通人际关系一样,你怎样对待他,他就会怎样对待你,没有哪个病人会铁石心肠拒绝好意。

我今年(2016年)已经87岁,经历过无数次危急重症抢救,也经历过"文化大革命"期间"一把草药一根针"的治疗;申报过多个国家课题,也为讲好课再去吃透基础知识;陪护过许多领导人,也接手过别人不愿接手的传染病人。老湘雅传承下来的精神与医德,我也努力地传递给我的学生,殷切地希望他们能够集成和发扬这一优良传统,升华自己的从医境界。

(孙明)

医学老师炼成记

历经 110 年,湘雅现在已经变成了医界一片郁郁葱葱的森林。一棵棵老树在贡献了力量之后,化入泥土,给新木以营养和力量,使其挺拔向上生长。

我成长于这片森林,对这片森林充满感恩。蓦然回首,从最初得到前辈的栽培,到我也有了机会给后辈们以教诲,为医学贡献力量,我已经在这片森林中度过了 50 多个春秋。

当时,湘雅医学院还叫"湖南医科大学",湘雅医院素以治院严谨、医术精湛、人才辈出闻名于世。当年全国医学院校毕业生统考连续三年夺冠,再次唤醒人们对"南湘雅"的赞誉。人们称赞:"这还是那个功底深厚的老湘雅啊!"

可是我们自己知道,这些成果是几代湘雅人用汗水浇灌出来的。

不轻松的医学教师

俗话说,台上十分钟,台下十年功。其实这不仅适用于舞台,还适用于讲台。医学关乎人的健康和生命,其本身是一门精深的学科,医学泰斗张孝骞曾以"如履薄冰,如临深渊"来形容医疗工作。

回想当年自己还是个年轻住院医师兼助教,担负着繁重的医疗、教学任务。医疗工作是为了救死扶伤、治病救人,教学工作是为了教书育人、培养新人,两者都重要。科室多年来重视教学工作,老教师们学识渊博,具有丰富的教学经验。我只有靠自己的加倍努力,虚心向老教师们学习。

为了做好临床教学工作,我不断加强学习,熟读教材,广泛阅读文献资料,充实自己的学识。同时多听老教师讲课和临床带教,学习前辈的经验。在此基础上,我编写教学大纲与讲稿,通过预讲,在科室主任和老教师们的精心指导下,由培养性讲课逐步过渡到单独讲课。经过多年的努力,自己成长为中年骨干教师。

中年教师走上科室领导岗位

中年教师的工作更加繁重,我被任命为主管教学的科室主任,我重温"严谨、求实、团结、进取"的湘雅院训精神,牢记使命,为使科室临床教学工作有新的进展,我提出教学改革是唯一的途径。

首先从加强科室教学管理着手,完善规章制度,总结管理经验,提出"坚持改革,加强教学管理"的教学研究课题。通过实践,总结了"课前准备、课中督导、课后反馈"三环节的教学管理工作。

"课前准备"是备课环节。任课教师必须做到熟悉教学大纲、熟读教材、编好教案、写好讲稿、教学课件检查等,并且摸清学生对基础知识的掌握程度。

"课中督导"即教学组教师相互听课、教学主任检查性听课、课堂吸收率测试、学生反馈意见调查等,以这种方式保证每节课的授课质量。

"课后反馈"包括考试成绩分析、师生评课会、期末评课调查、学生成绩与任课教师反馈。

通过实践,提高教学质量效果显著。教学研究课题要求教学组"坚持改革、提高临床教学质量",获湖南省教委颁发的"湖南高等院校优秀教学成果奖",这也是科室的首个省级教学成果奖。

在我担任教学主任之后,仍然坚持在临床教学第一线,并开始新一轮"传、帮、带"的循环。按科室工作安排,每年都有年轻教师新任"临床见习"带教。我对每个新任课教师给予亲自带教与指导,采用第一轮新课题,由我带教,年轻教师参加观摩学习教学法。第二轮课由他们带教,我协助与辅导。第三轮由他们独立带教,有时我会悄悄检查性地听课。由于帮教具体到位,教学能力很快得以提高。当年,学校进行临床教学评估,考察了我们科室一位低年资助教的"临床见习"课,我们科室得到一致认可和很高的评价。

加强临床综合能力,培养优质医学生

历史上,赵括纵然兵书背得再好,但遇到战事一败涂地。学医也一样,熟练背诵医学知识,并不意味着能在临床进行有效诊疗。所以,在确保学生掌握扎实基础理论知识的同时,要尽力提高学生的临床综合能力。毕竟,在临床上病人不会告诉医生自己是什么病,而要靠医生的观察、分析、诊断才能得出结论,进行针对性的诊断治疗。多年来,我们在传染病的临床教学中,围绕加强学生综合能力的培养,优化课堂教学,加强临床实践环节和指导自学等进行探索。

为此,我们首先进行"基础理论和临床"相结合的方法,模拟场景,让学生根据病理、生理知识逻辑推理临床症状,并对临床病例进行分析。通过对比、分析,开拓临床思维,然后应用现代检查方法来印证,获得正确的临床诊断。

我们采用问题基础学习教学法,改变临床见习课单纯为了印证课堂教学内容的传统做法,将教学内容归纳为发热、黄疸、肝大、中枢神经系统感染等专题。在教师指导下,从临床综合症状入手,进行分析讨论,使临床见习课程成为临床实践预演。

当老师领着学生们去临床见习肝炎病人,老师告诉学生:这是一个"黄疸"病人,你们想想怎么进行诊断治疗。首先,老师让学生们按照程序,先问病史,接着根据病人的描述进行体格检查,这两项程序相当于古代的"望闻问切",使医生心里有个大致的判断。然后,由老师提问黄疸见于哪些疾病,以及还需要什么化验检查。老师先给学生看血常规结果,再给他们看肝功能化验结果,并逐项引导学生进行分析。学生需要确认自己的判断。"老师,我诊断的这个病人是肝炎。"最后的诊断就可以公布了。课堂讨论的过程训练了学生的临床思维,提高了学生的学习兴趣。

老师总是唱"主角",我们就想:是不是也让学生唱唱"主角"呢?所以我们探索了"课堂与培养自学、科研能力"相结合的方法。在课堂外,学生以兴趣和能力为"大旗",组织比赛,在此过程中,学生既学到了新知识、巩固旧知识、进行知识交叉,又提高了学习兴趣和自学能力。他们有根据兴趣阅读文献的,有进行调查研究、科研课题的,有组织、参加比赛的,丝毫不比今日各种"社团"逊色。这种场面,让人十分欣喜。

通过十多年临床、教学教改实践,加强教学管理,提高教学质量,促进教学方法的改革,收获颇丰。在全科教师的共同努力下,传染病科临床教学的三项课题获得湖南省教委颁发的"湖南省高等学校优秀教学成果奖"。张铮、杨家芬教授两次被评为湖南省优秀教师,欧阳颖教授被评为全国优秀教师,并被授予"全国优秀教师"奖章。

业界自有公断。1991年11月,卫生部部属高等院校临床教学工作会议在湘雅医院召开,传染病学教研室获"卫生部高等学校临床教学先进集体"。参会的部属院校的教学主管、院校长、教务处长、科室主任来科室参观考察,查阅我们的教案、讲稿、成绩分析、各项统计分析资料。他们心悦诚服,写下了感人的留言:

"湘雅医院的临床教学工作名不虚传!"

"向湖南医科大学学习!"

（欧阳颖）

尺度自在心间

我出生在福建省鼓浪屿一个穷苦的家庭,1951 年考入中国医科大学。我之所以选择医科,就是因为当年国家给医学生提供衣食住行。我读大学期间正值抗美援朝时期,我们这一年级服从组织分配,随后勤队伍辗转各地救治伤员,参加防治美帝细菌战。尽管一年的卫生员经历致学业延误,但严格的组织纪律让我懂得了服从大局的重要性,提升了爱国的热情。毕业后,我被留在中国医科大学第一附属医院外科,3 年后对调到湘雅医院,在多个外科科室轮转了 10 多年,最终确定留在骨科,是湘雅老师严谨的传统理念与严格的培养制度为我打下了坚实的知识基础。都说医生苦,而我深爱这份职业,"爱"字之下有付出和汗水,但带给我更多的是内心的充实与快乐。

外科是一门实践性很强的学科,要成为一名好的外科医生,必须打好八大医学基础,即循证医学、经验医学、心理医学、精准医学、康复医学、预防医学、转化医学及人文医学,而"修炼"的途径,一是不停阅读最新文献,二是不断总结诊治经验。无论在术前、术中还是术后,都要做到胆大心细、认真筹备、细心操作、胸有成竹、敢于创新。我们院病理科有位老教授,六十多岁时股骨颈骨折,后来大转子又骨折,我为其做了两次手术。过去认为骨折处愈合后就可以负重活动了,但考虑以往此类情况下股骨头坏死率很高,我要求他 3～5 年内拄双拐行走,不要负重,并定期复查。29 年后其股骨头没有坏死,现在年近九旬不需拐杖、行动自如。在我看来,这次成功的探索源自"经验医学"。

所谓"经验",需要将间接经验与直接经验结合起来。我的很多手术技巧是当年老师传授的,而我也把它们传授给了更多学生。培养人才,导师一定要亲自参加、经常参与,而且无论是尸体解剖,还是到各地提取基因,我都会经常参与自己学生的实验,不是为了名利,而是因为教学相长,在这个过程中,不仅能够指导学生,自己的水平也会相应提高。

来湘雅求医的病人中,有很大一部分与我一样来自农村,他们家庭贫困,生病了也没钱治,常常是一拖几年甚至十几年。我在诊疗过程中,往往要"精打细算",选用最简便有效的方法、花最少的钱和最短的时间给予治疗。我常告诫学生,在选择用药时不能千篇一律,应该因人而异、因病而异,开药动笔前一定要想想价格,让每个人都治得起病,不要因治不起病而放弃治病。医生如果能在任何时候都尊重病人,与他们及家属详细解释、沟通病情和治疗方案,懂得相互理解、尊重,医患关系也会好很多。

"周教授,真的是您啊!"今年五月份坐诊时,一位中年女子刚进诊室,就握住我的手激动地说。

"是,请问您是?"

"32 年前,我患有严重胸椎先天性脊柱侧弯,父母带着十几岁的我来湘雅,就是您做的手术。当时我的手术非常成功,而且仅仅只花了 1400 块钱。前两天我从网上查到您还在看门诊,所以特地挂了您的号来复查,更是为了来感谢您!"

听她这一说,我才恍然大悟。为其检查发现,病人手术后脊柱侧弯得到有效矫正,融合牢固。

"我现在在常德一个小学当老师,三十多年来,跟正常人一样结婚、生子,女儿都上大学啦!"

看着眼前这位饱含热泪的女士,我心里既感动又欣慰,时隔 32 年特地找到我复查,只为说一声谢谢。能获得患者如此的感激,我觉得这辈子作为医生十分欣慰。

众所周知,骨外科是一门高技术、高风险以及易引发神经系统并发症的手术学科。我教育学生时总是强调一个原则:严格控制手术指征,把手术并发症降到最低限度! 行医近 60 年来,最大的安慰是病人没有发生 1 例严重并发症。将并发症降到最低限度,不仅靠精湛的技术,最重要的还有综合的处理能力和团队的整体水平。为提高手术的安全性,我们在术前对每一位病人都要进行严格的手术评估,同时制订出详尽的术后康复方案。正如张孝骞教授所说,如果你选择了行医,便注定一生都要如临深渊,如履薄冰。每天睡觉前都要反复回忆为病人治疗的全过程,各个环节是否有纰漏,每一步骤是否都严格按程序进行,第二天是否还需要调整治疗方案。只有这样,才能无愧于医心。

记得多年前曾有一位患前臂桡骨巨细胞瘤的病人,伴有炎症、充血、化脓等症状,由于医生错误地判断为恶性肉瘤,差点采用上臂截肢这一治疗方案,给病人带来终生无法挽回的痛苦。由此而知,作为医生,在诊断和治疗上一定要慎之又慎。从医几十年来,我逐渐养成了一个习惯,就是包里会夹很多小纸条,如"右肱骨干骨折髓内钉固定拔钉 24 天并发右桡神经损伤""腰 4-5 椎间盘术后右足下垂一年,不能恢复"等,每张纸条上不仅详细记载病人的姓名、住址、电话,对处理不当的地方也会做简要分析。医生的经验都是由病人的痛苦给予的,所以我们理应怀有感激之心,同时把这些经验教训积累下来。后来者就可以少走很多弯路。

除了实践,读书也是医生获取信息、提升专业素质的必经之途。所谓"人生有涯而知无涯",学习是我生活最大的爱好。如今我已年过八十,睡眠很少,通常每晚看书至深夜,坚持阅读最新医学文献,也是图书馆的常客。每天接触形形色色的患者,每位患者都可能是一个疑问,而在书中,可以找到每个疑问的答案。

当我们踏上医学道路时,往往要被问及,做医生是为了什么,是为了衣食无忧的生活、闻达四方的名誉,抑或是为了做身边亲友的"健康顾问"。不管怎样,尺度自在每人心中。我的要求并不高,能获得患者的满意和信任,做了一辈子医生的我,就知足了。

(周江南)

老教授曾对我说

　　清早，医护交接班的晨会后，上完夜班的我早已疲惫不堪，正准备回家。突然，我被一位年龄五十开外、表情严肃的老医生叫住，他问道："小姑娘，你叫什么名字？今早你的交班报告给我留下了深刻印象。但美中不足的是患者做完垂体手术后，二十四小时出入水量你报告得不完整。"正准备回答他时，他却被患者家属拖到一旁询问。

　　夜班转晚班时，又在走廊上碰见他，他再次叫住我："你叫小红吧？"

　　"我不叫小红，我叫向红。"我回答。

　　"你个子这么小，我就叫你小红。你知道为什么要准确记录脑垂体瘤手术切除后患者二十四小时的出入水量吗？"我再次准备回答他时，他却被其他医生紧急叫走会诊去了。看着他奔忙的背影，我心想这位老医生真有趣。

　　后来，听同事介绍，他就是闻名全国，对技术精益求精，对下级医生、护士、学生要求极其严格的脑外科专家王茂山教授。顿时，一股紧张感充斥着全身。接下来的几个月里，每当我在晨会上作完交班报告后，他都会挑出我各种各样细小的问题，还要问上一句"为什么"。有时候，他还会询问一些我都已经忘记的问题，耐心听我回答，再纠正我出现的错误。

　　我一直纳闷，一个脑外科医生怎么会那么精通护理业务。为了不让教授挑自己的毛病，上班时，有问题虚心向病房的护士老师们请教，下班后老老实实翻书温习，总结一天的工作。一步步完善自己的交班内容；一次次攻克教授所提出的问题。这个过程很枯燥，但我一直坚持着，渴望有一天能让他再也挑不出毛病。

　　功夫不负有心人，大约半年后他终于对我露出微笑："小红，不错！我希望你能像一块吸水的海绵，源源不断地吸取医学知识海洋中的水分，将来能够成为具有丰富医学护理知识的专家，而不是只会打针发药的护士。"

　　因为某些原因，我离开了王教授所在的科室。往后的好几年里，每次碰到他我都低着头走开，不敢直面他，觉得愧对他对我的培养。直到有一次他到我工作的病房，在为一个眶内肿瘤颅内转移的病人会诊后，对我说："向红护士长，目前脑外科病房床位紧。这个病人术前准备工作我就交给你,我相信你。"

那一刻我才知道王教授从来都没有忘记我……

今天,当我带着我的美国学生,给他们讲述为什么要精确地记录垂体肿瘤病人二十四小时出入水量的时候,我总会跟他们讲起王教授的故事。

(任向红)

临床技能大赛背后的点滴故事

一提到全国高等医学院校大学生临床技能大赛(以下简称大赛),几乎人人都会想到中南大学的"湘雅"。作为中国医学教育界的一朵奇葩,湘雅素以治学严谨、学风优良而驰名中外,被誉为"冠军的摇篮"。在教育部举办的这项大赛中,湘雅医院从 2012 年首次获得第三届大赛特等奖后,湘雅二院和湘雅三院的学生也分别获得第四届和第五届大赛特等奖。2015 年,湘雅医院培养的学子再次勇夺第六届大赛特等奖。至此,中南大学医学学子连续四次夺得大赛特等奖,此后,"四连特"的名字便与中南大学、湘雅连在一起。

跨越 30 多年的师徒冠军梦,被业界传为佳话。"四连特"是闪耀的过去,未来将有新的使命。冠军的背后,承载了多少动人的故事,凝聚了多位老师们的心血。我们的成功来源于师生们一起奋斗的激情、努力的汗水和不懈的坚持,更重要的是对湘雅荣誉至高无上的尊崇和对梦想的追求。回忆我们临床技能大赛时的点滴故事,仍是感动与激励并存。

最初阶段:摸着石头过河,不敢放松

2012 年湘雅医院第一次参加技能大赛的时候,我们整个培训队伍是在探索中前进的。当时,培训队伍的每位老师都是临时上场,其中绝大部分老师从未参与过类似的培训工作,大家一下子很难找到要点和方法。坦率地说,当时我们的压力很大,大家没有明确的准备方向,都是摸着石头过河。

但随着大家不断努力,各位老师逐渐进入了状态,我们开始着手由年轻教授负责编写培训大纲和培训计划,成册后由老教授批改审阅。

为编写出高质量的培训大纲和计划,每位老师都下了很多功夫,比如参阅相关医学书籍,结合临床病例互相探讨、商议等。编辑成册的教学大纲与培训计划交与老教授们评阅时也经历了严格的审阅,老教授们修改得十分仔细,逐字逐句批阅,细致到标点符号差错都修改了。我们都为老教授们的严谨工作态度而感动。在高标准与严要求下,大纲和计划经历了数次修改。我们不断地严格要求自己,在探索之路中踏实地完善每一个细节。

在这艰苦的探索背后,是大家庭中每一位老师的自我牺牲。我们牺牲了与家人外出踏青,与孩子嬉戏玩耍的宝贵假期,陪伴并指导学生。儿科的王庆红老师患了肾病,本应该多多休息,但为了能够取得更好的比赛成绩,带病坚持工作,兢兢业业指导学生。消化科徐美华老师的家人患了脑膜瘤,她本该抽出更多时间去陪伴家人,却从未耽误比赛准备进程。妇科张瑜老师备课期间在新疆援边,利用自己的业余时间完成备课。吴静老师2011年底接到国家留学基金委的出国通知,但为了此次比赛,把出国延期。一年下来,老师们在很好地完成学生的培训工作时,依然坚持完成科室的相关临床和教学工作,休息时间成了他们的备课时间,电话经常在深夜响起,一个个方案就在电话里、QQ群中、午间休息时完成。

备战阶段:扎根培训中心,寸步不离

随着时间的推移,日期向比赛时间步步逼近,培训工作在备战阶段中显得愈发紧张。在培训伊始,培训老师尚且在培训中心与病房间两边忙碌,用老师们自己的话来说就是"白天做临床,晚上做教学,只有这样才能两头兼顾"。随着培训工作的日益繁重,老师们逐渐减少在病房的时间,直至全面脱产。此后,培训老师们从手术室完全走进了教室,全身心投入到技能大赛的备战中,甚至业余时间也都在为技能大赛的培训工作做功课,每天只能保证最基本的睡眠时间。

实际上,我们每一位医生从手术室走向教室后业务量都大大减少,让培训老师们离开手术室完全回到教室,心中终究不舍。要全面脱产完全投入教学,大家心中少不了做思想斗争。看到大家一致选择脱产,下决心投入到教学工作中时,我也感受到我们湘雅全体成员的默契,以及大家一起为技能培训而下的决心。湘雅的教学意识与认真态度都让人感动。

第四次技能大赛时,湘雅争取到了全国决赛的举办权。这一次,我们感觉到了任务难度的增加。首先在出题方面就遇到了困难,我们考虑出题既要体现出湘雅的医学水平,又得使题目难度符合学生现有水平,还必须经得起推敲。大家都在思考:"怎样才能出好题目呢?"

群策群力是最好不过了,试题组作为比赛的核心部分,老师们在全院进行大范围收题,各科室积极提出相关考题,由我们汇集起来,随后将收到的试题进行筛选,再结合各科室情况进行检测,又经专家组统一审核。这个过程耗时长、工作程序烦琐,但几乎每一位教授、老师都是随叫随到,加班加点。夜深人静时,依然可以看到五楼的技能中心灯火通明,十几位老师围坐在一起,在电脑前不停敲打,在屏幕旁不断讨论。筛选的题目更是得到权威专家的悉心指导,各专科教学主任更是抽出宝贵时间,帮助修改和完善试题。这次竞赛的考题,凝聚了湘雅人全部的智慧与心血,考核的不仅仅是技能相关内容,更涵盖了医德医风、人文关怀、职业精神等软实力的内容。题目最后以全新的面貌和与时俱进的姿态,出现在了第四届技能大赛的舞台上。

在培训期间,技能培训中心的老师们身体出现不适的也不在少数,但大家一直坚守在工作岗位,从未离开过。比如张瑜老师,那段时间颈椎病复发,双手发麻,本应当住院做牵引。但由于培训工作繁重紧急,脱不开身,我们就为她买了牵引装置放在办公室里,便于她兼顾身体与工作。张瑜老师每次开会、上课都戴着头托,坚持工作了两个多月,从未叫过一声苦。虽然她当时成为我们工作时善意调侃的对象,但如此敬业的工作态度也让大家都颇为感动。也正因为如此,张瑜老师得到了"铁人女汉子"的称誉。类似这般为技能大赛培训而"舍己"的故事还有很多,让我们感动的同时,让我们发现了湘雅人为工作而不惜一切的可贵精神。

即将开战:细心备至,力争丝毫不差

一起努力,不仅仅是为了一场比赛,更是为了真正地培养学生。这个过程锻炼了学生,更考验了老师。对于技能大赛的培训工作,我们每一个参与其中的人都怀着神圣的使命感,大家默契一致,工作衔接顺畅,从不斤斤计较,每个人心中所想就是如何为湘雅多出一份力,多使一把劲。

第四届大赛总决赛即将正式拉开帷幕时,我们开始了紧张的检查工作。为了保证不出差错,我们检查赛前准备的各项设施。对于比赛中选手必备的手术钳,我们逐个检查是否有坏损情况;赛前为每位选手配备一个设备包,为确认每个设备包里的物品完全一致,我们将每个设备包逐个打开检查,一项一项地确认……仅仅是完成这一项检查工作,竟然都让我们的双手长出了水泡。回想起来,当时的工作量的确不小,但为了确保赛前准备工作不出差错,我们从不会在任何一个环节上大意马虎。这是湘雅一贯的工作态度。

曾经,我们留恋手术台,但现在我们认为,手术台并非救助病人的唯一地点,回归教学同样可以为病人带来帮助。或许每一次手术、门诊,都能救助一个病人,但如果我们教会了一名学生,那么我们就能让这份关心、救助辐射到更多病人。"救人济世",是通过每一代湘雅人实现的。

"谁言寸草心,报得三春晖",每一位选手成功的背后都凝聚着老师们的辛勤劳动。大赛对我们而言不仅仅是"四连特"的荣誉,更是一个可贵契机。在历时百年的发展过程中,湘雅人前仆后继,代代相承,以高尚的医德泽被大众,以精湛的医术救困扶危,开创了中国西医的教育体系,铸就了赫赫有名的医学品牌。如今在前辈奠定的坚实基础上,年轻的一代将湘雅的教学精神发扬光大,让我们看到湘雅精神相传于精湛医术中,亦相传于脚踏实地、严于律己的学术要求中。回忆点滴故事,感怀颇深:相信在"公勇勤慎、诚爱谦廉,求真求确、必邃必专"的湘雅精神激励下,在一代又一代湘雅人的不懈努力下,我们的"中国梦、湘雅梦"一定能够实现!

(常实 吴静)

奋楫者先

创新奋进，是开拓者的信仰。这个信仰，让医学的边界不断扩展。而世界对医疗开拓者的最高褒奖，就是生命的蓬勃。湘雅的创新基因是在一代代湘雅人锐意前行中被传承下来。行进百年，只有继续脚踏实地，向着更高、更强的目标迈进，医学之最，才能数不胜数，湘雅创新，才能常创常新！

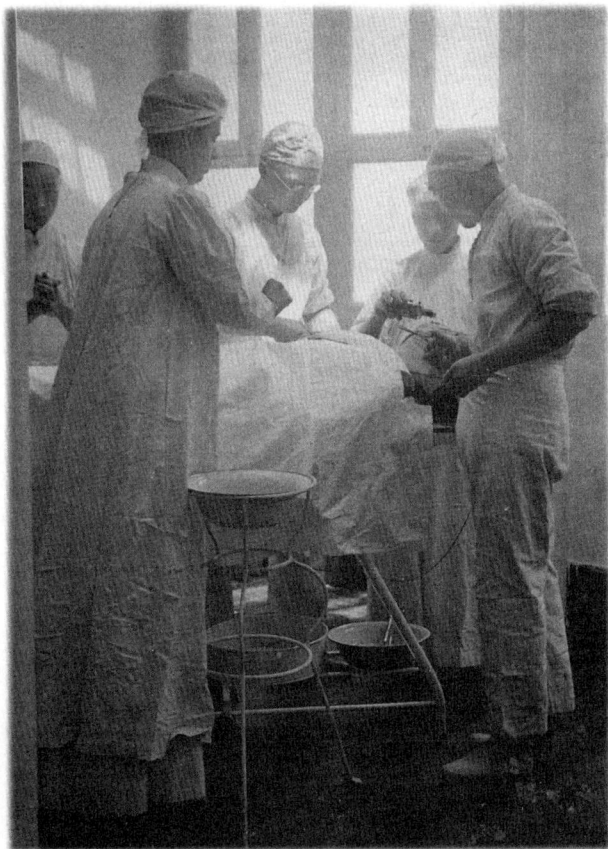

湖南第一例活体肝移植记

姐妹情深，她们同"肝"共苦

2007 年春节前夕，一个叫刘红慧的女士走进我的办公室。她说："王医生，我看到网上说现在可以做活体肝脏移植。我也想做，把我的肝给我大姐。"

她的姐姐叫刘伟莉，刚过完五十二岁生日，就被诊断为肝硬化晚期。住院以来，刘伟莉的病情迅速恶化，生命垂危，唯一能救她的办法就是马上进行肝脏移植手术。但是，春节期间是供肝来源最缺乏的时段，如果找不到合适的供肝，病人就只能等待，等待的时间遥遥无期。刘伟莉的生命已经进入倒计时阶段，"等待"对她来说就意味着"死亡"。

听到刘红慧说起活体肝脏移植，我并不觉得意外，因为我也动过这样的念头。虽然活体肝脏移植在国内还没有普及，我们医院也还没有过类似的案例，但是结合我们医院整体的医疗水平以及现有的技术手段，我们是有信心进行这样的手术的。并且就刘伟莉的病情来说，活体肝脏移植确实是一个更好的选择。不过，我并没有同意刘红慧的要求，而是劝她慎重考虑，毕竟与尸肝移植相比，活体肝脏移植的技术难度更大、风险更高。尤其作为捐肝者，她要面临的可能是死亡的危险。当时在全球范围内，至少已经有 12 例活体捐肝者死亡的案例。

可没过多久，刘红慧再一次来到我的办公室。她说："我已经下定决心了。只要能救我大姐，我什么都不怕。"这次，她是辞了工作来的。

刘红慧是家里四兄妹当中年龄最小的，身为大姐的刘伟莉最疼爱的也是她。但是，她的生活最坎坷。她先是与丈夫离婚，独自抚养女儿，生活十分艰难。离婚后不久，她又遭遇下岗，失去了生活来源。一直以来，都是大姐刘伟莉全力接济、照顾着她们母女。后来刘红慧好不容易找到一份收入不高但还算稳定的工作，拉扯着女儿长大，上大学。正当她的生活慢慢好起来，大姐却出事了，甚至濒临死亡。

刘红慧因一次偶然的机会从朋友那里听说亲属间可以进行器官移植。她就立即上网查询,知道国内有过活体肝脏移植的先例。于是,她暗下决心要把自己的肝脏捐给大姐。刘红慧曾经和大姐提过捐肝的事,但是遭到了刘伟莉强烈的反对。

刘伟莉说:"我一个人生病就算了,不能再拖累一个。"她宁愿选择等待。

但是刘红慧一心只想救回大姐的性命,她说:"我不能眼睁睁看着大姐因为没有肝脏来源而死去。"她瞒着女儿辞掉了工作,再次来到医院,要求进行手术。为了让刘伟莉尽快安心地接受手术,刘红慧作为供肝者要求我们替她保密。

她们之间的姐妹深情让人十分感动。作为医生的我们,能做的就是全力以赴。

全力以赴,我们同甘共苦

尽管从医学上来讲,没有百分之百成功的手术,但是从心理上讲,我们做的准备必须要百分之百保证患者与供肝者的安全。

虽然我们医院开展肝脏移植比较早,积累了丰富的经验,但是活体肝脏移植,在我院及我省都是第一次,而且这也是我国第一例同胞姐妹间的活体肝移植。

活体肝移植有一个计算公式。那就是取下来的肝脏的重量,一般要占到病人的标准肝脏重量的 40%。特殊情况下,大于 35% 也是允许的。但是如果真正从安全的角度来考虑,重量至少要达 40% 以上。而我们人体的肝脏分为两个部分,左半肝和右半肝。通常情况下,左半肝只占整个肝脏体积的 30%,右半肝占70%。所以,肝脏移植一般都是切取右半肝。

为了做好这一例活体肝脏移植手术,医院专门组织了各有关科室的专家会诊,对手术方案以及手术中有可能遇到的问题进行了充分的讨论。

术前评估是手术成功的关键之一。结合各种影像学的检查,我们发现刘红慧的肝脏属于左肝优势型,胆管血管有变异,经计算左半肝占患者标准肝体积的40%,更能够满足移植的要求,因此我们决定取供者的左半肝进行移植。

手术在春节前八天进行。

手术从上午九点钟开始,在两个手术室分别进行手术。一个手术负责切除刘伟莉坏死的肝脏;另一个手术由我主刀,从刘红慧身上切取肝脏,然后进行移植。术中通过胆道照影和阻断了支配右边肝脏血流的血管进行观察,证实了我们术前评估决定的切除左半肝是安全的。

一个小时后,刘伟莉完全坏死的肝脏被顺利地切除下来了,但刘红慧的肝脏切取手术,却进行得非常缓慢。

肝脏手术的一个主要技术是控制出血,但是做切割手术不行。因为在切割手术中,我们既要保证切取下来的肝脏的正常功能,也要保证留下来的那部分肝脏的正常运作,所以在技术上,我们不能阻断血流。我们只能借助专门的手术器械一点一点地、慢慢地把肝脏分开。这是一个非常精细的工作,需要更长的时间。5个小时后,刘红慧的后段左肝脏终于被切取下来,可以移植进刘伟莉的体内。但这是一个更加漫长的过程。肝脏是人体内血流量最丰富的器官。在移植过程中,我们需要在放大镜及显微镜下将两部分肝脏的血管及胆管全部衔接吻合,容不得一丁点差错。

16个小时后,移植手术全部完成。当我们完成动脉吻合以后,看到黏稠的、金黄色的胆汁从胆管中溢出,我们就知道她的肝脏功能恢复了。

但我们悬着的心还只落下一半。比起做手术,病人术后的恢复情况更让我们担忧。经历十几个小时高强度的手术,我们都已经筋疲力尽,可我们谁都不敢松懈,就守在特护病房里等着她醒过来。6个小时之后,病人还没醒,我们开始着急了。根据以往的经验,肝脏移植手术后病人从苏醒到拔管所需要的时间一般不超过8个小时。我们在病房里焦急地等待,反复检查刘伟莉的血压、脉搏等各项生化指标,但是她还没有一点苏醒的迹象。

活体肝脏移植属于半肝移植,病人的肝功能恢复的时间要比全肝移植的时间长一些。但这是我们第一次做活体肝脏移植手术,所以看到病人迟迟不醒,我们心里原本快要落下的大石突然之间又悬到半空中。将近24个小时过去了,病人依然没有苏醒,我们沮丧地看着病人的生化指标,内心的压力越来越大。

就在我们焦急等待和观察的时候,刘伟莉突然醒了。我们兴奋地看着她慢慢睁开的眼睛,尝试着和她说话。当她给予我们微弱但是清晰的回应时,我们心里的石头终于落地了,跟家属一样高兴。看到她的各项指标都在恢复,我们才意识到自己的饥饿和困乏,也意识到我们医生与患者的心早已拴在了一起。

现在回想起过去的种种,我只想说医生和患者可以同甘共苦。9年过去了,刘伟莉依然活着,而且活得很好。前几天,她用微信给我发了一张照片:她抱着孙子,旁边站着她的妹妹刘红慧。

(王志明)

行医与修行

从小就听老人们说过"灵芝是神仙草,可以救命的"。那时候还小,只是喜欢缠着老一辈讲些稀奇古怪的故事。每当夕阳的斜晖洒满老人们爬满皱纹的脸,每一条褶子似乎都能溢出久远的传说。

灵芝,就像深山里的一位隐士,神秘莫测,却清净纯粹。作为医者,我把自己的行医之旅看作是一场修行,并不为成仙成道,只是希望能始终保持心灵的纯净。灵芝,便是这场修行的引子。

十几年前,我还是急诊科的副主任。那时,我最怕的就是接诊蘑菇中毒的患者。当时医学上对毒蘑菇中毒根本没有特效解毒药,中毒之后死亡率高达70%。另外30%的生存概率对医生来说是值得全力以赴的希望,可是对患者而言却不一定了,因为蘑菇中毒的患者往往是同桌吃饭、同时中毒的一家人,幸存下来的往往是无助的老人或幼小的孩子。他们不仅没有感到重生的喜悦,更多的反而是绝望与悲哀。面对这样的困境,我也常感到失落和无奈。我曾经翻遍古籍、医书,企望找寻解决的办法,但都一无所获,直到那次偶然的发现……

一次,急诊科又送来了十几个蘑菇中毒的急症患者,整个科室忙得焦头烂额。突然,我想到了蘑菇的"局长"——灵芝。根据古书的记载,灵芝又叫作瑞草,还有菌王之称。作为菌王,灵芝可能真的就能"镇住"手底下的那些"小喽啰"——蘑菇。我到中药房抓了两包灵芝,回家用大铁皮锅煮了一大锅灵芝水,然后分给患者,让他们就当茶喝。没过多久,这几个人的病情竟然奇迹般地好转了。

"灵芝真的能救命!"这一偶然的发现让我感慨不已,人世间的人情世故在自然界用起来竟然也毫不违和。那么,反过来也是如此吧!《抱朴子》中说:"菌芝,或生深山之中,或生大木之下,或生泉之侧。"正因为灵芝长于清净之地,远离尘世喧嚣,才成为古往今来文人墨客笔下的"仙草"。那么,人心也一样。只有忘却名利之争,才能清净自在。

之后,我又用灵芝治疗了一百余例毒蘑菇中毒的患者。效果很神奇,全都治愈回家,无一例死亡!神奇的疗效让这个疗法不胫而走。短短几年内,这个疗法就通过前来进修的医生推广到了全省各地及周边省市,治愈了更多的毒蘑菇中毒的患者。

好几年前的一个深夜,我接到某领导的紧急电话,请我去昆明紧急会诊,救治一名蘑菇中毒的重症患者。我急忙赶着凌晨的飞机去了昆明。飞机一落地,当地卫生厅的同志带我去了一所医院的急诊室。当时,患者已经昏迷不醒,我心里也有些犯难。以防万一,来的时候我从长沙带了几株灵芝。我交代家属并指导他们把灵芝熬好。当地医院的几名医生在一旁将信将疑,他们大概把我看作了一个"江湖郎中",只是碍于卫生厅的人在场才不好发作。大概凌晨两点,给病人经胃管灌了灵芝水之后我跟家属和医生交代了几句就回宾馆休息了,可根本睡不踏实,一方面惦记着患者的病情,另一方面我睡惯了硬板床,反倒睡不习惯宾馆里软塌塌的席梦思。我迷迷糊糊地大概睡到凌晨五点就醒了,接着去了急诊室。这时,患者已经清醒,胃管也拔了,正端着杯子喝水。神奇的效果让在场的几名医生啧啧称奇,家属也又惊又喜,他们可能没想到我这个"江湖郎中"确实有"偏方"。两个小时之后,病人就出院了。

这趟差事总算圆满完成了,当天下午我就回到了长沙,回到了湘雅。

第一次去云南,我也没出去玩一趟。其实我也想去玩,只是我知道这一去,心就野了,难再收回来。作为湘雅医院的一员,我要守住湘雅的精神,工作就是工作,可不能假公济私,砸了湘雅的招牌;作为一名医生,我更应守住医生的操守。我的坚守不为别的,就为了自己心安。所以,我说灵芝就像一味药引子,引导着我守住心中的清净,无论何时都保持着一颗纯粹之心,对待我的患者,对待我的生活。

我本是一名西医,却对祖国的传统中医情有独钟,这或许源于我自小对经书古籍的爱好。1997年,恰逢第一批全国名老中医招学徒,湖南地区仅有20个名额。我有幸成为了老中医金益强老师的学生,也是当时唯一一名从事西医的中医学徒。2000年,我毕业了。答辩前夕,当我在医院门口的打字社准备答辩材料时,接到了急诊科打来的紧急电话,说是来了一名疑似乌头碱中毒的老太太,表现为严重的心律失常,全身抽搐,全身冷汗,大小便失禁,血压40/0mmHg。在对毒性一无所知的情况下,谁都不敢贸然处理,好几位医师都束手无策。接到电话后,我赶忙往医院跑。

急诊科里阴云密布,忙碌是依旧的,只是没有人愿意多说一句话。当时我的脑子里只有一个念头:人已经被送到医院,总得有个办法。既然西药无能为力,那就试试中药。"热病寒治",这个想法像一束亮光从我头脑中闪过。根据药性,乌头是个大热药,那我得找个寒性药去治。我疾步走到药房,选了一种药。其实,我也有顾虑,但病情紧急,我没有时间犹豫。

一分钟,两分钟,三分钟……患者用了药,眼见着心律逐渐恢复正常。

又过了一会儿,她渐渐清醒,恢复了意识。

紧张?庆幸?都不是。老实说,那时,我的心里只有后怕。

老太太醒来后说起她中毒的经过。她曾经把房子租给了湘西一位卖草药的郎中。最近,租约到期,郎中搬走了。老太太收拾房间时,发现了郎中落下的一瓶药酒。她平日里就好喝酒,便试了一口。当时,她感觉舌头像被针扎一样,觉得酒劲特别足,就又喝了第二口。不料,还没等她下楼就倒在地上昏迷不醒。后来经过检测,确定她是乌头碱中毒,而我当时拿的正是双黄连注射液。

奇迹,抑或悲剧,往往都只在一线之间。这样的侥幸,让我心有余悸的同时,也使我产生了一个大胆而强烈的想法:亲自试药验证双黄连对乌头碱中毒的效果。

我没敢告诉我的同事,更不敢告诉家人,只是叫了一名护士和医生在一旁监护,并交代一旦我出现病情变化立即注射提前准备好的双黄连注射液。我以每50克递增服用药酒,直到喝到250克时开始口唇四肢发麻、心悸——濒死的感觉,我知道中毒症状出现了,接着就失去了意识。好在监护人员及时给我注射了双黄连,病症果真很快得到了缓解。虽说人生如戏,但生命却从来不是儿戏。后来知道这件事的人都说我这种举动太疯狂,监护、救治我的同事至今仍感到后怕,但我得给患者以及自己一个交代,以身试毒是最有说服力的。后来,双黄连治疗乌头碱中毒一直是我以及我的学生们的研究课题。

行医就如修行,"谪仙何处?无人伴我白螺杯。我为灵芝仙草,不为朱唇丹脸,长啸亦何为?醉舞下山去,明月逐人归。"如今,我还记得这样的诗句,如一汪清澈的泉水洗濯心灵。

(肖桂林)

一辈子一本书

1956年初,我从衡阳医士学校医士班毕业,因为成绩优异被保送至湖南医学院医疗系学习。1961年本科毕业后留校工作,在湖南医科大学附属一医院(湘雅医院)眼科教研室开始了我的医生生涯,同时在临床过程中启动了科研计划,立志成为一名有贡献的好医生。"文化大革命"结束后,国家百废待兴,物质条件极其匮乏,医院也无力给教研室提供开展科研的专门设备和资金。除此之外,当时几乎所有的医护人员都日夜奋战在临床一线,晚上加班属于家常便饭,常常是工作什么时候结束,便什么时候回家。既然外部条件不允许,那为什么不自己动脑筋呢?有了这个想法后,我开始设法从临床中求突破、出成果。我将日常工作中遇到的特殊病例和那些有价值的情况详细记录下来,做完每台手术之后,重点回顾,将特殊情况做好笔记。年复一年,资料日积月累,经验日渐丰富,我还有针对性地查阅文献制成卡片。积累到了一定程度后,我便开始写作、总结、交流,将感性体验上升到理性论证。

刚开始的时候,有同事不理解,说:"王医生,你的口袋里的小本子和小卡片不会是有什么秘密吧?"

"哪儿有什么秘密,只是想总结一些医疗病例,将来看能否有幸出书。"

"干啥呢?临床工作这么忙,哪儿有时间出书哦?再者,'仓廪实而知礼节',出书也是教授们的事情,我们主要负责做好临床工作就行了。"

"鲁迅不是说过,时间是海绵里的水,挤挤还是有的。我个人觉得,门诊和病室固然是我们的工作阵地,病人固然是我们的工作对象,但我们还应该把门诊和病室以及手术台,当作科研的基地,把疾病当作研究对象。临床与科研不是彼此隔绝的关系,而应该是互补关系。医学事业后继有人,离不开学术研究,只有把所思所学传递下去,培养更多的医学人才,医学才能蓬勃发展,你说是不是?"

1980年初,我在门诊第一次看到一位服用乙胺丁醇导致眼部病变的病人。事后查阅文献发现国内仅一例报告,国外普遍认为这种中毒现象多发生在使用剂量较大或服药时期过长的情况下。实际上,临床并非如此,国内使用小剂量、短时间服用,也有导致视功能障碍的情况。为了引起广大临床工作者的警惕与重视,我将资料总结成文献综述《乙胺丁醇中毒的眼部表现》一文,发表在 1981 年 5 月《国外医学:眼科学分册》。我后来又收集两例报告,撰写成《乙胺丁醇中毒性视神经病变三例报告》,发表在《中华眼科杂志》1982 年第 1 期。为了进一步了解乙胺丁醇在临床的应用情况,我对长沙市结核病医院服用此药的住院病人 50 余例进行全面调查与眼部相关检查,发现中毒率相当高,还有严重至近乎失明的病例,在建议加用护视神经药物或停用药物后观察,病情好转,遂将调查资料总结成《小剂量乙胺丁醇对眼部的损害》,发表在国内一流的《中华医学杂志》1982 年第 8 期。从一个病例入手,发表三篇论文,让医生们了解到乙胺丁醇对眼科病人的副作用。这既是临床医生的职责,也是临床医生开展科研的有效途径。

在手术台上无影灯下经历了 20 多年,我深知眼科手术并发症的严重性,但论及如何预防、减少与处理这种危害极大的并发症的专业书籍在国内尚属空白。于是,我产生了撰写《眼科手术失误、并发症及其处理》一书的想法。原本请老主任刘久春任主编,全科分章执笔,可是他推辞了。于是我下决心独自完成写书的心愿。

因为医院的临床任务繁重,每周单休,每天几乎从早到晚都在临床一线,根本没有多余的时间,因此只好充分利用晚上的休息时间和周日。每逢周日,我便跑到图书馆,一坐便是一整天,从来没有觉得累;每天晚上,我将几十年整理出来的卡片按照一定的逻辑排在书桌上,选取具有代表性的病例,分析论证,然后誊写成文,常常工作到深夜,竟然也有了"挑灯夜读"的感觉。因为只有到了晚上,我才有时间誊写,几个月下来,眼睛渐渐有点受不了,而且因为没有电脑,只能在信纸上用楷笔书写,结果到了后面,常常出错。后来,我灵机一动,拉外甥入伙帮忙抄写,结果却遭到爱人的讥笑:"人家舅舅都是思考如何帮助自己外甥的,哪儿有舅舅想着让外甥帮自己干活的?"我笑着回道:"誊写文字也是一种锻炼嘛。"

终于,1985 年的春天,我全面完成修改和誊写工作。当我看着积攒了几十年的卡片终于变成这一沓厚厚的纸稿,心中五味杂陈,一年来的忧思疾苦总算是有回报了,如释重负,心想总算是可以睡个安稳觉了。可转而想到能否出版,又隐隐有些担心,结果辗转反侧,一夜未眠。

于是,我约见湖南科学技术出版社的张编辑洽谈出版事宜。看着张编辑翻看书稿,心中不免胆怯,如果被拒绝了,我该如何说服他出版该书,越是这么想着,就越不敢看他翻书的样子,转而斜视书柜。

"王医生,"张编辑开口说话了,我紧张地搓了搓手,继续听着,"你知道的,现在属于非常时期,图书难出版,我们总编给我们定了三条原则,一是有人推荐,二是名人名作,三是极具实用价值,但凡符合其中一条就可以出版。您的书我看了,您虽不是名人,但是此书还是很有实用价值的。回去我和总编反映一下,出版应该没有问题的。"

拜别张编辑,之后几天我仿佛跌入了无尽的深渊,任何的一点希望都是我的曙光。终于,出版社答应出版了。6月,眼科专著《眼科手术失误、并发症及其处理》付梓,出版后在眼科界引起很大反响,被视为是当时眼科最有实用价值的专业书籍之一。作为"文化大革命"后最早以个人名义出版的著作,我也成为湘雅眼科首位著书人。由于内容紧密结合临床,能解决实际问题,该书受到广大眼科医生尤其是青年和基层医生的欢迎与喜爱。

故事到了这儿本以为告一段落了,可是没有想到的是,由于该书实用性强,应广大读者要求和同行的建议,被修订再版。于是,1996年在杭州举办的全国眼科会议上邀请全国名校十多位名医教授参加编写工作。当时大家热情很高,我深受感染,虽然次年我正式退休,按道理来说可以放松休息不参加编写工作了,但是书的修订再版是我的心愿,我决心完成它。奋战两年余,该书终于在1998年全面修订为《眼科手术并发症原因与处理》,付梓出版。这本书在眼科界很有分量,因为是针对眼科手术并发症方面的专题研究。按理说,书本应该与时俱进,隔一段时间就修订一次。因此,一晃十八年过去了,我仍然不能忘怀该书的修订,于是找到现在的眼科教研室主任,把版权全都交给他们,希望他们组织人员重新修订该书,永久地作为眼科的财富。

岁月流逝,回望那颗年轻的心,我进入湘雅眼科开始了我的行医生涯,未曾想,这一待就是大半辈子,在治病救人的道路上坚定前行,同时充分利用自己的专业知识和临床经验,出版著作,不求闻达于世,但求给更多的病人和医生带去福音,实现作为一名湘雅医生的夙心往志。

(王成业)

让生命美丽绽放

　　那是 1995 年的一位病人，我依旧记忆犹新。二十多年过去了，当时的情景仍历历在目。

　　一个无比平常的下午，我像往常一样正在门诊里忙碌着。突然，科室同事急匆匆地来唤我出门，一向沉稳的同事语气急促："急诊，马上！"我立马与同事们一起赶往手术室。科室同事在一旁解释："头皮被撕脱，眼睑、耳朵均随头皮撕下。失血量很多。"

　　我心中一震，这个小姑娘危在旦夕。我脱口而出："血压？"

　　"血压低，不乐观。"

　　"止血、输血，"我对同事说："先抗休克，输血补液抢救生命，做好头皮回植的准备。"伤者是一位年轻姑娘，处于十六七岁的花样年纪。姑娘在一家工厂做工，因一时疏忽，长发卷进机器，致使整个头皮连同上眼睑皮肤、耳廓均被撕掉。大量失血，已发生休克，情况十分危急。

　　手术室里一片忙碌，烧伤整形外科几乎所有的医生均赶到手术室，与麻醉科、手术室的同事们参与到抢救之中，大家分成三组，一组负责输血、输液，稳住血压；二组负责头部止血、清理创面、寻找血管；三组负责处理撕脱下来的头皮，为头皮回植做准备。

　　我们紧急调来了大量的同型血液，给病人输注。经过不懈努力，病人的血压终于得以稳定，休克纠正。头皮撕脱伤除了大量失血导致休克、危及生命外，另一严重后果是被撕掉的头皮连同上眼睑皮肤、耳廓没有血液供应而发生缺血坏死，因此，在生命安全得到保证的前提下，接下来就是处理被撕脱的头皮——头皮回植。

　　头皮回植分为两种：一种是简单地将撕脱头皮修剪成薄皮片回植于头部创面，不需吻合血管，手术时间短。其结果是将使伤者留下颅骨外露、头部没有头发（秃发）及上睑疤痕、耳廓缺如畸形。另一种是吻合血管的头皮回植，目的是通过血管吻合恢复撕脱头皮血液供应，避免被撕掉的头皮连同上眼睑皮肤、耳廓发生缺血坏死。这是一个难度极高、成功率极低的手术，包括：第一，头部止血、清理消毒创面、寻找供血侧可供吻合的动脉和静脉;第二,剪掉被撕脱头皮的头发,并清洗、消毒被撕脱头皮,寻找撕脱头皮上可供吻合的动脉和静脉;第三,吻合动脉和静脉,恢复血液供应;第四,将被撕脱头皮缝回头部。其中血管吻合的通畅率极低,需要高超的手术技巧和耗费大量的时间与精力。而在当时我们医院、湖南省,乃至整个中南地区还没有成功的先例。

已至深夜,我们已经很累了。虽然患者休克得以纠正、生命有了保障,但为了避免遗留畸形,使小姑娘之后能够健康快乐的生活,我与烧伤整形科的同事们毅然决定紧接着为小姑娘做吻合血管的头皮回植手术。

头皮被撕脱后,断裂的血管回缩,掩藏到了头皮之中,细小的血管不轻易露头。我们虽然知道血管的解剖位置,但血管细小,又没有血液充盈其中,也不是一眼就能看得到的,只能在手术显微镜下仔细寻找。这是一个既耗时又费眼力的活。我和同事们瞪大双眼,仔细辨认每一个疑似小血管的结构。不知道过去了多久,终于找到了第一根血管,我跟科室同事抬头对视一眼,同时又望向了这根血管。我能感受到大家内心都很兴奋。但我们依然镇静如常,保持着原来的手势、站姿,屏住呼吸,小心翼翼地探向这好不容易寻到的希望。这是一根静脉,血管断口处已经撕裂损坏,如果勉强吻接血管将导致吻合口栓塞以至于手术失败,这也是血管吻合的通畅率极低的原因之一。所以我们不得不将撕裂的部分剪掉直至正常。然而,修剪后血管变短、变小,又使吻合时出现了巨大困难。我们耐着性子,使尽浑身解数,终于成功吻合第一根静脉。成功的喜悦给我们增添了信心,让我们忘记了疲劳。在接下来的十余个小时里,找到并吻合好 2 根动脉、2 根静脉,最终使 5 根血管成功疏通。

当朝阳升起之时,新希望也随之而来。开心的是,我们成功完成了本例手术。病人各项生命特征趋于平稳。

休养一个月后,病人头皮愈合良好,只有眼睑处留有部分疤痕。休养的时段里,病人告诉我们,头发在逐渐生长。时隔两个月,病人再次回到医院答谢我们的时候,我们已看到长出她一头乌发,靓丽青春的脸庞上洋溢着幸福的笑容。那一瞬间,我心中暖流滚滚,好似看到朝阳下的花儿,随风摇荡,散发着希望的芬芳。

回想这一病例,能做好这次手术,我们内心都是无比欣喜的,不仅仅是因为成功突破一次手术难题,更重要的是,我们为一位重度受伤的病人带来了希望。如此大面积的头皮撕脱,如果没有痊愈,这将对她今后的生活带来多大的影响,难以想象。我想,对一个十六七岁的小姑娘而言,任何一次意外的发生都将掠去她生活中的诸多可能。这样年轻的生命值得拥有无限的美好,我不能容忍她与希望失之交臂。因此,凭借着这种信念和良好的医疗技术,我们在挽回病人生命的同时,还尽最大努力挽回了病人的美丽。

我想,这一头茂密的乌发,就像这生生不息的生命力量。只要我们坚持,我们努力,能为每一位病人多带去一分希望,这就是我们的一种幸福。让病人在我们的努力下,离病痛远一点,再远一点,这就是我们的欣慰之处。我也始终坚信,心系病人,才能迎来心的温暖,才能让生命美丽绽放。

(龙剑虹)

儿科医术有险峰

"大夫,孩子发烧 39℃?"

"烧这么高先打个屁股针退烧?"

"不行,打屁股太疼。"

"口服退烧药有吗? 先喝上。"

"不行,她不喝药,要不怎么来医院啊?"

"那查个血象看看,听着肺里没问题? 看嗓子也不红,精神状态也挺好。有点鼻塞,也没其他症状。就是感冒了。"

"就发个烧,不用查。"

"那回家,38.5℃以下多喂温开水,温水擦浴降温,38.5℃以上喂口服退烧药,要持续高烧不退,还得再来看病。"

"烧这么高度数,你就让我们回家啊? 孩子有什么事你负责啊?"

"那打吊瓶吧,用点退烧药。烧这么高度数补补液。"

"就是个感冒,还让我们打针? 再说了孩子太小打针不配合,不能打。"

"那你说怎么办?"

"知乎"网站上这篇《为什么大多数医学生不愿意当儿科医生》,道出了儿科医生的尴尬处境。儿科医生不好当,原因在哪里? 这个问题我想应该反过来问。

儿科医生在 20 世纪 80 年代以前为什么有一个黄金时代? 显然,独生子女政策导致家庭越来越看重孩子,孩子成为家庭的心肝宝贝。这就让儿科医生产生了不小的心理压力。除此之外,我想,还跟待遇和收入有关。权威研究表明,儿科医生的工作量是其他医生的 1.69 倍,但是收入仅仅是其他医生的一半。提高待遇,显然是吸引儿科医生的重要因素。"重赏之下必有勇夫",这句中国古训说得好。没有钱,儿科难以吸收到大量优秀人才,但是不是光有钱就够了呢? 近年来,实事求是地说,湘雅医院儿科医生的收入已经得到不小的改善。收入提高了,儿科医生的队伍是稳定些。但是更为关键的是,要让儿科医生热爱儿科,让他们终生从事儿科事业,就必须增加他们的事业成就感。

儿科是全面研究小儿时期身心发育、保健以及疾病防治的综合医学科学。

它的研究领域其实非常广泛,凡涉及儿童和青少年时期的健康与卫生问题都属于儿科范围。儿科面对的疾病虽然形形色色,但通常情况下我们的医生大多数时候面对的是感冒、发烧、肺炎,或者手足口病等。常见的病种考验着儿科医生的基本功,但是仅仅周旋于上呼吸道感染、肺炎、腹泻等疾病之间,医生免不了疲倦。就像我们一日三餐,如果都是米饭,我想我们也会想要换换口味的。这里可以套用高晓松的一句话:"生活不只是眼前的苟且,还有诗和远方。"

儿科医生的诗和远方,我想就是攀登一些高峰,穿越一些大江大河。而时不时应对一些挑战性的医疗事件,治疗一些疑难杂症,医生的职业荣誉感和成就感就会提升起来。

七八年前,我们科室来了一名 6 个月大的婴儿。这名婴儿是从市县的医院转过来的,到我们这里时已经持续发烧一个月了。经脑脊液和组织病理检查,证实此患儿已经是结核性脑膜炎晚期,同时合并严重的脑积水。应该说,这种情况治疗困难,预后极差,死亡率较高。

我们把患儿情况如实告诉了家属,家属都准备放弃了。多年来,国内对该病的治疗多采用鞘内注射抗结核药、腰穿放液、侧脑室引流等治疗方案缓解脑积水及颅高压,尤其对这类Ⅳ期 TBMH 患儿脑积水的治疗比较保守。但我们根据患者具体情况及国外最新治疗方案,在小儿神经外科刘景平教授的大力支持下,决定采用脑室腹腔分流手术解决此患儿的脑积水及颅高压问题。对这个治疗方案,国内学界是存有一定疑虑的,争议主要集中在手术是否会造成结核扩散,还有脑脊液成分没有恢复正常时手术,容易导致堵管等。这些情况我们都考虑了,也跟家属讲清楚了。最终家属同意在我院小儿神经外科做脑室腹腔分流手术。

手术很成功。如今,患儿已经在上小学了,智商等各个方面都发育正常,达到正常儿童的水平。多年来,这个孩子的母亲每年带孩子来医院复查,都会来感谢我们。其实,我们团队也从内心感谢这位母亲和她的孩子。因为这名患儿的治疗成功,让我们对这一疾病的诊疗有了更为深入的认识和理解。见到小孩健康成长,我们每位儿科医生认识到了自己的价值。那种感觉是我们所未曾经历过的。我想,这就是成就感吧。所以,我常常鼓励我们的医生,日常的常见病症,要耐心地看好。但这还不够,还得时不时诊断治疗点疑难杂症,结合临床研究,引领学科发展。就好比江湖上的侠客,不能老是在街头巷尾锄强扶弱,有机会也得到华山之巅论剑一把。那样,人生才会充满激情。

但是,攀登高峰也不是一味埋头苦干,有时候,我们不仅要关注医学领域的高精尖,还得从患者的立场出发,把高精尖的知识普及化。在这方面,我们科室在治疗癫痫的过程中已经开始这么做了。根据流行病学统计数据,我国有 900

万癫痫患者,其中大部分又都发生在儿童期。许多人对这个疾病不了解,造成了很多误诊和社会歧视。湘雅医院儿科在儿童癫痫诊疗上处于国内先进水平。尤其是对癫痫病因的研究,以及针对病因的精确治疗在国内领先。但是癫痫不是治疗好了就结束了。癫痫病患者回归社会后怎么办?这个是我们要考虑的。为此,我们科室彭镜教授和我带领大家一起,针对社会和患者关心的问题,撰写了《湘雅名医:小儿癫痫病大讲堂》一书。这本书系统讲述了 20 个癫痫常识,回答了 65 个关于癫痫诊断的问题,另外还有 75 个癫痫治疗的问题。这本书面世之后,赢得了很好的社会反响,使社会及患儿家长对癫痫有了更为科学的认识。我们为改善癫痫患儿的生活质量做出了应有的贡献。

随着社会认识水平和"二孩"政策的落实,应该说我们儿科面临的外部环境是在逐步改善的。但就目前而言,儿科发展仍旧不容易,儿科医生依旧很难做。可是,正如王安石在《游褒蝉山记》中所说:"夫夷以近,则游者众;险以远,则至者少。而世之奇伟,瑰怪,非常之观,常在于险远。"要想看到最好的风光,怎么能不去攀登高峰呢?无限风光在险峰,我希望更多有志有才的医学毕业生加入到我们的队伍中,因为儿童是国家的未来,为儿童健康事业保驾护航的儿科医生是国家的栋梁。

（尹飞）

那些"第一次"的背后

行医数十年的岁月像电影一般在我眼前放映着,许多事情仿佛是昨天才刚发生的一样。人总归是要落叶归根的,我也不例外,我的根就在湘雅。在湘雅,我参与了很多的"第一次"案例,光鲜亮丽的背后,也有着常人所未看到的酸甜苦辣。

大胆创新,在探索中不断进步

新中国成立后初期,血管手术还做得比较少,人造血管替代动脉血管的吻合手术也才刚开始进行尝试。没有很好的人造血管能替代肢体血管,我们觉得可以采用死亡婴儿的主动脉来做替代血管行肢体血管吻合手术。

"如何有效保存替代用动脉"成了我们进行血管吻合手术前要面对的关键难题。

经过大量的文献资料查阅与尝试,终于发现一本国外文献中提到可用75%浓度的乙醇保存血管。"对啊!用这个方法就能在有效消毒的同时,将血管的蛋白质凝固,不引起排异反应。"我恍然大悟,使用这个方法可将死亡婴儿的动脉完整地保存下来。

随后,我们在1958年完成了代替数例肢体血管吻合手术。这项研究突破了当时的技术,成为我国国内第一例用乙醇保存死亡婴儿主动脉案例,奠定了湘雅血管外科发展的基础。

血管外科的发展也关系整个大外科,乃至整个医院的进步。湘雅在湖南省首开先河进行肾脏移植手术,可最开始的几例都没能成功:问题就出在整台手术最关键的一步——血管吻合。

血管吻合手术一日未能被攻克,肾脏移植手术就一日无法拿下,那些满怀希望的患者又要在等待中空耗生命。

权威专家经过一番讨论,都认为我血管手术做得比较好,便把我叫了过去,让我协助给患者做血管吻合手术。有了之前的经验积累,经过和泌尿外科医生的共同努力,我们完成了血管吻合,成功进行湘雅医院第一例肾移植手术。

坚持到底,处处身体力行

20 世纪 80 年代,我和同事们开始了肝移植研究领域的探索。

参照国内的相关报道,我们首先在狗身上做肝移植实验。因为与狗长时间接触,我多次被狗咬伤,先后打过 14 次狂犬疫苗。但毕竟狗的肝脏还是与人的肝脏不相似,我们实验数次都没有得到一个满意的结果,只能将狗换成别的动物。

换成哪种动物才合适呢? 我们发现,猪的肝脏与人的肝脏十分相似,而且猪的免疫功能较好,解剖后发现猪的肝脏是最适合做肝脏移植的,于是我们最终选择了猪。

为了在每一步上都精益求精,那段时间,我几乎天天守在管理动物的地方,废寝忘食地选猪、喂猪、观察猪,晚上也不离开,就在猪棚休息。

这种坚持最终还是有所回报,我们进行猪原位肝移植后,猪的存活时间长达六个月。湘雅的肝移植研究起步不算最早,但是却开创了动物在肝脏移植手术后存活时间最长的先例。

不计得失,医疗事业贵在专一

1987 年,广西开展了一个全国重要的学术交流会议,知名专家云集,是个涨知识、增见闻的好机会;与此同时,湘雅正在做国内第一例全胰腺移植手术。

科室的大部分人都去参加交流会议了,作为一名医生,我当然很想参加,主任与同事们也都支持我去学习,但我负责的那名患者还在术后观察阶段,毕竟是第一例全胰腺移植手术,患者需要熟悉他病情的医生仔细观察。

交流会虽然对我很重要,可相比之下患者更重要。交流会以后肯定还有机会,我可以等,但是患者的治疗不能等,我不能让病人有任何三长两短。最终,我放弃了参会学习的机会。在我看来,凡事都要专一,特别是在治疗患者的时候,是不能出一丁点差错的。

患者既然相信了我,我就要负责到底。记得有位甲状腺功能亢进的患者来湘雅求医,术前我们给他使用了一种名叫"心得安"的药物。心得安作为甲状腺功能亢进术前准备药,能够帮助患者降低心率。但使用后,如果患者心率降得过低,那么将可能发生心搏骤停;此药还需每隔 8 小时给患者换一次,每一次都有严格的要求,需要按比例增加剂量。因为具有一定的危险性,全国还没有医院敢为人先,使用这种药物。

鉴于新药的特殊性,一切工作我都没有假手于护士,而是自己亲自给患者输入和监测。每次患者换药前还需要量 1 分钟内的脉搏是否稳定,为了确保万无一失,哪怕是深夜 12 点,患者需要换药,我都默默陪在患者身边,时刻观察患者的情况,直到患者完成手术,康复回家。

有了这次的经验,我们此后采用了这种方法为很多甲状腺功能亢进患者完成手术前治疗。

这些年体会的酸甜苦辣与坚持,让我又想起了学医的初衷:我从小在国外生活,受父母信仰宗教的影响,在教会学校念书。虽然我并不信仰宗教,但教会里教的那句"人为社会做了善事和贡献,才能上天堂"时刻留在我心中,少年时期的我就立志要做名外科医生,认为帮助患者便是为社会做了善事和贡献。在湘雅,我实践了我坚定一生的梦想,这一世,我来过;医生这个职业,我做过。我不求所有的人都能记得我,只求这一世行医的脚步能永不停歇。

(韩明)

擦掉"消音键"

鲁迅先生曾经说过,悲剧就是将人生最有价值的东西毁灭给人看。一个孩子的出生带给家人巨大的喜悦,他的成长承载着父母沉甸甸的祝福与期望。可悲剧时有发生,有些孩子的世界好像被按下"消音键",听不到任何声音,错失学习说话的机会,逐渐成为聋哑人。孩子面临无尽的挫折,家人遭受沉重的打击。

有报道显示,正常新生儿听力障碍发生率为 0.3%,其中中-重度耳聋患者约为 0.05%。更令人揪心的是,听力、语言缺陷有碍于智力发育与价值观的形成,导致这些孩子缺乏辨识力,容易被他人引诱而误入歧途。聋哑人犯罪率的增长,不仅让聋哑人家庭雪上加霜,还影响了社会的稳定。

感觉神经性耳聋过去并没有很好的疗效,超过 50% 的遗传性耳聋患者表现为重度或极重度耳聋,造成的残疾程度也较高。直到人工耳蜗技术的出现才解救了部分失聪患者,解决了听力障碍,配合后天的语言康复训练,可以达到"十聋九不哑"的效果。

我们于 2002 年开始将人工耳蜗技术运用到临床,技术的突破给先天性耳聋患者带来了曙光,让他们有机会摆脱残疾的厄运。但人工耳蜗造价极高,单人费用约 20 万。这一笔钱对聋哑儿童仁仁、强强的父母来说简直是天文数字。这对三岁多的双胞胎男孩第一次来医院时,他们的爸爸无比懊悔地向我诉说:"两个孩子从小没有生过什么大病,刚一岁就教他们说话,一个字也学不会。听着别的孩子说话说得溜,还总安慰自己开口晚不碍事,现在才知道误了大事。"为了不耽误孩子的成长,仁仁、强强的父母希望尽早给他们戴上人工耳蜗。两个孩子的费用是双倍的负担,虽然新农合涵盖了部分人工耳蜗植入手术费用,但剩下的部分也仍让他们负债累累。知道了这一情况,我立即与人工耳蜗厂家取得联系,希望能为他们减轻费用。功夫不负有心人,厂家给仁仁、强强实施了特殊优惠,两个孩子顺利植入了人工耳蜗。

能够这么幸运的患儿家庭毕竟是少数,在医院里,我见过太多为手术费绞尽脑汁的家庭,为了孩子砸锅卖铁、卖房子,父母争着签"卖身契"来预支工资,或拿着粮食、耕牛去换钱。这些事情让我十分难受,看着有些病人因为费用不得不放弃治疗的无奈,想着他们还要面对无休止的"静音",我总是觉得自己应该做些什么。如果连一个医生都不去呼吁、不去声援,他们更加没有出路。只要有机会,我都会在国家会议、医疗及社会活动上积极发声,不能让钱成为患者"重获新声"的拦路虎。努力总是会有收获,得益于社会对聋哑患者的关注度提升,国家政策的改进,残疾人联合会开展了残疾儿童康复救助项目——七彩梦计划。到目前为止,这一计划已经为湖南省1000多位病患带去了美妙的听觉。

耳聋患者佩戴人工耳蜗后,可以听到与自然音差别不大的声音。但人工耳蜗毕竟是一种电子产品,只是表面上恢复了患者的听觉,并没有从根源上治愈失聪。而基因诊断是一项很好的早期预防措施。由于造成耳聋的原因很多,有些是后天的损伤,有些是先天的缺陷,通过基因诊断可以进行家族基因筛查,达到优生优育的目的。

来自张家界、患先天性耳聋的瑶瑶,两岁时在爱心人士的帮助下,成功植入人工耳蜗,终于感受到有声世界的美好。之后我们为瑶瑶做了基因诊断,诊断显示瑶瑶属于GJB2基因突变造成的先天性重度耳聋。他父母打算生第二个孩子的时候,为了保证二胎的健康,我建议他们做产前诊断。诊断发现腹中的胎儿也携带了耳聋基因。这个结果让瑶瑶父母备受打击,他们告诉我:"冯医生,家里实在没有钱为这个孩子做人工耳蜗,也不想再看到自己孩子经历残疾的痛苦。"最后他们放弃了这个孩子。虽然每个孩子都有出生的权利,可有些父母却有许多的无可奈何,基因诊断给了他们选择的机会。

前不久,一对父母来科里做产前检查,母亲是聋哑人,父亲正常,他们已经生育过一个重度耳聋的儿子。这对父母怀着忐忑的心情来做产前检查,检查前和我谈到他们的担忧:舍不得打掉孩子,但又怕这个孩子也耳聋。我建议他们做基因诊断,因为基因诊断可以帮助有耳聋家族史的家庭预知胎儿的听力情况。检查结果明确诊断出二胎没有携带耳聋基因。他们听到这个消息后,连连给我道谢,开心地准备迎接第二个孩子的到来。

我们一直坚持为植入人工耳蜗的孩子举办定期家长会,分享孩子的成长心得。先天耳聋的孩子们听力和言语能力的获得与正常孩子相差很大,家长在教育上也要付出更多的耐心与智慧。我常常受邀请参加这些聚会,家长、孩子们之间的交流和相互的体谅是支持彼此的正能量,我的出现对他们来说也是一种鼓励,他们非常乐意告诉我他们在生活中、学习上的情况。我最高兴听到的就是孩子们谈到自己的梦想时银铃般的笑声,最高兴看到的就是他们的眼神中对未来的无限憧憬:有的孩子活泼好动,想要成为杂技演员;有的孩子腼腆稳重,想要成为医生;有的孩子信誓旦旦,想要成为画家。听着孩子们的成长趣事,看着他们终于不再受残疾的困扰,能够培养自己的爱好,能够自由地选择生活,他们的父母也获得了重生一般,对孩子的未来有了信心。我打心里为他们高兴,这是我身为一个医生最大的满足和成就。

我十分庆幸人工耳蜗技术给予了聋哑患者最真切的声音,为他们的世界增添了许多欢笑声、许多了解这个世界的机会。弥漫在家长会上和谐欢乐的氛围,让我想起他们的家中曾因为聋哑而静谧无声,而擦掉他们的"消音键"后,生活重新播放起幸福的篇章,是多么令人欢欣鼓舞的事。

(冯永)

探索不止为众生

我这一生最大的幸事就是热爱自己的事业并为之奋斗一生。从医六十多年,每每看着患者从生死线上挣扎过来,获得新生,我纵使白了发,也觉得值了。

1969年,滺湾镇还是农村。我记得有一个十八岁的女娃,姓黄,是养猪的。有一天,她用大锅煮猪潲,一不小心滑进锅里面去了。救起来之后,她的家人马上把黏在她身上的衣服全部撕掉。当时她赤身裸体地被人用板车拉着送到医院抢救。一路上,看到的人很多,消息很快就传开了,大家都担心她会撑不下去。这件事在当时影响很大,很多人都十分关心这个女娃的伤情。经诊断,她的烧伤面积高达92%,这也是我们烧伤科自1959年建科以来接诊的病例中,烧伤面积最大的。组织上高度重视,医院每天都要组织全院大会诊,还要在食堂门口张贴大字报通告救治情况。最终,经过医生、护士、工人等全院职工的共同努力,终于把她从死亡线上拉了回来。她后来还很感激地写下了"毛主席万岁"几个大字。我却始终记得她当时的住院病历,都有几厘米厚了。看着厚厚的病历,我们想到最多的一个问题就是要怎样才能提高烧伤治愈率。

20世纪六七十年代,国家倡导中西医结合,走群众路线。我们响应党中央号召,成立了湘雅医院烧伤科研小组,成员包括烧伤科、中医科、药剂科等多个科室的医技人员,到长沙各乡各县搜集民间的烧伤单方、验方。民间的老中医那里有自己常年总结的经验,老百姓那里也有代代相传的治病偏方,我们想在中医的基础上,结合现代医学,研究出能够有效治疗烧伤的方法。

湖南多山,村落零散,道路崎岖,想要踏遍三湘四水绝对不是件容易的事。还记得1958年,才24岁的我第一次出诊,要去黔阳地区榆树湾(今怀化市)救治一位严重烧伤的病人。我坐了一辆新产的解放牌货车,花了两天多的时间,颠簸近千里,才到达目的地(第一天到官庄,第二天到辰溪,第三天上午才到榆树湾)。不过庆幸的是,这次收方子是通过组织去的,除了在路上受点累之外,倒没有很为难。我们到各个公社后,由赤脚医生陪同,有很多人来献方子,大家都积极响应组织的号召,所以搜集起来还算顺利。

1971年,我们把搜集的药方进行了筛选、整理,出了一本集子,叫《湖南民间中草药治疗烧伤单方汇编》。此外,我们又结合西医,并与湘雅医学院的病理教研室、生理教研室、病理生理教研室、微生物教研室等几个科室一起合作,对这些药方进行了大量的实验。当时,因为要保密,研制的药方就以数字命名。我们首先研制了烧伤外用药 71 号(炉银散),它具有抗渗出、收敛干燥、抗菌消炎、促进创面愈合等作用,有效地缩短了烧伤创面的修复时间;而后,我们又在 71 号的基础上,增加了活血化瘀的中药成分,经实验证明其具有改善创面微循环、促进伤口愈合、消除水肿的作用,并命名为 72 号(炉芨散,后称肤疾散)。实验成功后,我们把这两种药用于临床,效果很好。同时,我们研制了内服药,其中有一种叫中药内服 3 号,又称"金蒲银蛇汤"。由于其具有抗原性,可以提高机体免疫机制。在配药制药的过程中,我们自己研制,自己采药,每周二全科室除上班人员外,其余所有人员有的推着小车,有的拿着扁担,到长沙周边各处采药,运回医院后自己清洗、晾晒,再加工,按配方熬制。制成后,工作人员首先试喝,试喝后将各项生理指标认真地记录在记录本上,确认无毒后再给病人服用。除此之外,还研制了中药熏香空气消毒,形成了一系列烧伤治疗的方法和措施,临床应用后效果显著。我们同时以湘雅医院烧伤整形科为基地举办各类专业专题学习班,培训了千余名学员,使本省的烧伤治愈率由过去的 70% 左右提高到 95% 以上。这让我们在 1978 年获得了全国医药卫生科学大会优秀成果项目奖和湖南省委授予的"优秀成果奖"。

然而,我们的脚步并不曾停止。

19 世纪 90 年代,有两个意大利医师,当众切下自己大腿与左臂的皮肤和少量肌肉,给围观者看后进行原位移植,并涂以油膏包扎。移植的皮肤分别在两天和八天之后成活。这是目前关于游离皮肤自体移植最早的记载。

在临床上,小面积的创伤,可以从自己身上的其他部位取皮,进行自体皮游离移植手术。但是很多Ⅲ度烧伤患者,创面大,自体皮所剩无几,根本不足以进行植皮手术。尽管我们可以通过改进自体皮移植技术来提高利用效率,但是自体皮还是不够。

当时,临床上也有用异体皮来代替自体皮移植手术,可是异体皮的来源也很有限。所以,我们就想:能不能用动物的皮肤进行移植呢?如果移植的动物皮肤能够替代自体皮肤或异体皮肤,那么在理论上就可以完美地解决来源不足的问题。我们通过实验比较了猪皮、鸡皮、兔皮、羊皮等诸多动物皮,最终选定了猪皮。并且,在 1974 年成功应用于临床。为此,我们建立了"深低温液氮皮库",专门存储异体皮和异种皮。

但是我们依然有一个问题没有彻底解决,那就是移植后排斥反应。当时,国际上也在探讨这个问题,并且提出了一个新的议题:人工皮肤。不论自体细胞还是异体细胞培养的人工皮肤均不存在排斥反应,我与姚开泰教授合作培养的表皮细胞膜片,即人工皮肤,当时在全国是领先技术。

当年那些厚厚的记录本还摆在烧伤科的书橱里,它见证了这些年我们挽救的患者、攻克的难题,见证了烧伤科这个团结、奋斗的集体;而今,新的课题又不断涌现,我们研究的脚步也依然没有停下⋯⋯作为其中的一员,我毕生所追求的,便是和我的科室、我的同事们一道成长、向前,履行一名医者的使命——救死扶伤。

(马恩庆)

一颗槟榔引发的研究

20世纪80年代,湖南刮起一股大众嚼食槟榔风。不管是供销社,还是路边摊,槟榔都是卖得最火的小食品。宽街窄巷,大人小孩,有事没事,人人嘴里都在嚼槟榔。辛勤一天之后,来上一颗槟榔,不仅益气提神,一扫疲惫,更是为奔波整日的身心带来难得的片刻闲适。

然而,任何食物,都有一个规律可循,即小品怡情,大吃伤身。槟榔亦是如此,若长期无节制地成瘾食用,也将对人体造成诸多不可逆的伤害。

记得好像是1983年,当时我虽还是一个在读研究生,但已从课堂走入诊室,从医学院走进医院,开始坐诊行医。某一天,一个十五六岁的小姑娘,由操着一口湘潭口音的父母陪同着来到了我的诊室。

"怎么了呀,小姑娘?"我问。

"妹子嘴巴出问题了,张不开嘴,辣的、咸的都吃不了,快急死我了。"母亲满脸愁容。

"刚开始跟我说的时候啊,就没放在心上,想着可能是过敏或者是炎症,过个三两天就会好的,可谁也没想到她越来越严重,吃饭都成了问题,这个年纪正是长身体的时候啊,吃不下东西怎么行? 这不,我们就带着她上医院了。"

"是啊是啊,其实上医院的时候也没觉得是什么大病,谁知道把湘潭的医院看了个遍,也没有医生能说清到底该咋治。这时候我们慌了,只好带着孩子来长沙看病了,但是看了好几家医院也没有诊断出什么结果,没办法就来湘雅了……"小姑娘的父亲接着说道。

"没事,您别着急,我先看看。"说着,我就把手伸到小姑娘的口腔内,触摸黏膜,颊部很硬,就像是摸到了一块很硬的板子。我心中一紧,感觉情况不太妙。

"最近是不是经常吃什么东西啊?"我问小姑娘。

"我同学都流行吃槟榔,我也吃。我家是卖槟榔的,我就天天吃,反正不要钱。"

"吃了多久啊?"

"大概一年吧,先开始是嘴巴痛,慢慢地就张不开了,一吃咸的、辣的东西,嘴巴就火辣辣地痛。"小姑娘的母亲抢着说。

这种情况和硬皮病很相似,但是患者的症状只出现在口腔内,身体其他部位的皮肤弹性都很好,与典型的硬皮病临床特征不符。

一时之间,我也判断不出来到底是什么病。于是,决定取一块活组织进行病理学诊断,并告诉患者,十天之后再来拿检查结果。

当时没有电脑,没有网络,获取信息的渠道远不及现在方便,那些天我就花大把的时间泡在图书馆里,查阅相关的文献、论文,希望可以找到一些解决办法。到了第七天,终于找到了一篇介绍相似病症的文章。原来,早在1953年,丹麦皇家医学院的一位医生在印度就发现了相同的患者,也是由于当地人嚼槟榔过多而引起口腔疾病,并在1966年详细论述了这一病症,将其命名为口腔黏膜下纤维性变。于是我也将小姑娘的疾病诊断为口腔黏膜下纤维性变。

这是首例在我国发现的口腔黏膜下纤维性变。

由于后来又有一次接诊的一位小姑娘也是由嚼食槟榔过多而致病,所以我们就大胆假设,嚼槟榔可引起口腔黏膜下纤维性变。那么,若到湘潭开展流行病学调查,就一定会发现其他同类患者,也许就可以进行基础病理研究。

功夫不负有心人,我通过对湘潭3091名长期嚼食槟榔的人进行实证调查,又发现了29位相似症状的患者。经过诸多研究分析,我将相关论述报告总结成文发表在《中华口腔医学杂志》(英文版),首次对我国出现的口腔黏膜下纤维性变进行详细论述。文章一经发表,即正式宣布湘雅在国内发现了一个新型口腔疾病,至此,湘雅口腔在国内医学界一夜成名。

成功的喜悦转化成科研不断前进的动力,在对口腔黏膜下纤维性变进行初步研究后,我又发现了一个奇怪的现象:大家都嚼槟榔,为什么有的人大量食用槟榔依旧健康,而有的人只嚼食少量槟榔就致病呢? 由此,联想到注射青霉素时出现的类似情况:有的人注射青霉素会休克死亡,有的人则安然无恙,而之所以会出现这种情况与身体的特异质有关,而特异质又和易感基因有很大关系。于是,我大胆推断:嚼食槟榔的人是否患口腔黏膜下纤维性变与人体的易感基因有关。

从2006年起,我和科研小组引入基因技术进行研究,并开始寻找有特异性易感基因的人群,在得到国家自然基金的资助后,我们终于发现了该病的特异性致病基因。

口腔黏膜下纤维性变是一种癌前病变,如果不加以治疗任其继续恶化就会演变为鳞癌。但是在现实中,并不是所有的患者都会演化为癌变患者。于是,我们对癌变患者与未癌变患者的基因进行了对比研究。就在最近的研究生论文答辩时,我的学生进一步发现了致癌的特异性易感基因。

这一系列的研究和探索,不仅得到了国内外医学界的认可,更对治疗这种世界性疾病做出了突出贡献。目前口腔癌在世界十大癌症中名列第三,印度是世界上口腔癌发病率最高的国家,而我国的口腔癌发病率在十大癌症中排名第九。当代社会,国内嚼食槟榔的人数日益增多,不仅是湖南,台湾、海南,嚼槟榔已经成为了全国流行的现象,口腔黏膜下纤维性变也成为一种全国性常见病。特异性易感基因的发现可以将患者的基因与致病以及致癌的基因进行比对,判断出患病可能性,降低癌变死亡率。

从 1986 年到 2016 年,整整 30 年,从发现新型口腔疾病到找到易感基因,从口腔科再到口腔医学院,我用人生三分之一的时间和口腔黏膜下纤维性变谈了一场跨越世纪的恋爱。一路走来,我们相识、相知,相互了解,相互成长,有过欢声,有过泪水,但依旧未完待续……

(翦新春)

携手翻越医学大山

20世纪八九十年代,我根据临床经验推断:长沙是世界脑血管病高发区之一。但是这么一个看似简简单单的论断,却要花费大量的心血去论证。当时,我和同事们想要对长沙居民的脑血管病进行普查,从而了解长沙地区脑血管病的基本情况。

但是普查困难重重。

最初,人们并不理解我们的意图。一听说要抽血,大多数人就开始骂骂咧咧,有的甚至把我们扫地出门。后来不得已,我们请社区的干部、村委的干部帮忙做宣传。但是有些老乡仍然不愿意,我们只好反复登门,一次次地劝说。

为了申报课题,我们背着一摞一摞的资料去北京,住在天坛医院的地下室。那里还住着其他的申报团队,有的为了课题申报已经往返好几次了。地下室里潮湿得很,夏天的蚊子多极了,整日整夜地围着我们飞,现在我仿佛还能听到那些蚊子在耳边嗡嗡地叫。

申报课题需要严谨的设计和数据支撑,所以需要缜密的逻辑和计算。当时没有电脑,计算器已经算得上是了不起的工具了,谁要是有个计算器肯定能羡煞旁人。我们没有计算器,就只能人工记录和计算化验结果,统计分析调查数据。我们在地下室里住了几个月,反复核算实验调查结果。那一年,我们很幸运,拿到了课题,然后扛着大包小包的资料,满足地赶火车回到长沙继续深入研究。

我们能够始终坚持在医学研究的道路上稳步前行,最重要的原因就是有感于湘雅老前辈们对医学的热爱,对医学精神的坚守。

医生是一个很注重荣誉、很注重资历的行业。但是我的前辈们却甘愿为后辈的成长放弃这些,甘为人梯。黄友岐老教授就是如此。他是湘雅医院神经内科的泰斗和领军人物,终生为医学的发展贡献力量,成为神经病学科的荣耀和光辉。但他依旧淡泊名利,常怀一颗赤子之心。

20世纪80年代,学界的正常秩序刚刚恢复。医学研究生的招收刚刚开始,我有幸进入湖南医科大学(湘雅医学院曾用名)学习。毕业那年,在黄老教授和王可嘉教授的指导和帮助下,我的毕业论文顺利完成。当时,无论是论资排辈,还是按照指导的多寡,将黄教授作为第一指导老师都是无可厚非的。这样,黄教授就会成为神经内科首个招收研究生的导师。但黄老教授看过我的论文之后,立马让人找到家里,交代我说:论文的署名要改一改,王教授出了不少力,把他的名字写在第一位,作为第一指导老师。当时,作为一名年轻的医学生,我既震惊又感动。

那时,黄老教授已经年过七十。湘雅医院的神经内科在他的带领下逐步发展起来。作为翻越医学高峰的一名旗手,他将旗帜和荣誉一齐交到后辈手中,帮助后辈们在医学的道路上越走越远,越走越宽。作为后辈的我们,唯有在从医的道路上守住这个赤子之心,才无愧于前辈,无愧于病患。

2004年,我们收入了一名在衡阳"11·3"大火中受伤的消防英雄。他为了灭火消灾,严重受伤,脑部积水,昏迷了近一年,几近植物人状态。能进行的治疗都进行了,外引流不行,进行内引流,反复做了好多次,但都没有能够彻底解决问题。要将他唤醒并使其正常生活,简直是天方夜谭。

这个难题要不要攻克?这位消防英雄要不要奋力救治?不容置疑,既然遇到了,那就要尽我们最大的努力克服困难!

为了解决这个病例,我们发动了所有能够发动的力量。神经内科所有的教授、医生联合神经外科、感染科的教授进行联合会诊,讨论诊疗方案。在实施了所有可行的方案之后,这位病人奇迹般地苏醒了。他恢复了正常,并顺利考上大学,过上了平常的生活。只有我们知道,也只有他的家人知道,这份"平常的生活"来得是多么不易。

时隔这么多年,想起可敬的前辈们,想起年轻时排除万难搞调研的一腔热血,想起与自己并肩作战攻克疑难病例的同伴们,我觉得无比满足。同时,看到接过大旗的后辈们无畏向前,我觉得无比欣慰。

（杨期东）

耕耘的果实

20世纪70年代末开始,中国进入改革开放的时代。社会的发展加快人们生活的节奏,长期在高压工作环境下,人们容易精神紧张、忧虑。"怒伤肝、思伤脾",噪声和压力影响自主神经系统,造成肝脾不和,又会进一步影响消化系统导致胃部不适。所以常常听人说,穷的时候吃什么都香,生活条件好了,吃的东西好了,结果一不注意,反而胃受不了了。殊不知,恶劣的生活环境和紧张的工作状态给胃造成了不良影响。

1964年毕业后,我就被分配在湘雅医院从事中西医结合内科工作。消化内科里胃溃疡患者总是络绎不绝。当时治疗胃溃疡会使用一种西药——雷尼替丁,虽然见效快,患者服药后症状有所缓解,但往往过一段时间胃溃疡又会复发。看着备受折磨的患者,我意识到光靠西药治标不治本,无法治好胃溃疡。既然西医治不好,我试图基于"疏肝健脾"的中医理论,研制一种调和肝脾的中药来治疗消化性溃疡等疾病。

这一想法经讨论通过后,我的研究方案正式确立,一切从零开始——采草药。最初对研制的新药也没有具体认识,我带着研究生先后去岳麓山、平江等山区认中药、采中药。每次采药都得十来天,增加对中药野生的认识,进一步研究药效及药理,再挑灯夜战整理资料。参考历代资料及结合我们的临床经验,组方被定为疏肝健脾汤,治疗消化性溃疡,最后研制出新药——健胃愈疡片。随后我们申请"健胃愈疡片抗消化性胃溃疡复发的临床疗效及其分子机理研究"的课题,为1987年湖南省科技厅重点课题。我们开始进一步研究健胃愈疡片抗消化性胃溃疡临床疗效。课题碰上的第一个难题便是动物实验对象,为了保证实验的有效性,我们率先建立消化性溃疡复发的动物模型,为全国首例。

实验第一阶段:养老鼠。我的实验室位于湘雅医院单身宿舍西四楼和东四楼之间的通道旁,大家每天都在病房和实验室间往返。因为实验需要大批量、不间断地供应老鼠,我在白天查房、晚上抢救病人后,还要挤出时间赶来喂老鼠、做实验,照顾它们比自己还周到细致。前期实验,我们把老鼠分为两组,制作老鼠胃溃疡模型,首先给老鼠胃浆膜注入1毫克的冰醋酸,灼烧引起老鼠胃黏膜溃疡,3天后形成穿透胃壁的胃溃疡。然后,将得了胃溃疡的老鼠分为两组,一组为对照组,另一组为研究组。对研究组营造吵闹的环境,对照组则营造安静的环境。为了营造吵闹环境,我们白天、晚上都拿着碗、碟、筷子坐在老鼠面前敲敲打打,一边弄得它们不得安宁,一边观察老鼠的情绪。发现吵闹环境下的老鼠显得焦虑狂躁,导致胃溃疡越来越严重。相比之下,安静环境下的老鼠通过自身的免疫能力,大多数在20多天后就会自动痊愈。这一阶段为第二阶段实验提供了基础模型和资料。

实验第二阶段:服药。为了研究药效,给患有胃溃疡的老鼠喂食健胃愈疡片,再将其分成两批解剖,第一批在服药后七天,第二批在服药后十五天,以便观察胃溃疡愈合以及复发情况。第一批老鼠解剖后,发现大多胃溃疡已痊愈。解剖第二批是为了观察老鼠胃溃疡是否有复发。因为需要不停地观察老鼠的情况,所以整个实验就是在不断地喂老鼠、解剖老鼠中进行着,结果表明健胃愈疡片抗胃溃疡复发疗效良好。几年来无论是上班还是节假日,实验室里都有我们围着老鼠忙碌的身影。在这期间,曾有多个单位来函聘调,我都婉言拒绝,一心投入研究中。经过不懈努力,证明了健胃愈疡片对动物模型治疗效果好。

实验第三阶段:对比研究。结束动物实验后,获得批准进行临床研究。在临床研究中给139例胃溃疡病人服用健胃愈疡片,给50例胃溃疡病人服用雷尼替丁,用以观察服用西药、中药后的胃溃疡疗效。用胃镜检查观察每一位病人的情况,最后发现服用雷尼替丁的病人复发率高达30%,而服用健胃愈疡片的病人复发率仅9.35%。研究证明,健胃愈疡片比雷尼替丁能更有效地抗消化性胃溃疡复发。

经过六年的耕耘,我成功研制出健胃愈疡片。随后为了让更多的人认识健胃愈疡片,将课题研究成果写进了研究生的论文中,公布了八味主药、辅药的成分、药理和药效。之后,广泛用于临床,得到病人的一致好评。健胃愈疡片被评为省科技进步二等奖,并写进《中华人民共和国药典》,至今疗效不衰,在全国范围内普遍使用。它良好的治疗效果,让众多饱受胃溃疡折磨的病人重获健康,这便是我收获的最丰硕的果实。

(李家邦)

我们是自信微笑的打造者

　　要想时不时亮出一个灿烂的微笑,可不简单。要内心自信有底气,还得时不时清洁牙齿,免得露出塞在牙缝里的青菜、肉丝,当然,最关键的是牙齿要美。没几个龅牙的小伙子能笑出莫文蔚在《食神》中的水准,也不会有多少"反颌地包天"能够仰天大笑。为什么? 牙齿美不美,对笑容还真有一些影响。这些年来,随着生活水平的改善,饮食变得越来越精细,越来越多中国小孩的牙齿开始出现各种各样的问题。当然,这也与现在大家对口腔健康和牙齿美观日益重视有关。可以说,口腔医学在中国正迎来一个"黄金时代"。

　　临床中,遇到这类患者可不少,其中大部分是年轻的小男孩、小女孩。举个例子,有天坐诊,一位有点腼腆的小姑娘拉着她的母亲来看病,一进门就问:"雷医生,您好! 我这牙齿不太好看,能不能帮我整一整?"第一眼看这姑娘五官挺端正的,可一看口腔内的情况,就知道这姑娘为啥一直都抿着嘴不敢笑了。她是个典型牙齿排列不齐的患者,前牙拥挤,两颗小虎牙直勾勾地向外"悬挂"着,上颌牙齿还有点向前突,我们俗称"龅牙"。对一个刚刚参加完高考,即将奔赴大学的小姑娘来说,这不但影响美观,而且阻碍了以后丰富多彩的社交生活。我说:"你这牙齿,需要做矫正,我们先要拍照片、取模型收集你的信息资料,制订诊疗计划。矫正牙齿是一个大工程,需要 2～3 年,每个月都要来复诊,想要变得漂亮可能还得拔牙啊。"

　　"我就在长沙上大学,每个月复诊应该没问题,但是拔牙……"小姑娘吐了吐舌头,"那不是很痛吗?"这时她母亲也凑过来追问:"医生,拔牙是不是对身体有害,能不能不拔牙?"的确,在老一辈的观念中,拔牙会出血,还会伤害脑神经,因此,拔牙是牙齿疼到不能忍受,或者人到中年万不得已的选择。一个花季少女,一没病,二牙齿不痛,仅仅为了好看,有必要拔牙吗? 这是一个误区。的确,常规来说在牙齿有保留可能的情况下,我们口腔科医生都不建议拔牙,尤其拔牙之后预留出来的间隙还需要后期修复。但是对于严重牙列拥挤影响美观及功能的患者,拔牙矫治就成了可能的选择之一。正规的拔牙操作并不会造成神经损伤,也不会出现什么后遗症,一般拔牙之后 1～2 天创口就会愈合,1 周后就能正常咀嚼进食了。其实,现代拔牙技术相较于以往已经有了很大的进步,微创拔牙、无痛拔牙等技术已经广泛运用于临床。

听完我这番话,这对母女还是不放心,继续追问:"那么,医生,我有必要拔牙吗?"我说:"你这个情况,想要牙齿最终排列整齐,以后笑起来更加自信美观,拔牙有可能是必需的治疗手段。不过在此之前我们要对比你的资料进行详细的分析,最终确定治疗方案。你放心,我们不会胡乱给患者拔牙的。"随后我又解释了牙列拥挤,就好像一个班上有 28 个同学,但是只有 20 把椅子,那大家都坐在一块不就显得很挤了吗,有些同学甚至没有椅子可坐,就只能站在外面,就像小姑娘的小虎牙悬在其他牙齿以外一样。其实,在这里做矫正的患者,基本上有一半都需要拔牙的,牙列拥挤不仅影响美观,还妨害口腔卫生及牙周健康,往往牙列拥挤最严重的地方就是我们最难清洁到的位置,也是最容易出现龋齿和牙龈炎的区域。所以,拔牙是为了美观,也为了健康。

两周以后,那位母亲带着女儿来确定治疗方案,她们又问了:"医生,矫治器应该选什么好?"这个问题也是许多正畸患者很关注的问题。首先正畸治疗的基本材料包括托槽和弓丝,其种类繁多,从国产到进口,从金属到陶瓷,从非自锁到自锁托槽等,还有最近比较热门的隐形矫治和舌侧矫治。它们能在不同程度上减少牙齿摩擦力,提高矫正的效率;保护牙齿及周围口腔黏膜,提高矫治过程的舒适度;改变托槽的材质或者粘接位置以满足患者日趋增长的美观需求。针对以上不同的矫治材料,我们会给出相应的建议,但是,患者愿意选取什么矫治器,那是他们的自由。我告诉这对母女:"不管你们选择怎样的矫治器,我都会尽力做到最好。"经过 2 年左右的正畸治疗,最终小姑娘已经由"丑小鸭"慢慢变成美丽的"白天鹅"。

末了,那位小姑娘兴奋地跟我道谢,她妈妈则担心地问我:"医生,会不会留下后遗症?"我说:"坚持佩戴好保持器,维持健康的饮食习惯,定期复诊就没太大问题。"3 个月后,她们来复查,我对比治疗前后的照片认真做了检查,小姑娘保持的效果很好,没有出现复发的情况。这位母亲想得比较远:"那么这个龅牙和牙齿拥挤等,会不会遗传呢?"实际上,遗传和基因这些先天因素是一方面,更重要的是后天的环境,临床上往往见到很多小孩因为不良习惯造成严重的错颌畸形的病例。于是我说:"该遗传的还是会遗传,不过我们可以早发现,早干预,形成良好的饮食和生活习惯,减少成年后出现牙列畸形的可能,或者降低之后矫正的难度。"

著名雕刻家罗丹说过:"生活中从不缺少美,而是缺少发现美的眼睛。"而我们这个专科就是需要一双无时无刻都能发现美的眼睛。我常常跟学生开玩笑说:"我们口腔正畸医生从来不是创造美,而是释放患者本来的美而已。"每个人都是生而不同的,每一个来就诊的患者都具有不同的面部形态和咬合状态,我们不能简简单单将他们都放进一个模具中进行矫正,只有因地制宜才能尽力为每一个患者实现最美的最自信的笑容。从这个意义上来说,正畸医生更像一个雕刻家。

有时候想想,我们正畸科能做的很多,但也很少。总体而言,我们矫正牙齿和口腔,大体只能改变人脸下部三分之一的部分。三分之一可不是整张脸,脸上的雀斑我们也管不了。但面部下方三分之一部分确实是人们审美最重要的区域。大家在看脸时除了看眼睛,注意力就多集中在这面下三分之一的部分了。不信,你可以看一看漂亮的演员和著名的模特,他们的眼睛各式各样,但鼻尖到下巴的连线(E-line)都与嘴唇相切或是在内侧一点。也就是说,等待正畸的人各有各的缺陷,但美丽的脸庞却总是那么相似。作为正畸医生,我们穷尽全力所能改变的也只是这一部分区域。当然,有时候我们还需要与口腔颌面外科合作,毕竟每个人都是那么的不一样,需要矫正的地方也各不相同。但不变的是我们对美的追求。给患者带来自信,让他们随时能够绽放微笑,这是我们口腔正畸医生的职责所在。

(雷勇华)

大勇大爱

　　医者之勇，不在于无畏，而在于迎难而上，因为这是一场关乎生死的抉择，一场没有硝烟也没有退路的战役。自古名声与名医不可分割，但在生命面前，名利不足惜。敢于在功成名就之后为生命冒险一搏的医生，敢于承认失败的医生，可与直面生死的勇士等量齐观。迎难而上的湘雅人，他们悬心、失眠、食不甘味，皆因心中牵挂着病人的安康，此亦大爱！

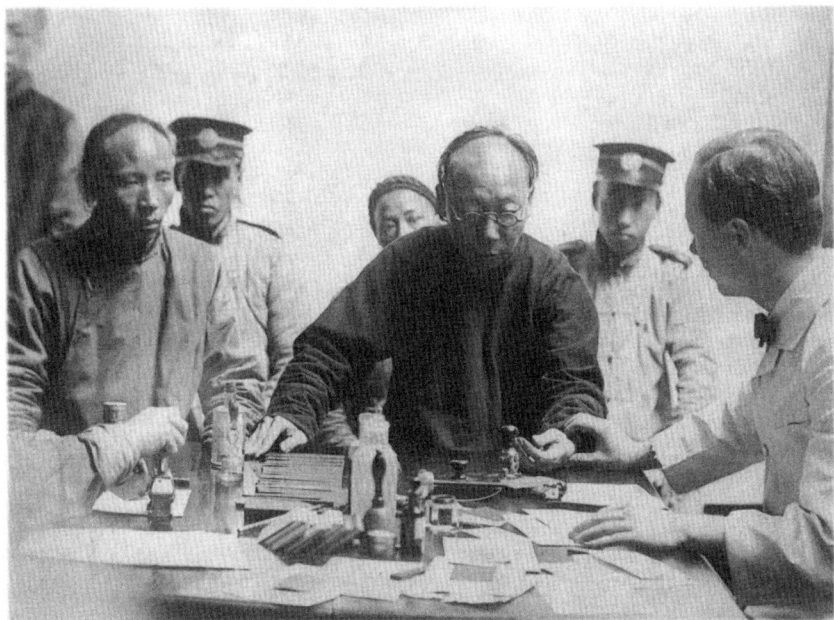

过度自责会让刀锋变钝

"兄弟,今晚叨扰你了。"我举起手中的酒杯,做了个碰杯的虚势之后,仰头便干了。明天休假,今晚我请了一个高中好友到家里来吃饭叙旧。

"哟!大医生怎么啦?整晚闷闷不乐的。"他也跟着喝起来,打趣地说道。

咕噜咕噜,我又一杯下肚。"唉,别开我玩笑了,"我看了一眼手中的空杯子说,"最近手上有一个病人状况不大好。"不知道是酒喝多了,还是心里的事情堵的,头一直隐隐胀痛。我拂了拂额上的头发,便开始揉捏酸胀的眉头……

病人是一个三十来岁的女人,患的是颅咽管瘤。这是颅内常见的先天性肿瘤,即在人一出生的时候就存在,会像皮肤一样持续生长,不会自动消退。其主要临床特点有下丘脑-垂体功能紊乱、颅内压增高、视力及视野障碍,尿崩症以及神经和精神症状。这位患者前来就医时,就出现了生物钟混乱,嗜睡的症状,同时还伴有视力下降和体重异常增加。她的肿瘤长在视神经后面,周围是下丘脑组织。虽然肿瘤尺寸不大,但是位置很关键。肿瘤必须一次性切除干净,不然残留的瘤子会继续生长,后面还需要做手术。

"这是我第一台大型手术。虽然手术难度偏高,但是按照我的经验、能力和表现,是可以顺利完成的。"我抬起头看着他的眼睛。

"那后来呢?"他的眼里充满了关怀。

"其实手术做得很漂亮,瘤子切干净了,也没有伤及周围的神经。前期还康复得很好,伤口愈合很顺利。但是……"慢慢地,我的视线忍不住转移开来,低着头看那在灯光下让人眩晕的玻璃杯。

在病人计划出院的前两天,状况出现了。那天,她的体温忽高忽低,本来睡得好好的,一下子就烧到 39℃,给她敷冰之后立马降到 36℃。慢慢地又觉得冷,就给她捂被子,可是一捂又飙到 39℃,如此往复。后来几天始终没有办法控制体温。

是细菌感染导致的结果,还是做完手术之后,体质偏弱,肺部受到其他病菌的袭击,抑或只是术后正常的发烧热?因为身体在重大创伤之后,会自动分泌刺激的热源物质。观察了两三天后,情况依然没有好转。我们立马申请全院大会诊,请了多个科室的专家前来研究,可症状不典型,难以确诊。

"我们给她做了腰椎穿刺及相关治疗,但情况没有好转。我们看她的CT片,发现手术区域有一个小圈。我们怀疑是脓肿。"我用手比画给他看。"如果出现细菌感染,那肯定是手术过程中带进去的。是我?我的团队?助手?护士?是不是有人不小心碰到哪里了?所以综合考虑之后,我们决定做第二次开颅手术。"

病人有一个哥哥,我记得决定做第二次开颅手术的前一天,在病房门口,他弓着腰,用力地握住我的双手,沙哑着喉咙对我说:"医生,我相信你们的判断。你们该怎么做就怎么做,钱的方面不用担心,她的小孩我们来带,只要……"他微微地低下头,"只要你们把我妹妹治好就行了,我就她一个妹妹呀……"这一个月以来,他几乎每天都会来看他的妹妹,给她送汤水、带水果,偶尔会捎上她三岁的儿子。并发症出现后的这几天,更是单位、家庭、医院三点一线来回奔波。看他的头发,应该好几天没有洗了,眼睛里也布满了红血丝。听着他的叹气声,我的心揪得更紧了。

"那第二次手术怎么样啊?"兄弟的问题让我从回想中抽离出来。

"第二次开颅也是我主刀,我们仔细检查第一次手术的部位,没有发现脓肿,也没有发现神经受损。换句话说,第一次手术没有问题。"我坐起身子,接着说,"过了一个星期之后,病人的情况依然没有明显的好转。在家属的要求下,我们请北京的专家过来会诊,诊断结果跟我们一样。"我喝了一口酒,继续说,"这几天病人的情况越来越差了。身体功能出现衰竭征兆,无法排尿排便,也不能下床走动。开始神志不清了,我们喊她,她也迷迷糊糊,再这样下去很快就会昏迷了。"而问题的关键在于,至今都没有找到确切的病因。我不由得叹了一口气。

"我说,兄弟呀,在这个过程,你有犯原则性的错误吗?"好友拍了拍我的肩膀。

"没有。手术应该做,而且两次手术我都没有出错。"我斩钉截铁地说。

"那你尽力了没有?"他继续问道。

"我几乎天天守在那里,每晚十二点才回家,早上七点又上班。上班之后也是第一时间跑去看她。我尽我最大的能力去治疗她,用最高的水平给她做手术,给她检查、开药。"这一点,我很确定。

"你既没有犯错误,没有违反原则,又尽心尽力地医治。那你为什么还如此自责呢?"他看着我的眼睛说道。

"因为疗效不好呀!病人现在还躺在病床上,她的父母、哥哥天天守在她身边,那么小的小孩如果失去母亲怎么办?"我的情绪开始激动了,"已经花了十几万元的手术费了,整个家庭被拖累了!"2004年的十几万元不是一个小数目。

"那是不是被你拖累的呢?"他继续问。

"是的。我觉得是被我拖累的。"我点了点头。

"我说,如果你不做这个手术,病人会怎么样?"他想了想说。

"那病人的眼睛会瞎掉。而且她会失去自我调节能力,会拼命吃东西,会肥胖……最后还是昏迷。"我认真地回答。

"那如果换一个医生来做手术,就一定会做好吗? 他们的成功率又是多少,能够百分之百保证不出现并发症吗?"他进一步问道。

"那不一定。这个病的难度就在这里。"我似乎想到了什么。

"那对呀! 就像高速公路上总会翻车一样,只是看在什么时间、什么地点发生而已。假如一年平均翻十台车子,去年可能是九台,今年可能翻八台。这些都是意外,无论怎么预防,总会有一两例发生。有些事情是没有办法避免的。你做这台手术,出现了这样的情况。别人做这一台手术,也有可能出现相同的情况,或许情况比现在更糟糕也不一定。你的老师已经是科室甚至是全国顶级的高手了,如果这一台手术是由他们来做,却依然出现这样的情况,那他们该怎么办呢?"他双手搭在我的肩膀上,用力地按着,"兄弟,别再自责了。"

我慢慢地抬起头,从他眼睛里看到了鼓舞的力量。恍惚之间,我想起我的父亲。他也是神经外科经验极其丰富的教授,他也有手术效果不理想的时候。如果是我的父亲,他会怎么处理呢? 这半个月以来,我的内心几乎都被痛苦的感觉吞噬,全副精力都投入到这个病人的救治之中。但我的手上还有十几位病人,他们也需要我的治疗,需要我的关心与照顾。生活在继续,工作在继续。我一定要振作起来,继续寻找这个病例的病因,尽最大的努力救治她的生命。我还要继续学习与实践,不断地磨砺自己的刀锋,不让同样的情况再次发生!

那一夜,我睡得很沉。因为天明之后,我要继续披荆斩棘。

后来,我考虑一个问题:是不是用药太多了? 抗生素需要用那么多吗? 好,停掉。人体需要盐分,之前只要体内的含量稍微超过正常水平,我都会用药物降低,而如果比正常低一点,我就立马又调高。饭菜不是含有盐分吗? 为什么还要打吊针? 好,把吊针摘了,直接让她从饭菜中吸取盐分。人消瘦了怎么办? 要补充蛋白质。好,不打白蛋白吊针了,直接吃鸡蛋、鸡汤等富含蛋白质的食物,并添加青菜,逐步恢复正常饮食。半个月之后,她的情况好转了! 她的身体功能逐渐恢复,能说话,能吃饭,能排便,能走路……脸颊开始长肉,眼睛有了神采,最后康复出院了。

之后我进行了反思,可能是因为我太过紧张,太过认真了,生怕自己哪里有偏差,所以用尽一切医疗手段将各个指数稳定在标准值,反而忽略了人体的自我调节作用。有时候过度依靠医疗手段,会呈现相反的效果。其实用平常心去处理和对待,她反而就痊愈了。而且对治疗不理想的情况过于自责,太沉溺于痛苦的情绪中,反而会让自己处于被动之中,不仅打击治疗信心和影响能力的发挥,还会影响其他病人的治疗。

患者是人,我们也是人。医学和能力都有力所不能及的地方。如果碰壁了,我们要承认失败,吸取教训。病人用鲜血甚至是生命换来了我们的临床经验,我们不让自己再犯同样的错误,那就是对病人最好的交代。

不知不觉 11 年过去了,我还记得那位女病人和她的家属,记得那一晚的饮酒诉衷肠,记得那一经历之后的体悟与成长……

(刘志雄)

医生,成人之美的选择

我的名字是父亲起的,美佐,来自古语"君子成人之美"。

父亲希望我做一名君子,成为一个有助于他人、有助于社会的人,所以我选择做一名医生。因为世上没有比挽救生命更美好、更可贵、更值得成全的事业。

从医之路,一旦选择,便注定与艰辛为伴。然而从医38年,我对自己的选择却从未后悔过。作为一名医生,一名生命的守护者,我始终无比敬畏生命,热爱患者。38年的医疗生涯中,我倾注了满腔热情,并始终把握一个原则——宁欠亲情债,不能欠患者,"因为生命还不起"。

1998年,我是血液科的副教授,是引进造血干细胞移植技术的主要发起人。自体造血干细胞移植首先要采集自体的造血干细胞,通过技术手段将造血干细胞冷冻、净化、保存,待患者预处理完后,将冷冻保存的造血干细胞溶解,回输到患者体内。在回输之前,我们需要对患者进行大剂量的化疗、放疗,力求将患者体内的肿瘤细胞全部消灭。此时,患者正常的免疫功能、造血功能也会受到毁灭性打击,这就意味着患者在移植之前会完全丧失免疫力,只能待在无菌舱中,完全与外界隔离。

我印象最深的是第一例成功完成的造血干细胞移植,这也是湖南省第一例。当时,患者已经在无菌舱内完成了预处理,准备第二天输注造血干细胞,可就在移植的前一天晚上,我却意外地接到了老家的一个电话。

"美佐啊,你爸爸已经去了,你赶快回来……"电话里大姑用熟悉的家乡方言焦急地大声说着。

父亲去世的消息就像一个惊雷轰炸着我的内心。母亲已经去世很多年,父亲坚持要守着老家,8个月前被诊断为肺癌晚期,一直由家里亲戚照顾着。我以为他还能撑一段时间,等忙完这一阵,就回去看望他老人家。可是,医生哪会有忙完的时候啊? 最终,斯人已逝,而我连父亲的最后一面都没有见到。

我是家里的长子,下面还有个弟弟,他旅居国外,一时间也赶不回来。于情于理,我都应该第一时间赶回去料理父亲的后事。可是,患者第二天就要回输救命的造血干细胞——唯一能够帮助他重生的生命的种子!

然而,溶解被冷冻在－196℃液氮罐里的造血干细胞是非常讲究技术的,但凡有一丁点操作不当,造血干细胞保存袋就有可能破裂,造血干细胞也会随之灰飞烟灭。那可是"生命的种子"啊,是患者的生命之源,如果没有了,意味着这个患者就只有死路一条。当时医院里没有人做过这个工作,我必须亲自操作。

一边是养育了我三十余载的父亲,他去世了;一边是回输造血干细胞等待救命的患者,他还有生的希望。所以,我毅然选择了留下。这不是一场关于情和理、感性和理性的角逐,而是一个关于生命的选择。

第二天,我一直忙到下午,回输造血干细胞移植才全部完成。确认后续工作没有问题之后,我才踏上回家的路途。坐在车里,我的情绪彻底释放了,眼泪止不住地流。我仿佛还有一种急着赶回去见父亲最后一面的错觉,但疾驰的车轮告诉我父亲永远走了,他再也不能够像往昔一样在家乡的小路上迎接我的归来,他再也不会恋恋不舍地站在家门口目送我回城,每次离开家乡时他送我远行的笑容与嘱托只能永远定格在我的脑海中——今生再也没有父亲了!

走进家门,凝重的空气和冰冷的旧木家具都让我感觉那么真实。看着父亲苍白的满是皱纹的脸和深陷的紧闭着的双眼,我顿时跪倒在地上,像个犯了错的孩子一样伤心地哭起来。我最痛心和愧疚的不是没能在接到电话时第一时间赶回来,而是没有在父亲人生的最后时光里好好陪着他,和他说说话。父亲临终前,应该想对我和弟弟说些什么吧? 可两个儿子都不在身边,最后一面都没见上。在闭眼的那一刻,他的心里该有多少不舍和遗憾……

父亲的死成为我一生的痛,而唯一能让我感到安慰的就是那个患者移植成功活下来了。当面对一个生命的逝去而无能为力时,最好的安慰和补偿就是成全另一个生命的延续。成人之美,这就是我的选择。我常常对自己说:选择了当了医生,那就必须以患者的利益为重,患者的生命永远高于一切。

记得在2000年,我接诊了一个患有慢性粒细胞白血病的10岁小男孩,根治他这个病最好的治疗方案就是让他的母亲再次怀孕,对小男孩进行脐带血干细胞移植。当母亲临产时,我们采集脐带血,将其中的干细胞分离、冷冻、溶解,最后移植到她儿子的体内。

为了救治这个男孩,他的母亲终于怀上了第二胎。母亲的预产期本来是在春节放假之后,也就是大年初十左右。可是,她在大年三十那天晚上就开始发作,要生了。大年初一早上,医院就给我打电话,说现在马上就要采脐血并进行冷冻、保存,可是当时患儿还未进入无菌舱进行移植前的预处理。

由于事情太突然,妇产科那边已经开始准备做剖宫产手术了,可我们连冻存细胞的液氮都没来得及准备。迫不得已,我只能匆匆离家,踩着单车去拖液氮罐装液氮。那液氮罐可比现在的煤气罐大多了,我近一米八的个子拖起来都费劲。路旁的积雪还没融化,碎盐似的雪末裹在寒风里,吹在脸上生冷得发疼。我把液氮罐放在单车上,一个人推着单车在冷风里大口大口地喘着热气,心里急得像热锅上的蚂蚁。最后,在妇产科、检验科、血液科的通力合作下,我们顺利完成了脐血干细胞采集、分离、冷冻、保存。当我们为这个患儿做完脐血干细胞移植后,春节假期过得也差不多了。

我从医38年,几乎有一半以上的春节都是在工作岗位上度过的。从这一点上说,我对家人多少有些愧疚。不过,拯救一个孩子的生命,也就意味着拯救一个家庭,给一个家庭带来重生的喜悦和欢乐。现在那个小男孩长大了,已经大学毕业参加了工作,成家立业了,也有了他自己的孩子,生活得很幸福。我很庆幸自己所做的这一切,都是值得的。每当回味起行医过程中这些点点滴滴的事情,我的内心也十分欣慰,也算有一点小小的成就感。

但是,医生并不能保证每一次都能妙手回春。尤其现在到了肿瘤科,我见到更多的是无奈而绝望的患者在濒死的边缘挣扎。其实,很多恶性肿瘤到如今都没有救治的良方。我能做的就只是竭尽全力延长患者的生存期,提高他们的生命质量,成全他们最后的美好。

我诊治过的患者里有一个人给我印象特别深刻,大家都叫他郴州老陈。他是个特别讲究外表的人,连胡子都要一根一根地修剪。我们都说他的生活已经精致到了极致。他患的是多发性骨髓瘤,一般情况下此类患者的生命只剩下三年左右。他一直是我的老病友,从以前的血液科跟随我来到肿瘤科,按时治疗与复查,他和我一直保持着密切联系,从病友变成了朋友。他对自己的病情有任何疑惑,都会打电话咨询,我也会为他指导答疑,到现在已经足足二十年了,他病情稳定,生活与工作兼顾无误,老陈仍然活得那么精致,仍然那么在意自己的胡子。

"有时是治愈,常常是帮助,总是去安慰。"这是特鲁多医生的墓志铭,也是我经常对肿瘤科医生们说的话。作为一名肿瘤科医生,我们的温情与举手之劳,可以点亮并温暖病友痛苦的世界。我们对善良和责任的坚持,是病友最需要的。这便是医生的成人之美。

(钟美佐)

诚实面对误诊

　　湘雅医院历来有对疑难病例、误诊病例、死亡病例进行科室大讨论的传统，湘雅人从不畏惧直面错误，其中最典型的代表，便是传染科 20 世纪 80 年代出版的那本《临床误诊 100 例》。不到 200 页的 32 开本，却涵盖了发热、黄疸、肝肿大和腹泻等临床工作中经常遇到的典型症状，每个章节下又分出若干小节，系统地对典型误诊病例进行了追根溯源的分析。而凝聚在这本被人们称作具有创新之义、勇气之举的书籍背后的故事，我们现在再回忆起，仍是感慨颇深。

把误诊病例写成书？可行吗？

　　1982 年，理论界提出的"实践是检验真理的唯一标准"，引起全社会的大讨论，《临床误诊 100 例》就是在这个时候酝酿出来的。在全社会一起探讨真理与实践关系的社会大背景下，老教授带领我们一起思考这样一个问题——是否可以把误诊病例编写成书。

　　我们感染病科病人数量多、流动性大，加上受医疗条件局限，当时还没有彩超、CT 以及其他能借以诊断病情的高级医疗设备。在客观条件相对简陋的情况下，病情只有依靠医生的临床经验、医学知识进行简单检查和诊断。为克服困难，我们科室的同事们细心记录病情、排除疑难，尝试以细心的人力付出来弥补客观条件不足。但即使如此，出现误诊也实在难免。好在我们在诊疗过程中及时发现误诊情况，并能及时更正诊治方案，才未给病人的病情带来重大影响。

　　通过和同道们交流，我们了解到，因为医疗硬件、医师经验等种种局限，会让诊治受到影响，难免发生误诊。考虑误诊情况普遍存在，我们科室当时在思考：是不是可以把我们科室的误诊病例汇总，总结出经验教训并编写成书，以此给医疗界其他同仁们提供借鉴，方便大家一起吸取经验，来避免重复性的错误呢？

　　这个想法被提出后，我们科室内部既支持，也心存疑虑。误诊是否能够公开？医院将误诊病例公开出来，病人是否能理解？湘雅的医疗水平是否会因此而遭受质疑？……基于这些担忧，科室内部进行了热烈讨论。

最终,我们科室认为,应当将误诊病例总结出来。作为医生,我们要承认医疗也会发生错误,这是客观存在的;但医疗也贵在勇于吸取教训,应在每一次错误与失败中进步与成长,继而帮助更多的病患。

撰写:每一例都是我们经手的病例

基于这样的出发点,我们科室开始了书稿的撰写工作。科室主任张铮、熊宏恩担任主编,年轻医生负责编写不同的章节。那些发热、黄疸、肝大、腹泻等章节内容,其实都是从本科室经历诊治的病例中总结而来的。

在《临床误诊100例》中,我们对病例情况详细记录,对每一个病例都总结了误诊原因,提醒类似病例易误诊之处。最后,在每一个病例的末尾,我们做了病例总结,以误诊病例为教训,总结出可行经验,并以此为其他临床工作者提出几点参考意见。稿件完成后,均由老教授校阅。我们认真编写《临床误诊100例》,希望以此为其他同仁带来参考借鉴,大家一起少走弯路。

我的同事胡国龄,还在编写过程中"光荣负伤"。当时她负责"发热"一节的撰写,需要去病历室查资料;病历被放在了高层的柜子里,她只好架上梯子去找——结果脚下一个不小心,从楼梯上摔下,一头撞在了地上,当即血流如注。跟着她一起来找资料的欧阳颗见状赶忙将她送去了急诊科,生怕造成严重的脑外伤。最后幸而只是皮外伤,倒也成了编书过程中的一段难忘的回忆。

反响:预料到质疑,没料到如此受认可

《临床误诊100例》一经出版,质疑之声与肯定之声相继出现。我们预料到了质疑声,却没预期到会如此受欢迎。大众的热烈反响超出了我们的预期,令我们惊喜。

"湘雅这个在百姓心中具有权威性的医院,将误诊病例编写成书,令人费解。"这样的质疑观点我们已有所预料,毕竟"误诊是不适合揭示于人前的"的想法出现在所难免。但在我们科室看来,我们难道不应当勇于正视错误,在改正纠错中进步吗?临床诊疗由于病情会实时变化而充满复杂性,如果能在病情变化时及时发现错误,修正诊疗方案,使病人及早好转,这才是可贵之处。

虽然有所质疑,但肯定的声音还是占主导地位的。在《临床误诊100例》出版后,各大报刊纷纷转载消息。《健康报》《人民日报》《解放报》等报刊均发表评论,如1982年7月《长沙晚报》刊登文章《家丑也可外扬》,《解放军报》刊登文章

《失败的价值》……总体上,报刊文章纷纷对此书表示认可。此外,病人反响很不错,医疗界其他同仁也认为这本书给他们带来了帮助。

除了报刊,电视台对《临床误诊100例》也十分认可。《临床误诊100例》引起反响后,我们科室接到了湖南电视台的录制邀约。节目旨在讲述科室撰写这本书时的背后故事。在我们看来,背后的种种医疗故事都是如此简单,同事们所做的一切努力终究是为了能救助更多病人,能更好地救助病人。与其说那是多么不一样的背后故事,我们更愿称它为我们日常工作中的平凡一幕,没有特殊之处,就跟广大兢兢业业的临床工作者的日常工作一样。

在广泛的认可下,我们科室深受鼓舞,也颇为感动。应大众需求,我们将《临床误诊100例》整理后又进行重版。重版时有幸请到医学泰斗、中国科学院院士、湘雅医院老院长张孝骞教授撰写序言。

张孝骞教授在序言中提到:"临床医生要随时警惕错误、承认错误、修正错误。"这句话完全道出了我们编写此书的初衷。

寄语:总结错误,是为了少走弯路

医院不是神坛,医生也会犯错。医生并非万能,但医生是始终竭力医病的奋斗使者。《临床误诊100例》不仅仅是一本关于误诊病例的医学书,也承载着我们对医学的新认识。

医学是救死扶伤的,医学是不断进步的,医学也是会发生错误的,但医学的错误不会永远错下去。医生从一次次的失败与错误中吸取教训,并实现新的进步和飞跃。

我们在临床诊疗中的错误,对自己而言是经验教训。更重要的是,它能对其他同仁们有所启发。医生以认真、负责、严谨的态度对待工作,相互吸取经验,不断提高医术,这或许就是对病人最切实的责任。

如果《临床误诊100例》的出版,能使相似病例的误诊病例由100例减为50例,甚至更少,那么我们的目的就达到了。

(胡国龄 欧阳颖 杨家芬)

23 厘米的渴望

"我想过正常人的生活。"一个 21 岁的女孩曾经坚定地对我说。她的眼神里满是渴望。

这个女孩从小患有左股骨中段骨髓炎,以致她的左侧髋关节和膝关节严重发育不良,左腿比右腿短了近 23 厘米。2012 年 10 月,她单腿蹦跳着进了我的诊疗室,左腿弯曲着,站立时脚掌根本无法接触地面。她说:"过去,我一直是跳着生活。"现在她已经长大了,希望自己能像正常人一样结婚生子,脚踏实地地生活。

"胡医生,我有可能像正常人一样生活吗?"她小心翼翼地问我,语气里却充满期待。越是这样简单朴实的渴望,越能直击人心。

如果一个人的渴望可以度量长短,那么女孩的渴望应该就是 23 厘米。可无论对她还是我来说,23 厘米就如同一道难以逾越的鸿沟横亘在眼前。

女孩的病情十分罕见,国内外都没有过这样的先例。她这样的情况需要进行肢体延长和全股骨及髋膝关节置换手术。肢体延长是将患者左腿的肌肉、神经、血管、皮肤等软组织,用外固定架进行牵引,从而确保延长之后的左腿达到与右腿同等的长度。全股骨及髋膝关节置换,则需要使用特制的金属材料假体来替换其缺失的部位。

尽管之前我们骨科曾成功开展过全股骨置换手术,但是女孩的情况更加特殊,需要同时为她发育不良的髋关节和膝关节进行置换,治疗难度更大。手术不但伤口面积广、出血量大,而且对安装假体的精度要求很高,必须保证下肢轴线达到平衡。这样大型的手术不可能在短时间内完成,而需要分步进行多次手术。这个过程越漫长,对病人和医生来说就越痛苦和煎熬。

女孩欣然接受了。或许对她来说,努力尝试总好过做着白日梦,在原地等待奇迹。

2012 年 10 月 31 日,这一场漫长而不可预测的"征战"开始了。手术治疗成功的可能性只有 25%,但是我们必须尽 100% 的努力。这天,我们进行了第一次肢体延长手术,将定制的外固定架安装在女孩的左腿上。23 厘米的延长已经远远超出了常规范围,外固定支架只能专门定制。手术后,女孩需要每天旋转外固定架上的齿轮,将肢体延长 1 毫米、1.2 毫米、1.5 毫米……女孩的神经、血管等软组织延长必须慢慢进行调整,一旦牵拉过度可能导致神经受损,并引起神经功能障碍甚至瘫痪。我们的担心也从这一天开始从未松懈,而女孩每天都要忍受着疼痛,小心翼翼地感受肢体的延长。

2013 年 4 月 8 日,经过 160 天的肢体延长之后,我们发现长度仍然不够,短了 4 厘米。由于之前我们对她软组织的伸缩性估算不够,所以只能给女孩更换了一个外固定支架,继续延长。

5 月 6 日,女孩再次满怀希望地来到医院。这个时候她的左腿已经达到了和右腿一样的长度。她有些兴奋地对我们说:"我终于知道两只脚同时放在地上是什么感觉了,真踏实。"她觉得这半年多的苦没白受,而对治疗的最终结果越来越充满期待。但是肢体延长仅仅只是一个开始,更难、更痛的挑战还在后面。

我们在与厂商沟通之后,为女孩"私人定制"了佩戴髋关节和膝关节的全股骨假体。经过半年多的准备和努力,我们在一步一步的尝试中越来越有信心。但是在手术中,意外再次发生。当我们切开女孩的左腿,发现了一个严重的问题:她的软组织感染了炎症。并且,厂家定制的假体短了 0.5 厘米。这也是我们术前对数据估算不足造成的。假体安装的长度和角度都必须非常精确,如果我们强行安装,不仅对患者毫无益处,还会给患者带来更大的痛苦。

手术被迫中止,我也十分苦恼。现在怎么补救?手术台上的女孩对此还一无所知,虽然我们都知道这样的手术可能不会一次成功,但是每一次手术,对病人和医生们来说都是一次煎熬。可是,0.5 厘米的差距不得不让我们再次推迟手术。最后,我们只植入了髋关节假体,而全股骨置换只能等到下一次。

女孩从麻醉中渐渐醒来,得知了手术结果。她躺在病床上,把头转向病房的角落,默默地哭了。连续好几天,她都坐在病床上发呆。原来那个乐观坚定的女孩,现在沉默着。是沮丧还是失望?我们无法形容,几个医生的心里也是百味杂陈。

有一天,参与手术的钟医生来找我,说:"我做不下去了,太煎熬了。"他从一开始就负责女孩的治疗,这么久以来,他的内心一直承受着巨大的压力。面对这样的结果,他心力交瘁,没有信心再进行下一次手术。消极的情绪在整个团队蔓延,此时作为主任的我只能硬着头皮安慰大家:离成功,我们只差 0.5 厘米。

10 月,我们再次进行了全股骨置换手术。手术前,反复检测假体的长度后,我们确保不会再有哪怕 0.01 毫米的差距。手术时,假体的长度以及角度确实都十分合适,我们所有人都松了一口气。可就在缝合伤口时,我们发现股骨髁缝不上。由于女孩左腿软组织发育不良,她的股骨髁比正常人要小,但是假体的股骨髁是按照正常人的大小来做的。我们之前一直把心思花在了假体的长度上而忽略了其他方面。这次的手术如果又不能圆满,对医生、对患者都将是沉重的心理打击。这种打击甚至可能是致命性的。

突然,我想到手显微外科唐举玉教授,他最拿手的就是皮瓣手术。通过左小腿皮瓣转移,我们当前的问题就能迎刃而解。我马上打电话找来了唐教授……

走出手术室,摘下口罩的那一刻我深深地舒了一口气。积压在心中整整一年的石头终于落地,并且正好落在那道 23 厘米宽的鸿沟里,成为迈向成功的垫脚石。

手术后三个月,女孩可以使用助力器行走,髋膝关节活动度都能达到理想范畴(屈膝可达 90 度,双腿伸直可达 0 度)。并且,她坚持康复锻炼,恢复迅速,如今已经能像正常人一样自如行走,偶尔还能慢跑,甚至骑自行车。

女孩的坚持和信任给了我们莫大的鼓励和感动。支撑她站起来的不是那 23 厘米的金属假体,而是她对生活的热情和渴望。精神的支柱远比拐杖更为可靠。

(胡懿郃)

我的失眠换他的痊愈

2015年年底的一天,我所在的脊柱外科门诊如往常一样紧张而有序地进行着工作。临近中午,一位母亲带着一名小男孩敲门进来,虽然小男孩穿着宽松的运动外套,却依稀可以看到小孩的身体已向一侧倾斜。作为一位在脊柱矫形领域耕耘近三十年的专家,我预感到这是一位特殊的病人。

小男孩名叫小豪,今年14岁,正读初中二年级。他出生后不久,家人就发现他的脊柱有点歪斜,但当时都没怎么在意。后来随着孩子慢慢长大,他右边的背部隆起得越来越厉害,身体也开始向右歪斜,双肩一边高一边低,走路时甚至开始一瘸一拐了。小男孩因为常年的病态,变得敏感而自卑,他一度想要放弃学业。为了治病,母亲带着小男孩四处寻医问药,但保守的治疗并未带来明显的效果,紧接着家里的一场变故让小男孩的治疗彻底停滞下来。可是,如果任由病情恶化下去,小男孩体内重要器官的发育极有可能受到影响,并可能导致自发性截瘫。

一次偶然的机会,母亲从网上了解到湘雅医院脊柱外科在全国脊柱侧弯矫形领域处于领先地位。抱着试试看的心态,小豪的母亲带着他来到了我的门诊。仔细检查之后,我深表遗憾地对小豪母亲说:"你的孩子患的是一种名为先天性脊柱侧弯的疾病,这种疾病的手术时机以及手术策略的选择很有讲究,遗憾的是你的孩子已经错过了最佳的治疗年龄;从片子上看,胸椎腰椎有两个结构性侧弯,颈椎也出现了继发弯,侧弯融合僵硬,手术难度很大,风险极高,我不建议实施手术,要不你们去北京、上海看看?"小男孩母亲一听,激动地说:"张教授,小豪刚出生不久爷爷就去世了,他爸爸身体也一直不好,3年前就因为癌症去世,所以这么多年来他的病就这样给耽误了。我在网上看了很多资料,大家都说您是国内脊柱侧弯领域的专家,请您再给小豪一个机会,不管冒多大的风险我们都愿意。"面对家庭情况如此复杂,而又怀抱殷切期望的母亲,我叹了口气,陷入了沉默。许久之后,我默默地拿起片子,看了又看,慢慢说道:"我现在也不能承诺你一定会做手术,只能试试看。而且,这种病的治疗时间长,你们家属要做好打持久战的准备。"

毕竟,脊柱侧弯矫形手术是衡量脊柱外科水平高低的标志性手术。其难度之高、风险之大,位居脊柱外科手术之最。相较于常规颈椎病、腰椎病的患者,脊柱侧弯患者无论是椎体形态还是血管神经走形都存在明显的个体性差异、畸形。对于主刀医生而言,手术中的每一步都可谓如临深渊,如履薄冰,一旦手术失败,后果更是不堪设想。眼前的这位小男孩早已错过了最佳的手术时机,脊柱现在已如一条拧乱的麻花。多年的经验告诉我,无论采用何种术式,对我自己、对小男孩来说,这都将是一个巨大的挑战。可同时,我心里清楚,对于这种程度的侧弯,国内能够有信心接收的医院屈指可数。看着小豪眼中泛起的泪光,我毅然决定要尽自己最大的努力承担起这个艰巨的任务。

小豪入院以后,医疗组的医生们开始对小豪进行身体状态评估,影像学检查提示"T3 蝴蝶椎,T4、T7 半椎体,T9 左半份变窄脊柱整体呈 S 形侧弯,C6-T8 水平脊髓空洞"。他的躯干已严重地向右偏斜,整个躯干严重失衡了。针对小豪的情况,科室教授们进行了数次研讨,教授们大多赞成实行椎体截骨矫形术,即通过将椎体的一部分切除来达到矫形的目的。然而这个手术需要绕开神经及脊髓来切除椎体,难度极大。尽管我们已成功实施过很多例,但该术试手术创伤很大,术中发生神经损伤的概率很高,而且一般来说只适应于侧弯程度较小的患者,要么得通过前后路两次手术才有可能成功。结合小豪的具体情况,在征得小豪本人和家属同意后,我为其选择了自己首创的"湘雅阶梯递进牵引法结合一期术式"方案。相较于传统的前路松解后路矫形手术,我提出的新的治疗方案能够为小豪减少一次手术的痛苦,并且能在保证矫形效果的同时,最大限度地降低术中的风险。我的这一方案,已取得很好的临床效果,早已被国内外的同行们广泛认可。

经过 4 周的牵引及反复评估后,小豪的手术日期终于确定下来了。然而在手术前 3 天,我却失眠了。回想起自己从 2004 年一手创立脊柱外科至今,我虽已完成了大大小小的脊柱侧弯手术 1000 余台,然而小豪这次手术无论是切口长度,还是侧弯复杂程度都是最大的。到底是分两次做还是一次性做完?一次做完怕出血太多,手术时间太长,孩子受不了,手术及麻醉风险更大;手术分两次进行的话,孩子又要多承受一次痛苦。怎样选择置钉方案?怎样预弯钛棒?怎样矫形?需不需要取肋骨去剃刀背畸形?一旦手术有任何闪失,对这个原本已极度脆弱的家庭而言,无疑是雪上加霜或灭顶之灾……凡此种种问题,萦绕在我的心中,我感到肩上的担子越发重了。

第二天一早,我来到小豪床边,语气沉重地说:"这个手术风险还是太大,你们家属再考虑下,我还是建议保守治疗。"男孩听完,没有说话,躺在床上默默地流泪。一旁的母亲含泪说道:"张教授,我们住在这里近一个月了,亲眼看到了您和您团队严谨的工作作风,把小豪交给你们,我们放心。我们也相信手术一定会取得成功,相应的风险我们都愿意承担,请您再给小豪一个重生的机会吧!"看着躺在床上默默流泪的男孩,我暗暗咬紧牙关,最终下定决心:那还是做吧。

在麻醉科旷满秀教授和手术室脊柱专科郭静组长的娴熟配合下,手术从早上 8 点开始,一直到晚上 6 点结束,持续近 10 个小时。手术结束后,我疲惫地坐在手术室的地上,等待小豪从麻醉中苏醒。再次确认小豪的下肢活动良好后,我和麻醉师一起将他送回病房,向医疗组的其他成员们及家属详细交代了注意事项后,才放心地离开。

在看护期间,我看到小豪一天天地恢复,由衷地感到高兴。有一天查房,我忍不住有点骄傲地对他们说:"你这个手术又创造了我们科的一个纪录。"因畸形的类型特殊,侧弯手术切口最长——为整个脊背全长(胸 1 到骶 1),但术中确保了病人情况稳定,并达到了最佳矫形效果。面对如此大型的手术,术中呼吸循环能确保平稳,再一次证明我们医院麻醉手术部的高水准,同时进一步证实"湘雅阶梯递进牵引法结合一期后路术式"确实是一套切实可行的治疗重度侧弯的方案。真的,这确实是我们科室了不起的一份成绩。孩子的母亲也一脸开心地对我们说:"真的,你们创造了一个奇迹,我们家里完全没有想到会达到这样完美的效果,不但畸形、躯干倾斜完全矫正,而且还长高了 16 公分,都不知道该怎样感谢您,太感谢湘雅脊柱外科的各位医生了。"在术后恢复的日子里,小豪的母亲每天都会充满感激地向医疗组的成员们表示谢意。此后,在我们医疗团队以及护理部的精心照料下,小豪最终在第二年的农历新年前顺利地康复出院。

这十几年,我们脊柱外科完成的脊柱侧弯矫形手术无论是数量还是难度,均居国内领先水平,与国际先进水平同步,由我主刀的 1000 余例手术,患者来自全国 17 个省,在确保疗效优良的前提下,迄今为止仍保持着该病种"零瘫痪、零死亡"的纪录。这份成绩来之不易,既是我们科室艰辛奋斗的结果,也是广大患者选择和信任的结果。如今,我们科室年均接待患者 6 万多人,完成脊柱手术 1700 台、侧弯手术 200 台,已经达到了一个较为理想的水平。但我想,我们应该

"不畏浮云遮望眼",继续坚持不抛弃、不放弃、敢担当的医学精神,为我们的科室、我们的医生和自己开拓出一个新的、更高的境界。

(张宏其)

诚心诚术,"三好"医路

"反正这种病是有可能会死掉的,算了吧!"

"是呀,管子掉在里边是一个潜在纠纷,万一病人家属知道了,不停地闹怎么办?"

"这怎么行? 把管子留在颅脑内,就是异物,是个隐患,要进行处理!"

"对,我们不能隐瞒,得有良心!"

…………

我刚刚忙完,回到办公室,就见同事们面红耳赤地争论。顾不上休息,我急忙找来总住院医生了解情况。

原来,在病人治疗操作过程当中发生了意外情况。一个结核性脑膜炎病人持续性颅内高压,伴有脑积水,负责医生根据现有医学知识和规范,决定采用侧脑室穿刺引流术导引脑积水,降低颅压,并配合药物开展治疗。在治疗期间,医护人员严格遵照操作规范,完成了侧脑室穿刺引流术,并进行了药物治疗,一切一如往常按部就班,病人病情逐渐稳定。按照规范流程,于穿刺引流 7 天后,需拔除引流管。然而万万没想到,在负责医生拔除引流管的时候,意外发生了,引流管不知因何原因突然断裂,一部分引流管遗留在了病人的颅脑中。

限于当时国内科技和物质条件,科室采用的手术用引流管,虽已是国内最好的,但仍存在断裂风险。以往我们都是严格规范手术操作,尽量杜绝此类事件的发生。然而意外还是不幸发生了,但小小的概率事件,对病人而言,却是他百分之百的不幸。

一根小小的引流管瞬间引发了一场关乎职业道德的内心辩论。若把遗留在颅脑内的引流管取出,必须要进行手术,按照手术流程,必须事先通报病人家属,征得家属同意。此举肯定会引发家属质询,可能还会追究医生与医院的责任。如果当作什么事情也没发生呢? 这样,固然可以暂时避免矛盾,但那一截引流管依然留于病人的颅脑内,作为脑内异物,就像一颗定时炸弹,对于病人今后治疗和痊愈构成了严重威胁。

然而到底是医生的面子重要,还是病人的安危更重要?

我的选择是后者！

人非圣贤,孰能无过。作为一名医生,在救死扶伤的过程中,产生失误,我认为在所难免,关键是对待失误的态度和处理方式。我的原则是不回避,不软弱,想尽一切办法攻克它、征服它。因为我知道,病人和医生共同的敌人是病魔。战胜病魔,治愈病人,才能体现医生真正的成就和价值。

没有丝毫犹豫,我立即与负责医生制定对策。第一,邀请神经外科的医生进行精准手术,将遗留在病人颅脑内引流管取出;第二,向家属说明真实情况,尽量获取家属的谅解和支持。

我们的坦诚帮我们赢得了家属的心！病人手术很顺利,那截断的引流管被成功取了出来。颅脑内没有异物的影响,病人后期治疗效果非常好。

仔细回想,上面的故事发生都快十六年了。平心而论,从医近四十载,每每遇到棘手的问题,我的心中不是没有过顾虑。

众所周知,现在的病人对于治疗效果期望值过高,经常要求医生能够药到病除,刀到病除,头天躺着进来,次日就想走着出去。然而,病人未曾思考,一个医生,哪怕是拥有再多的专业知识、再丰富的经验,也不能保证医治好每位病人,不让每一位病人死亡。因为医学是一个不断发展、不断被认知的学科,医生也是一个不断学习、不断进步的职业。此外,健康和长寿永远是相对的,疾病和死亡则是绝对的。医生的职责是延缓后者的发生,但不可能违背规律,做到阻止后者的发生。

工作职责常在,医患矛盾未减,内心顾虑犹存……

但是,我心中却有一口"钟"。恢弘的钟声响彻我的心扉,顾虑所造成的杂音,对这钟声没有丝毫影响。而追溯这口"钟"的来历,实在要感谢我人生道路上最重要的一个人——湘雅医院神经内科前辈王可嘉教授。

1982年,我顺利结束了在湖南医学院的五年医学教育,被分配到湘雅医院神经内科。报到的那一天,是神经内科王可嘉教授接待我。王可嘉教授高风亮节,医术精湛,成果倍出,是当时国内神经内科的大师级人物。第一天到办公室,我以为自己会受到热烈的欢迎,不料王可嘉教授一见面就认真而严格地对我提出三条要求:第一,将理论知识和临床经验相结合,做一名好医生;第二,将理论知识和临床经验相结合,教好学生,做一名好老师;第三,将理论知识和临床经验相结合,力求创新,做一名好研究者。

看到我有点懵懂的表情,王可嘉教授耐心地宽慰说:小唐,你我都应该知道,首先,只有理论知识,没有临床经验,属于"纸上谈兵",是医学大忌,切实的临床实践能力才是检验到底"是骡子是马"的硬标准,成为一名好医生的前提就是不断积累临床经验；其次，在湘雅，仅仅当一名好医生，"独善其身"也是不称职的，我们要主动担负起为国争光，为祖国培养更多医学人才的重任，在临床工作的同时，担负教学工作，促进医学教育事业的发展；最后，医学属于前沿学科，不发展就会落后，我们以理论知识和临床经验作为基点，进行创新，成为一名好研究者，探索疾病的机理，寻找疾病诊治的新方法、新技术、新理论。

从那一天起，"好医生""好老师""好研究者"的"三好"要求，就成为我心中永恒的钟声，盖过一切杂音，指引着我，将精力全部投注到病人身上。

三十四年前，我刚毕业，一个人伫立在医学路口，以年轻医生的身份，向着"未来"观望彷徨；而今，已是"湘雅名医"、教授、博导的我，医术高明，不再犹豫彷徨，也不再是一个人，而是带领着一群医学同道，自信昂扬地走在医学大道上。近四十年的医路历程，金钱、权力、地位诸多诱惑，犹如飞逝的影片，不停变幻着，美艳如花，令人垂涎。然而，我心中的"钟"猛烈敲击着，推着我一直向前。王可嘉教授赠予的"三好"要求，我会一直珍视，犹如珍视我自己的生命。这种珍视，并不是常人理解的犹如人生格言那般，而是一种对于恩师王可嘉教授从医和为人理念的传承和遵循，也是一种对于冥冥之中安排的师生缘的重视，更是对自己近四十年矢志坚守、执着追求的感恩。

回顾自己"三好"医路，由"新人"逐渐成长为"名医"，的确是一条异常艰辛之路。尽管谈不上"凤凰涅槃，浴火重生"，但要面对一路风雨，笑着走过来亦实属不易。现如今，回头看，我不后悔，不悲伤，唯留赤诚感恩和感动之心。悠悠岁月，愿此心能一如既往，常伴我左右，引领我于漫长医学之路上，扬鞭驰骋，奋勇前进！

（唐北沙）

尊道贵德,做苍生大医

如果世界上有一种地方,是每个人都绕不开的,那就是医院,大多数人啼哭着从这里降生,也将在此悄然离去;如果世界上有一种人,是每个人都必须面对的,那就是医生,他们是第一个拥抱初生者的天使,也可能是最后一丝吹拂临终者的暖风。但,并不是每个人都了解医院,了解医生,了解这个简单称谓背后,那百味杂陈的放弃与坚守,了解压在医生心头的那些责任与爱。

就像当初的自己!

一旦爱,便深爱

小时候,我住在湘雅医院对面,大约从小学开始,就深深地迷上了医生那白衣飘飘的身影。

1977 年恢复高考,我首考大捷。在同考者胸怀大志、放眼全国的时候,我的志愿填报显得很没创意——仅仅是与家门一条马路之隔的湘雅医学院(原湖南医科大学)。

是的,对我来说,梦想从来不在远方,就在身旁!

从我迈进湘雅的大门开始,直到渐渐在医学圣殿中登堂入室。几十年的漫漫长路之于我,就是对生命从理解到深爱的历程。

当我儿时崇拜的那些医生成为恩师,我凝视着他们,渐渐地明白,他们身上令人仰慕的不仅是那份白衣胜雪的俊逸,更是信念如虹的坚韧。湘雅精神,就这样被一代代的湘雅人注入血液里,落实在行动上。于是,那逐渐深沉的爱,便催生着湘雅精神之树,萌发、茁壮、常青!

我也曾问老师:对医者而言,医德、医术孰轻孰重?

记得老师说:怎么能分开呢?那是一枚硬币的两面。

真正明白其中深意,是在从医阅历日渐加深之后。医德为魂,数十年如一日面对患者,仍能对病痛感同身受,竭力救助,积善成德者,方可成为良医;医术为器,服务的本质是解决难题,仅有善意而力有不逮,无济于事,贻误病情者,终难成就大器。因此,生命只可托付于仁爱之士、聪明理达之人,托付给悲心似水的苍生大医。

明白了这一点,这几十年间,每个清晨来到病房、门诊,我都感到自己还是和第一天上班一样紧张急切:诊室外有这么多等待救助的人,我只能把生命的每一分钟都用来磨炼技术、锻炼胆量,以求能在千变万化的病魔面前,眼力敏锐,身手卓越,道高一丈,百战不殆。

在命运的阴影里,做一缕阳光

不知从什么时候起,舆论似乎引导着一种可怕的偏见——医患势同水火,互不信任!

我不想分析其中各种背景,不想相信任何一种观点。我是个想法简单的人,只知道医生和患者共同的敌人是疾病,而不是彼此。站在一条战线上,必然可以相互理解,以真心换取真心。

尿毒症患者是个特殊的群体,对他们而言,肾功能急速衰退,像一辆刹不住的车滑向悬崖。从医 30 多年,我至今仍无法面对尿毒症患者那充满求生欲的绝望和渴望的眼神,每次看到,都感到心痛难当。

特别是那个冬季的早晨,在老区门诊,一位女病人拖着沉重的步子走进来,她年轻、水肿的脸上写满憔悴,化验单上极低的白蛋白和严重的蛋白尿,赫然提示着患者严重的肾功能不全和高度的营养不良。我有些心疼又有些责怪地问:"你不知道自己得了这么重的肾病吗?水肿成这样也不知道多补充蛋白加强营养吗?"对方小声地支吾了半天,我才听懂。她姓曹,来自郴州临武,2004 年查出患有慢性肾炎后,丈夫无情地提出离婚并离家出走,只留下病弱的她和年幼的儿子相依为命。

为女则弱,为母则强。年幼的孩子需要母亲,母亲就没有权利死。于是,她与病魔开始了一场望不到尽头的持久战。为了治病,她卖掉房子,孤身来到长沙:"我也知道应该吃得好一点啊,周教授,可就那点钱,交了治疗费、房租,连饭都快吃不起了,只能每天去菜市场捡些人家不要的菜叶子煮了吃。而吃肉,想也不敢想。"

我曾经是下乡知青,对她这样的贫苦乡民,常常怀有一份特殊感情。正因为如此,我放不下她。整整一天,我的耳旁一直回响着这个年轻患者悲切的声音,她那无神的目光也同样挥之不去。当时恰好年关临近,家家户户都备了年货,我打开冰箱,一股脑地搬出那些鸡鸭鱼肉,又买了些补血药,一并送到她的出租屋。

我知道,一个医生应该冷静、逻辑严密,永远不能将感情置于理性之上;我知道,一个普通医生收入微薄,永远也当不成慈善家;但我更知道,信心也是良药,温暖也有疗效。碰到了,心里放不下了,忍不住了,我们何妨敞开胸怀,在分内的医疗服务之外,尽量多做那么一点点。将心比心,给身处万丈深渊中的病人,伸出一双饱含温度的医生之手,去做朋友,做亲人,去做一道阳光,用一己光热,去力所能及地照亮那些笼罩在命运阴影里的兄弟姐妹。

一桶红薯,一份千金不换的礼物

数年后,随着肾功能进行性减退,曹女士的病情逐渐发展为尿毒症,连走路都变得困难,需要接受血液透析治疗。曾经,她也动摇过,甚至想过放弃治疗,每当这个时候,我都会给予她鼓励:“好姑娘,再坚持一下,一定要争取好好地治疗,好好地活着!”

为了尽量减轻她的负担,我会更精心地为她量身定制治疗计划,在保证效果最佳的同时,努力做到价格最优。我甚至利用下班后的个人休息时间,为她免费诊疗复查。经过一段时间的对症治疗,她的病情得到了控制,肾衰竭的速度明显延缓。

我的良苦用心,曹女士是知道的,所以,她数次红着眼圈,嗫嚅着:“周教授对我这么好,我怎么报答,怎么还啊?”为了让她不必挂心,让她轻松一点,我指着窗外,开玩笑似地说了一句网络鸡汤用语:“你若安好,便是晴天。你的健康,就是对我最大的回报。”

几天后的清早,我刚进门诊大楼,一个熟悉的声音从背后怯生生地响起:“周教授……”回头一看,是曹女士,她提着一个铁桶,手足无措地站在那里。我很吃惊,不是复查的日子,她突然来了,莫非有什么突发状况?见我不安地盯着她,曹女士更不好意思了:“一点心意,您别嫌弃好吗?”说着把铁桶捧到我面前,“不花钱的,是我姐姐专门上山挖的,我从老家一路拎来……”

铁桶里是一些沾满泥土的红薯,新鲜的红皮,散发着淡淡的土腥气。看着这朴实而贵重的礼物,我鼻子一酸。真不敢想象,这个家徒四壁的尿毒症患者,是如何从山路弯弯的家乡,拎着一桶红薯,转车、步行、再转车,一路来到我的面前。面对着这份比黄金更贵重的心意,我打破了几十年不收患者礼物的习惯,接过红薯:“好的,我收下。”话音未落,她已泪流满面了。

人命至重,别让就医成求医

我曾对学生说过:"大多数患者是理性的,他们如果能得到医生积极的治疗,即使不一定取得药到病除的疗效,也会心存感激。有时候他们只希望医生多看他们一眼,多问问他们的病情,让他们感受到医生的存在,他们就会踏实、心安。"

30多年来,由于我一直工作在肾病临床一线,对治疗肾内科常见、多发、疑难病症积累了一定的经验,渐渐地,越来越多的"曹女士"从天南地北慕名而来。我每周的门诊量都超过负荷,我不敢喝水,怕上厕所耽误患者时间。即使如此,还是有患者排不上号,无法就诊。迫不得已,只能加号。为了远道而来众多病人就医的需要,我放弃了收入高、患者少的特需专家门诊,只看普通门诊和专家门诊。这样,一天就能多看几十个病人。

在我的记录本里密密麻麻记录着历年来就诊的患者信息,每当看到这些名字,我都能清楚地记起她们的表情和声音:

来自河南驻马店的高女士,突发腹痛,我判断是肾病综合征引起的高凝状态血栓,经血管造影发现,患者左肾动脉、肠系膜上的动脉都被拴住了,面临小肠大面积坏死的危险。经过我和同事们整整3天的抢救,患者转危为安。

来自衡阳的章大姐因药物过敏,引发全身皮肤剥脱,多器官衰竭,生命垂危。接诊后我当即推着患者一同进了ICU,抢救了5天,终于脱险。

24岁的小杨在即将披上婚纱之际被查出患有早期尿毒症。婚礼搁浅,男方态度冷淡,其家人也反对婚事,而就在此刻,小杨发现自己怀孕4个月。她是在最无助的时刻来到我面前的。身为女人,我知道,只有做了母亲,此生才算圆满。我更知道一个早期尿毒症患者怀孕有多难。但作为一名医生,我也明白,妊娠、生产恐怕会加重肾脏负担,加剧肾功能恶化,威胁到母子健康。面对眼前这个渴望做妈妈的可怜女孩,我毅然决定尽全力帮助她:首先通过相关检查,确定胎儿发育完全正常,然后为她量身定做了一套集保胎、护肾、降压、排毒于一体的治疗方案,定期实施结肠透析治疗,避免使用对胎儿不利的药物。几个月后,小杨顺产一男婴,母子平安。

这就是我的病人,他们来了,又离开。有人会定期来看我,说些感谢的话,更多的是自此相忘于江湖,这让我感到十分高兴和欣慰:不来,说明他们都很健康,健康到不再需要我。

做医生的同时,我还是一名教师,一批批的学生从我这里毕业,成为医生,成为医界精英。对他们的专业,我的要求是严格甚至严苛的。悬壶济世,要的是本事。人命至重,容不得些许错误。他们聪明、刻苦,技术上,我不担心,我担心的是当他们走得远了,走得累了,还能不能记得起希波克拉底誓言?

因此,有一句话我总是反复地讲,从开学讲到毕业,我要让每个孩子都刻骨铭心:仁医仁术是医者格言!要永远记住,弯下腰面对你的病人,不要让就医成为求医!

（周巧玲）

医 患 之 间

　　20 年前,科里接诊了一位年轻的患者。那年,他二十五岁,一个普通的男孩,却患上了严重的疾病——肺癌。

　　记得那是一个夜晚,已经过了 11 点,病房和走廊都安静极了。我在二号病房查房时,隐约听到隔壁传来抽泣的声音。我走进三号房,看见他蜷缩在病床上,被子裹得严严实实。月光照在病床上,异常清冷。

　　"还没睡啊?"我轻轻地拍了拍他,说道。

　　他渐渐停止抽泣,慢慢掀开被子,探出头来看着我,说:"我会好起来吗? 如果一直像现在这样,我宁愿去死。"

　　他来自农村,家里靠务农赚取的微薄收入供他念书。毕业时,他签约了一家不错的国企,偏偏此时他被诊断出肺癌。他的绝望让人心生怜悯。在这座城市,他抗争的不止是病魔,还有命运。

　　当时,我只是一个初出茅庐的医生,除了医疗上的帮助,我能做的便是在他无助时陪他说说话,聊以慰藉。

　　"不要太担心,过几天就做手术了。越是没路走的时候,越要努力活着。只要活着,总会有希望的。"那天夜里,我们聊了好久,说起他儿时的梦境,说起他曾经的努力与憧憬,说起这座城市的温度。

　　手术之后,他转到了内科,我成为他的主治医生。每年定期的检查、治疗,他都积极配合。有时,他还会给我捎一二十个家里养的土鸡蛋,或者几把新鲜的绿叶子菜。他总说:"这是农村的好处。"

　　二十年过去了,我仍然认为自己只是一名普通的医生。我不喜欢被贴上过多的标签,因为那样容易迷失本心。医生,救死扶伤是本职,并不比其他努力生活的人高尚。医生越是平等地与患者交流和关怀患者,越能体现出其对患者的尊重,越能赢得患者的真心。

　　2005 年的夏天,科里来了一名特殊患者——袁隆平院士。他有很多头衔,也获得了很多世界级的荣誉。可是在我眼里,他只是一名普通患者,一位有些个性的睿智老人。

开始给他做检查的时候,需要抽血化验。护士怎么劝他都不愿意,他说:"我看到针头就怕,我怕痛,我不要抽。"他像个小孩,特别不喜欢吃药打针。

"袁老,抽血不痛的。要不这样,我们一起抽血检查。"酒精消毒,扎止血带,穿刺皮肤,血液抽出,棉签止血,不到半分钟,抽血就完成了。看着眼前这鲜红的小瓶子,他才紧闭着双眼,捋起衣袖。后来的几年,每次抽血检查我都陪着他一起。就这样,他成了我的老病患,我的好朋友。

袁老爱抽烟,为了健康着想,我还是要建议他戒烟。可是每每在他跟前说起戒烟这回事,他都一副老大不愿意的样子。他虽然知道抽烟的坏处,但对抽烟的好处也津津乐道。他还给不同的抽烟方式取了名字,将烟吸入肺中叫作"大循环",只将烟吸入口中叫作"小循环"。

为了劝他戒烟,我想了一个招儿。"您总说抽烟好,那我也试试。"每次他来做检查,我都跟他一边抽烟,一边聊天。几个月之后,他看到我闲暇时烟不离手,忍不住咯咯大笑,说:"过瘾吧?"我趁机掐灭烟头,说:"是挺过瘾的,但毕竟对身体不好。您不是说,戒烟很难吗?您就跟我一起戒烟。"袁老笑道:"好,你要是戒掉了,我就改抽小循环。"

之后,我果真没有再抽烟了,袁老也履行了我们的"约定"。这个有点儿孩子气的倔老头,花了两年多的时间,从大循环到小循环,最终也把烟戒了。后来有一次,他一本正经地跟我说:"你是个好医生。"

除了这些"伎俩",我也有一些持续了许多年的习惯。其中有一个习惯被我的家人"抱怨"已久:每次我收治了危重病人,只要我在长沙,不管上不上班,我都会守在病房,一直到患者的病情好转,才会离开。无论我是实习医师,还是主治医师,抑或现在当主任医师,这个习惯从没有改过。也许很多时候这样做并不一定能解决什么具体的问题,但是我的患者看到自己的主治医生在守着他,他会更安心。和我熟识的一位患者老李曾经说:"每年复查,来和你交流已经成为我的习惯,好像不来找你看结果,我心里就不踏实。"他 62 岁了,我们医患之间的交情有 19 年了。

我常常跟年轻医生说,医生和患者之间首先是人与人的交集,然后才是治疗与被治疗的关系。对患者来说,疾病需要治愈,心灵的失落也同样需要用关爱去填补。要花多长的时间治好一个病人,就得用更长的时间进入病人的心里,设身处地,将心比心,想他们之所想,急他们之所急,才能真正赢得病人最真心的信任和托付。高超的医技不过是治病救人的基本,一颗大医精诚的心才是永恒不变的精神。

身上一袭白大褂,耳边一副听诊器,心怀仁爱……这便是我行医一生的故事。

(陈琼)

在心灵的痛苦中不断前行

作为治疗癫痫、周围神经病的医生,给那些患有癫痫的病患带来生的希望是我的职责和幸运。学医,尤其是从事神经系统疾病,特别是癫痫的诊治,既是我人生的幸运,也是我的不幸。幸运的是,它实现了我从医的夙愿,成就了我的事业和人生。不幸的是,我看到这么多苦难的癫痫患者,有些人生悲惨,有些无法救治,心灵备受煎熬。

1962年,物质生活和医疗卫生条件都非常匮乏,这一年我出生了。从记事起,我的父亲就患有心脏病,为此家里人奔波于各个医院之间,然而由于当时落后的技术条件和卫生状况,父亲终究没能战胜病魔,去世了。从那时起,我便下定决心,立志学医,治愈像父亲一样的病人,让他们免受疾病的困扰。幸运的是,我高中毕业的时候,高考恢复了,我顺利地进入医学院学习,为实现自己的愿望努力。在学习的过程中,我发现,神经系统疾病尤其是癫痫病是医学史上的一大难题,不同于高血压、心脏病、脑出血等疾病多发生在年长的人身上,患有癫痫的病人群体既有很小的孩子,又包括不同年龄层次的成年人,覆盖的群体很广。这就越发激起了我学习癫痫专业的兴趣。"人可以失败,但不可以被打败",挑战医学高峰,成为了我继续攻读这个专业的动力。

癫痫,又称羊角风,发病时全身肌肉有节律性抽动,口吐白沫,从而会有咬舌的危险,可能还会伴有大小便失禁,一般持续1~3分钟,有时候发病会忽然意识丧失、倒地、头后仰、肢体僵直,发出"羊羔"一样的吼叫,瞳孔散大,呼吸暂停,持续数十秒不等。20世纪七八十年代,人们普遍缺乏对癫痫的正确认识。尤其在农村,癫痫病人及其家属对癫痫病讳莫如深,倘若是家里小孩患有此病,爷爷奶奶就会到庙里祈祷神灵,哭诉自己的罪孽,祈求菩萨让自己和孙子孙女能够平安,私下四处寻找土方子;爸爸妈妈则尽其所能地带着小孩奔波于各个医院,往往抱着希望而去,却带着失望而归。倘若是成年人患有癫痫,找工作、谈对象都有困难;倘若是小孩患有癫痫,学校往往不敢接收,因为一次严重的发作,就有可能致残甚至有生命危险。因此,很多患有癫痫的小孩只能在自己的家里成长。可以想象,一位没有接受教育的小孩长大后,又能有何作为?因为这个病前途黯淡,甚至葬送一生,不免令人唏嘘。

2012 年 6—8 月,我和我的团队对岳阳城市与农村地区进行了癫痫流行病学专项调查,跑遍了平江、岳阳、华容等地,最终调查的结果显示癫痫患者的治疗现状不容乐观。岳阳全市约有活动性癫痫患者 1.6 万,部分城市癫痫患者未得到合理的治疗,农村地区比例更高。这些都说明岳阳城乡居民对癫痫的认识以及如何正确选择治疗方法急需得到指导,尤其农村地区。

由于病患家属没有正确认识癫痫或者非理性就医治疗,耽误了最佳的治疗期,最终抱憾终身的例子不胜枚举。悲剧的故事每天都在重复,改变的只是人名,不变的是癫痫患者的痛苦。我每看门诊一次,就难受一次,每天内心都充满苦痛。

一天,一位孕妇在一家人的搀扶下走进我的门诊说:"肖教授,我已经堕过两次胎了,现在又怀上第三胎。我丈夫已经做好了再次堕胎并领养孩子的打算。我不想这样,您能有办法吗?"接诊这位患者,我感到了前所未有的压力。原来这名癫痫患者已经怀孕,之前曾经怀过两胎,但是担心癫痫会遗传给孩子,又怕服药治疗会影响孩子,最终痛苦选择了堕胎,现在又怀了第三胎,茫然无措。

"肖教授,您可是一定要保住这个孩子啊,这是我老李家唯一的血脉,抱来的孩子养不熟。"孕妇的婆婆说道。我说:"这样吧,你先做个检查,我们保证尽力,但是不能保证结果圆满,这得靠科学,不是人有多大胆,地有多大产的事儿,我们要相信科学。服药治疗癫痫导致畸形儿的概率是 4%,相比正常女性生产出畸形儿的概率(2%)翻了一倍。虽然有 4% 的畸形率,但我们还有 96% 的健康率啊。我们要看到那 96%,不要因为那个 4% 而放弃。"顿时,孕妇家属都沉默不语,没说什么,扭身走了,说是再商量一下。不久,他们又来了,经过反复询问与沟通,患者家属终于决定将孩子生下来,幸运的是生下的孩子身心都很健康。现在这个孩子已经 30 多岁,在广州某师范学校教书育人,工作顺利,生活幸福美满。

2014 年 4 月,长沙的清晨还有一丝凉意。一位身材矮小、衣着朴素的老妇人带着一位中年男子走进来,老妇人看起来七十多岁,脸上已布满了细细的皱纹,面容憔悴,形容枯槁,走路慢腾腾,行步虚怯怯,问道:"肖教授,我们慕名而来,您是治疗癫痫的专家,您看我儿子的病还有救吗?"原来,眼前这位看似不正常的中年男子患癫痫已有三十多年,从二十多岁检查出患有癫痫以来,一直无法正常生活,因为他随时随地都需要专人照顾,而且有时候特别危险。"我一直都不敢让他到厨房去,生怕他做出危险举动,有一次,他一个人把自己关在房间里烧报纸,差点儿把房子烧着了,幸亏他爸爸及时发现,把门踹开,及时制止了。他还总是说,不想活了,活着没意思,赶明儿跳楼。"

老母亲为了专门照顾儿子,也辞去了原本稳定的工作,在家一边起早贪黑地摆摊赚钱,一边照顾儿子,家里赚的钱全都变成了他的药物,可儿子的病情依旧没有起色。她也曾带着儿子奔走中国各地的医院,可一次次希望最终又变成了一次次失望,儿子的病始终不见好转,发起病来,如若狂人,摔打家中器物,至今未婚,也没有工作。

经过和团队的反复检查和分析,我们确诊她儿子患有难治性癫痫,一般的药物治疗基本不会奏效,而他年纪也不小了,很难痊愈。看着他们渐渐离去的背影,我不禁想,我每天都做的事情,真有多大的意义吗?面对这样的病患,我什么都做不了,只能眼睁睁地看着他们失望地离去,我的心灵又陷入了痛苦之中。

癫痫是最常见的严重神经系统疾病之一,已被世界卫生组织列入全球重点防治的五大神经精神疾病,我国现在就有 1000 万以上患者。在研究癫痫的这么多年里,我取得了一些成就,也被国内同行评为处于国内领先乃至国际先进的水平。但是,自己和团队的工作杯水车薪,癫痫病患的基数依旧很大,大部分癫痫患者仍然生活在痛苦的深渊中,饱受疾病的困扰和社会的歧视。

作为一位治疗癫痫的医生,看了这么多人间冷暖后,已经没有精力和心情去质问谁、评判谁了。总之,只要我们有能力、有把握救治病人就好,只要癫痫病患家属理解和社会宽容就好,其他的都已经不重要了。

(肖波)

沟通也是医术的一部分

周一上午是术后病人复查和随诊的时间,正当我陆续看完二十几个病人,没喝一口水也没有上一趟厕所,口干舌燥,打算去食堂吃中饭的时候,在食堂门口碰到住院医师小林,他连环炮似地向我抱怨:"龚教授,那位 18 床的病人,已经可以出院了,可现在还是赖在床位上不走。"

他口中 18 床的病人,38 岁,来自永州,家中独子。起初,他大便不正常,腹痛,原以为只是简单的症状,休息几天就好了。可是几天后,病情不见好转,到医院检查才发现,原是患有直肠癌,并已转移,地方医院表示无能为力,建议到大医院看看。那天,我在门诊室见到他和他的妻子、他的父母一行四人。病人有一份不错的工作,而且正处于事业的上升期,没想到会有这种病。

"龚医生,我和我老伴身体都挺好,也都没有任何肝肠问题,怎么我的儿子就得了这种病呢? 您无论如何也要救救我儿子的命啊!"病人的母亲率先说话了。

病人坐在我对面,妻子与他并肩坐着,手搭在他的手上,脸色苍白,眼里噙着泪花,有些哭泣地对病人说道:"让你少喝酒,不听,就是不听,这下可叫我们娘俩怎么办啊? 孩子还在上学呢。龚医生,您是肝胆肠手术的权威,您可一定要想想办法啊!"

我还没接上话,就听到病人训斥他爱人:"哭,有什么用? 我喝酒,还不是因为工作需要。"顿时,门诊火药味十足。

"别吵了,听医生怎么说吧。"病人的父亲站在旁边,他一说完,门诊室便安静了下来。

"我们一定会想方设法救治,您先去做一下肠镜和 CT 扫描。等看到结果后,我们再商讨治疗方案,好吧?"我说。

医学是科学,医生也不能百分之百地保证病人上了医院,交了钱,就能治好病。现在的医疗环境如此复杂,医生与患者之间缺乏有效的沟通,导致医生与患者之间不理解、不信任。这严重阻碍了病人得到合理救治。

临近凌晨 1 点,我一走出门诊室,就远远看见他们一家四口在门诊大厅的角落耷拉着脑袋坐着。

很快,检查结果出来了,病人患者确实患有直肠癌。CT 片显示,直肠癌已扩散转移到肝脏。首先,这些要命的癌细胞占据的肝脏体积超过 60%,若要进行手术治疗,在进行原发病灶直肠癌手术的同时,还必须进行扩大右半肝切除,肝切除量已接近正常肝切除量的极限;其次,患者有轻度的肝硬化,依照以往经验及国内外的相关报道,出现肝硬化症状时,肝脏的切除极限一般不能超过肝脏体积的 50%;最后,患者还有多年的乙肝病史,现正处于肝炎活动期。多种危险因素叠加在一起,手术风险无疑在增加。

每个手术日都有三到五台,甚至是六到八台手术。每天我们都会遇到类似的"困难"病人。这些困难大多属于纯技术性的,医生只需要在手术前全面询问病史,评估病情,审慎地选择手术方案,充分考虑手术中随时可能出现的紧急情况,并设计应急方案,请到可能需要的相关科室协作。其中,全面评估自己的医疗技术能力是关键,因为其中的手术能力本身就是一个外科医生对手术台上病人最大的道德承诺。最后,医生还需要与病患及其家属在同一个平台上顺畅沟通,双方相互信任,共同确定治疗方案。

仔细研究检验报告、反复分析病情后,我认为此例手术虽然风险巨大,但病人是一名 38 岁的年轻男性患者,肝功能较好,仍存在手术成功的可行性。手术中必须尽量减少出血,减少手术创伤和打击,保证残肝血流,减少残肝的缺血损伤。如果以上这些做得好,病人生存的希望还是较大的。

同事喝了口茶水,感慨道:"当医生是个技术活,但不全是技术活,对病情判断八九不离十,手术做得干净漂亮是高智商的体现;更多的时候,在医院这片江湖,情商可能更重要。"

"当医生遇到'成功'和'失败'各占 50% 的局面时,是愿意冒险一试,把那 50% 的成功率变成 100%,还是考虑现在紧张的医患关系,置之不理,不去冒险,每个医生都有自己的考量。但是医患双方对健康的追求是一致的,双方应该是队友,而不是对手。我们作为湘雅的医生,不仅要对医生这个职业负责,更要对湘雅的荣誉负责。如果我们都不愿意为那 50% 而努力,病人就只能坐等生命耗尽。和病人沟通好,不是没有希望。"我没有太多的犹豫地说道。

同事知道规劝无果,也就没有多说什么,便继续开展他的工作去了。

确定能有治愈病人的几分把握后,我便实实在在地告诉病人及其家属这病有几种办法治疗,哪种办法最适合,怎样花费少、创伤少、多快好省地解决问题。病人家属在手术通知单上签字,手术在早上 9 点就开始。肝胆科、麻醉科、化验科等多科室会诊,手术一直持续到中午,完整、干净地切除了肝胆肿瘤,手术很成功。

经过一个较长时段的持续治疗,病人康复情况良好,早已达到了出院的标准。

住院医师小林说的就是这位病人。为了提高医院效率,医院会尽量缩短平均住院日长,否则不仅会增加医疗费用,浪费社会资源,而且病人待在医院的时间越长,就越有可能感染其他疾病。湘雅医院的平均住院日长是11.47天,在极大提高病床周转速度,为更多病人带来健康和希望的同时,也往往有未能给每一位病人带去更多人文关怀的遗憾。

"手术室内只需要高超的技术,而手术室外更要沟通的技术。病人不愿意出院,是因为缺乏安全感。你能准确地报出这位18床病人的姓名吗?仔细看过他的病例资料吗?是不是病人父母多问了几句就不耐烦了?我们当医生应该永远记得多一分耐心,即使我们已经对病人解释过无数次。"我接着说,"现在医生和护士的工作压力大,加班加点也是常事。但是与病人打交道,不是怀揣着一颗为病人着想的闪闪红心就够了,有时候我们需要注意说话、做事的方式、方法。中国从来不缺少医术精湛的医生,譬如扁鹊、华佗等,他们医术了得,可是在与病人沟通交流的时候,常常出现问题,最终不但没有治好病人,反而搭上了自己的性命。就如天下做父母的,肯定是为自己的孩子有更好的未来考虑,可是动辄打骂,逼着孩子离家出走,让他在外面学坏,岂不是南辕北辙,得不偿失?当医生,何尝又不是如此呢?交流沟通需要讲究艺术。"

"您不仅在技术上是一流的,而且在与病人打交道时也能做到有耐心,注意细节,晚辈受教了。这顿中饭,我请您!"听我这么一说,小林接话道。

医学从来不仅仅只是一个技术活,当医生这么多年,看到这么多的悲欢离合,我发现,技术有时只是开展救治工作的基础,还需要沟通的艺术,这也是医学不可或缺的一部分。

(龚连生)

药师经历的治病传奇

行医一生,令我感动的事情很多,最令我感动的,还是我们湘雅人严谨认真的精神。

观察入微,救下中学教师一条命

1967 年夏天(正值"文化大革命"期间),我院转进一位服药自杀的危重病人,他是长沙第八中学的政治教师。在长沙市某医院抢救了七天,他仍然昏迷不醒,在我院神经内科医治了三天也未见好转。这种情况很少见,医院组织联合会诊,我作为药师也参与会诊。会上主治医师介绍病情,大家讨论治疗方案。虽然讨论激烈,但因为不清楚病人到底服用什么药自杀,没有达成一致意见,只能继续维持治疗。

第二天上午,我仍放心不下这位昏迷不醒的自杀病人,心里琢磨着,政治老师一般有坚定的意志,怎会轻易轻生呢?我决定下班后去病房看看情况。进入病房,我看见他嘴角挂有一颗白色"饭粒",我以为有人喂他吃过饭了,心中甚是喜悦。不料护士却说,今天一早病人曾呕吐过,奇怪的白色"饭粒"可能是病人反胃出来的药。我急忙走近一看,这哪里是饭粒,明明是药物的碎片,我急忙拿好碎片,跑回分析室化验。结果发现白色碎片与神经系统药物氟奋乃静化学反应完全相同,我确定病人就是服用了这种药物而中毒的。我及时将情况报告给医院与经治医生,对病人采取对症治疗,几个小时后,病人果然有了好转。

第三天上班,我第一时间打电话给护士咨询病人情况,护士兴奋地说:"醒过来了,醒过来了!"我心里紧绷了几天的弦终于可以放松了。作为医生,在与死神的搏斗中,我最喜欢的一句话就是"醒过来了"。这一句"醒过来了",既宣示着病人重获新生的喜悦,也能让我们忘掉抢救过程中的疲惫。这里我应该感谢那位护士,正是受到她的启发,我才从嘴角边"饭粒",考虑白色的药物,从而找到药物中毒解救的关键方法。

虚心求教,研究干冰摘除法

20 世纪 70 年代,国家提倡技术革新,各医院开创了许多治病新方法。眼科的王成业医生也想借鉴外国经验,创造一种白内障干冰冷冻快速摘除法,他向我讲解手术原理,希望我能够配合他制造二氧化碳干冰。

由于对干冰制造并不了解,我便通过查阅相关资料,掌握了基本原理。在了解并记住干冰的温度低于−75℃,皮肤触及容易冻伤;应在通风环境下操作,防止人二氧化碳窒息;装干冰容器必须留有通气孔,防止遇热发生爆炸等注意事项后,我就满怀信心到湖南制药厂借来二氧化碳钢瓶,按照要求将钢瓶直立移到室外,一丝不苟地戴上厚厚的棉手套,慢慢地松开气门。但意外还是发生了。随着"啪"的一声巨响,只感觉头上冰凉,眼冒金星,心里的第一反应就是我被炸伤了。我急忙用手摸了摸脑袋,只是感到湿湿的、凉凉的。几秒过后,眼睛可以睁开了,看到手上没有一点血渍,这下我那紧绷着的心弦才松了下来。定睛一看,这才发现是钢瓶上的气压表爆炸了,但是没有炸到自己,真是不幸中的万幸。

按照程序操作怎么还会出现问题呢?带着疑问,我去请教湖南制药厂的师傅。他告诉我说,应先使钢瓶平卧再开启阀门,直立钢瓶开启阀门容易造成干冰堵塞气压表,导致气压表急速冷却而爆炸。原来如此,一项看似难度不大的工作,却往往因为忽略了细节,最终失败。

第三天,我买来气压表,将它安装在二氧化碳钢瓶上,最后顺利地制造出白花花的干冰。我将干冰装进无菌白内障摘除器里,以最快的速度送到王医生的手里,他很高兴地要我留下来观察手术过程。大概不到 30 分钟,一片白内障晶体完完整整地被摘出来了。术后,王医生立即检查手术效果,用手指分别比画"1、2、3、4、5"让病人辨认,结果病人全部答对。这时,手术台边所有的工作人员都为新手术方法取得成功而高兴,更为患者的眼睛失而复明而高兴。前天我眼冒金星,换来今天病人重见光明,值得。

如今白内障干冰冷冻摘除法手术已在国内普遍使用,而且手术得到了更进一步的完善。白内障干冰冷冻摘除+晶体新法让成千成万病人重见光明。

以身试药,彰显医德品质

药师的很多工作是配合医生,因此对医生的一些工作,别人可能不了解,我们却很清楚。至今,我依然记得伍汉文医生以身试药的感人故事。

故事发生在湖南水口山铅锌矿工人中毒事件后。医院在接到上级紧急救援指示后,安排内科医生伍汉文带队前去抢救中毒工人。当时国内没有任何关于铅中毒的解药,伍医生接到任务后,匆忙查阅资料,试图掌握解毒原理,自行配制解药。他在翻阅大量文献资料后,终于发现一种英国药品可以缓解铅中毒,这种药品叫 EDTA-Na,但当时国内没有成药。作为药师,我知道这种药可以自行配制,在这生死攸关的一刻,我按照静脉注射制剂的要求,经过多次实验后,终于配制出了这种药。

虽然解药配制出来了,可是没有进行试验,是不敢随便给病人注射的。当时情况紧急,伍医生拿起药剂便匆匆赶往矿区,临走还告诉我,不要担心,试验的事情交给他来处理。不久,他的好消息传来了:"柯药师,没有问题,制药非常成功,大部分中毒工人的症状已经得到缓解。"压在我心头的石头总算落地了,但是心里的疑问还没有解决。我问他:"没有进行动物试验的药品怎么随便给病人注射呢?"伍医生只是摇摇头,笑而不语。后来,我从护士口中得知,他是在自己身上进行试验的。听到这里,我百感交集,既感动,又自责。我感动的是,一位医生在病人生命危急的情况下,为了确保病人安全用药,不惜冒风险亲身试药!我自责的是,一名药师对自己配制的药都不敢负责,却让医生在他自己的身上做解毒药试验!

由于解药配制及时,投入使用迅速,病人解毒效果非常理想,注射两个小时,病人腹痛等不良症状全部得到缓解,十几个铅中毒病人不久就陆续出院。也许这些中毒的工人们至今还不知道,在帮助他们解毒期间,湘雅医院的医生付出了怎样的努力,怎样冒着生命危险以身试药呢!

这一个个小故事,闪耀着湘雅人舍己救人的精神,书写着湘雅人的"诚爱"精神和崇高的职业素养。这就是湘雅医院代代相传的优良传统和高尚医德。

(柯铭清)

误 诊 之 后

十几年前，我刚参加工作不久。有一位中学同学，她的妈妈眼周轻微发红。她知道我在湘雅医院皮肤科工作，就专门带她妈妈到我这里来检查。当时，我看过之后初步判定为皮肤过敏，就开了抗过敏药，交代了些注意事项。几个月之后，那个同学又打电话给我，说她妈妈近段时间胳膊和腿使不上劲，关节也疼。当时，我就有点儿担心了，让她们再来医院检查一次。

这一次，经过仔仔细细地查看和询问之后，我心里有点发慌了。她的症状根本就不是简单的皮肤过敏，我越查看得细致，就越怀疑是皮肌炎，所以又进一步给她抽血查了肌酶全套，并做了肌电图，结果显示肌酸激酶升高并有肌源性损害，可以诊断为皮肌炎。这个时候，我又庆幸又难堪：庆幸的是在酿成严重后果之前确诊了；难堪的是之前误诊了，我要怎么面对我的老同学和我的病人？

皮肌炎是一种累及皮肤和内脏系统的自身免疫性疾病。这种病早期表现不典型，在肌肉症状还没有出现之前，容易诊断为皮肤过敏。而且，这种病有点严重，它会侵犯内脏系统，40岁以上的患者还容易并发肿瘤。长期服用治疗的药物也会有副作用，而且病程较长，容易复发。

一般来说，在病人心里，好医生就是疾病的克星，能够一眼识破病症，更可以药到病除。其实，很多医生也是朝着这个方向努力要求自己的。但是呢，在实际临床工作中，疾病往往没有一个完全典型的临床表现和病情转归，所以误诊、漏诊都是不可避免的。关于这一点，早在1982年湘雅医院就专门出版了一本书，叫作《临床误诊100例》。话是这么说，可误诊这种事情，一旦自己亲身经历了就很难释怀，所以十几年过去了，我仍耿耿于怀。

误诊是事实，那我就必须得承认。瞒也瞒不住，要是耽误了治疗，我会更加自责。但其实，要医生亲口承认自己误诊了，也不是件容易的事。毕竟，这关系医生的自尊心和荣誉感，更何况也不是一件说句"对不起"就可以轻易解决的事情。要在老同学面前承认错误，我就更难为情和内疚了。

那天，我把检查结果拽在手里，都不敢看她的眼睛，好不容易鼓足勇气才坦诚面对："老同学，目前你妈妈诊断为皮肌炎。当时是我误诊了，实在对不起。"

听到"误诊"两个字,她有点不痛快了,很严肃地问:"为什么会误诊呢?"

"皮肌炎早期的症状和皮肤过敏很像,当时怪我粗心。"我回答的语气都是僵硬的,耳根一直在发热。

"这病严重吗?"她接着问道。

"不能根治,这病容易复发,我们只能通过治疗控制病情。花的时间也要长一点,但是如果病人配合得好,治疗效果就会好一些。"我尽量委婉地回答。

但是,她听了之后默不作声。

我顿了顿,继续说:"对于之前的误诊我真的很抱歉。但是在接下来的治疗当中,我肯定会尽力补救。"

"这一点我相信你。"她脱口而出。

我当时整个人都怔住了,越发感到羞愧。她是因为相信我,才来找我看病的,根本没想到会出现误诊这种事。现在,她还能够完全信任我,更加让我无地自容。"我相信你",这几个字,犹如千金压在我的心上。我当时就只说了声谢谢。

"我知道你也不是有意的,我现在更担心我妈。"

"放心吧,既然你相信我,那我肯定会竭尽全力的。"这是我对她的承诺,也是对我自己的承诺。

接着,我将病人收入院并进行了进一步检查,确诊了皮肌炎且所幸没有并发肿瘤。病人住院期间,我们针对皮肌炎症状进行了规范治疗之后,病情得到了缓解。后来,病人出院了,但是后续的诊疗,我一点也没有松懈。

皮肌炎容易复发,病情总是反反复复。这个过程是最容易让人焦虑和沮丧的。所以,我常常还要花心思跟病人解释病情和治疗方案、鼓励她,帮助她化解焦虑的情绪。这个过程很漫长,也很费心血,令人欣慰的是,她的依从性很好。

从2004年确诊为皮肌炎,我和这位病人就开始了漫长的治疗。她病情一加剧就马上住院治疗,病情只要有所好转就出院,然后按时服药,定期门诊复查……有好几次患者病情危急,甚至有生命危险,我都在第一时间赶去救治。直到2015年初她在湘雅医院ICU过世,我都陪在她身边。整整十年,我丝毫都没有懈怠,因为我说过,我会竭尽所能,这是我在误诊之后能做出的最好的补救。

"如临深渊,如履薄冰",误诊之后,我对这句话有了更深切的体会。行医之路不可能一帆风顺,失败的痛楚往往比成功的喜悦深刻得多。误诊之后,来自外界的质疑、内心的自责都会让人很痛苦,但我还记得张孝骞前辈所说的对待错误与局限要"不主观,不臆断,不气馁"。穿上了这身白大褂,就要为患者的健康和生命负责,就要践行希波克拉底誓言。我很庆幸,自己在误诊之后还能够得到病人的信任,让我在"求真求确,必邃必专"院训的引导下,更加严格谨慎地面对每一位患者,并在不断总结经验教训中逐渐成长起来。

（张江林）

危急关头，迎着风险也要上

　　手术室是外科医生救治病人的一线阵地。湘雅医院手术室每天都排满了各种各样大中型手术。其中很多是急危重病人，他们大多命悬一线。为了挽救病人生命，麻醉科医生和外科手术医生必须全力以赴、分秒必争。然而，病人是否能够耐受手术麻醉，也常常使得手术面临艰难抉择。但每当这时，作为麻醉科医生的我经常告诫自己，迎着风险也要上，救病人要紧！

　　在麻醉科工作几十年来，我应对的急危重病人应该不计其数，但其中一个病例却给我留下了深刻的印象。

　　一天夜里，电话铃声突然响起："郭教授！郭教授！有一位病人情况很紧急，很复杂，请到病房医生办公室讨论手术麻醉问题。"我连忙起床赶到医院。

　　这是一位高龄病人，名叫向荣（化名），84岁。已入耄耋之年的她患急性化脓性梗阻性胆管炎和肠梗阻，老人被家人抬进湘雅医院时情况已经很危急。我见到她时，她正痛苦地躺在病床上，蜷缩在病床的一侧，微闭着双眼，无力呻吟着。家人站在她的身旁，焦急又忧虑地抚摸着她，轻声询问，老人却似乎没有回应。家人抬起头向我打了个招呼，我也点头示意。

　　仔细看完病人后，我立即来到办公室，见到外科病房主任和会诊医生，一起讨论老人的病情。

　　"病情重，年龄大，感染性休克！手术风险极大。"一位外科医生说。

　　"不做手术性命难保，做手术则极有可能下不了手术台。"麻醉科的同事说。

　　"患者心功能极差，手术麻醉可能会导致术中心跳骤停。"心内科会诊医生说道。

　　我的态度很坚决："做手术还有一线希望，不做手术几乎没有生存的可能，我认为手术一定要做！只要家属理解，麻醉的风险我们大家来承担！"

　　"只要你们敢做麻醉，我们就敢做手术！"外科病房主任态度也很坚决。

　　这次的手术非常危险。我们将麻醉手术风险告知家属，获得家属的同意才能实施手术。"做！我们一定要做！"病人儿子的态度十分坚决，"各位医生，我母亲的情况十分危急，但只要有一线希望我们就要尝试。我们知道手术麻醉风险极大,但我相信医生,希望你们尽力救治我母亲。拜托你们了!"

得到家属的理解和同意,我们立即开始做麻醉的准备工作。

向荣老人当时奄奄一息,心衰Ⅱ-Ⅲ级,呼吸急促,感染性休克,心率快,血压极不稳定,电解质紊乱……病情凶险,复杂多变,已经来不及做更多的检查和准备了。

手术室内,医生护士们紧张而有序地进行准备,我和同事们开始给老人实施麻醉。全麻诱导插管是最让我担心的步骤。病人因身体羸弱、年龄又大,对麻醉药物耐受性差,加上插管的强烈刺激,如何使用适量的药物,如何在突发情况出现时迅速准确地应对,都是我们需要认真考虑的问题。分秒必争的抢救现场如硝烟四起的战场,与病魔的抗争就在分分秒秒中进行。

面对第一轮的考验,我们迅速给病人接上监护仪,密切监测病人生命体征的变化,为病人进行桡动脉穿刺测压和中心静脉穿刺测压,在极短时间内给病人上氧、强心、升压、输液、纠正休克、做好复苏准备……与此同时,采用药物滴定方法,迅速、平稳地进行了全麻插管。

手术开始,一切都看似较为顺利。然而,不出所料,稍稍平稳的情况并未持续多久,手术探查胆道时,病情出现了凶险的变化。

"心率低至每分钟30次,心电图显示持续性室性期前收缩二联律,血压下降。"

正常的心率一般是每分钟60~100次,如此慢的心率,加上心脏功能很差,如果不及时处理,病人会出现心跳骤停。情况紧急,我们当即告知手术医生暂停手术,及时静脉给药抗心律失常,加快心率,泵注强心升压药,纠正酸中毒……

"35……40……48……62……"病人心率逐渐恢复至正常范围,期前收缩二联律消失,血压上升,我们长舒了一口气。手术得以继续正常进行。

接下来的几个小时里,病人相继出现各种危急情况:急性肺水肿、严重低血压、反复心律失常、代谢性酸中毒、电解质紊乱、过敏反应……好几个危险时刻都让我们的心提到了嗓子眼。我们的眼睛紧盯着监护仪和病人,紧张地采取各种应急措施,沉着应战,有条不紊地处理好每一个环节。几个小时后,手术终于完成。

手术虽然结束,病人情况仍不稳定,我们继续调节着病人的生理功能,观察病人的血压和心率,使用小剂量药物使病人慢慢苏醒。一个多小时后,病人终于睁开了眼睛,病情趋于平稳。与手术医生商量后,决定将病人转入ICU继续治疗。

我和外科主任等走出手术室门外,心急如焚的病人家属们立即冲了上来询问手术情况。"医生,情况如何?"病人儿子抢先问,急切的声音带着颤抖。

"手术麻醉关总算闯过来了。"我们用平静的语气告诉他。

"……"这一刻是安静的,家属们用感激的眼神看着我们,过了几秒才说出话来。病人的儿子噙住眼泪说:"谢谢你们,谢谢各位医生护士!"他张开双臂来拥抱我们。"我去看看我妈妈,你们辛苦了!"说完,他飞快地向 ICU 奔去。

之后,向荣老人病情渐渐稳定,从 ICU 转入普通病房,身体和精神状况逐渐好转。半个多月后,向荣老人出院了。

出院一个月后,向荣老人的儿子再一次来到医院,这次不是来送母亲就诊,而是带来母亲康复情况的好消息。"真的太谢谢你们了,如果没有你们救治,我母亲现在还不知是什么样的结果。"

"当时做手术麻醉确实风险很高,我们也很担心,但在救人这一点上是绝对没有分歧的。当时最大的担心就是,在如此大的风险下,万一麻醉出现意外,手术又没有达到预期效果,家属是否能理解。但事实是,你们不但理解,而且支持,这让我们医护人员非常感动。"我说。

说到这里,老人的儿子神情凝重了,他说:"实话告诉您。我的想法很明确,要让母亲晚年没有病痛,但我对母亲的病情也是心中有数。说一句糙话,入院那天我是开着车带着棺材送我妈妈来医院的,可以说已经做好了心理准备。所以,当时各位医护人员能冒着风险帮我救治母亲,我真的感激不尽!"

的确,向荣老人的好转与她儿子、家人的理解同样分不开,家属和医护人员共同与病魔抗争,让我们高风险的手术麻醉成功指数倍增。回想这一次的麻醉手术,抢救病人的过程中,正视风险与风险抗争是我们医护人员应该具备的基本素质。面对险情,我们没有退缩的余地。危急关头,迎着风险也要上!

(郭曲练)

敬佑生命

　　医术为慈悲之术，皆因生死只在呼吸之间。所以，学医人常存佛心，苛求自己，与众生方便；学医人无分别之念，不论贫富贵贱，众生平等。好医生一定常怀悲悯之心，他们总在给病人传递温暖；好医生一定常怀敬畏之心，他们总是反躬自省，治疗有度；好医生一定常怀谦恭之心，他们总以真心赢得信任。湘雅的今朝源自医者有心，苍生有爱！

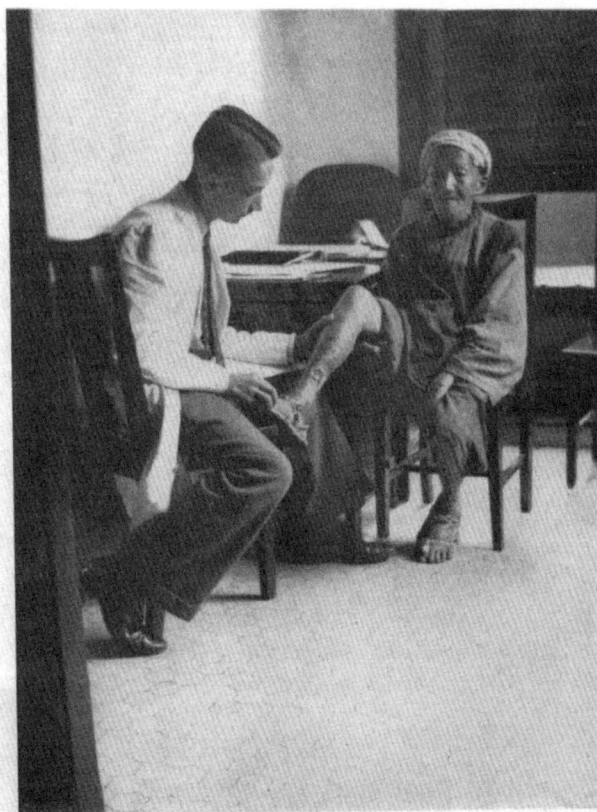

致 故 人

5月的长沙，正是"吹面不寒杨柳风"的时节，虽然没有北方温暖的太阳，那蒙蒙的细雨混合着泥土的芬芳，混合着扑面而来的淡淡桃花香味，也别有一番韵味。可是，我却无暇欣赏这怡人的美景。我身着一袭黑衣，到花店取了一束白花后，几经辗转，来到了郊外的墓园。是的，今天我要看望一位已故的朋友。

2007年4月在医院楼道里，我们第一次见面。

那是一个周一的早晨。像往常一样，我来到值班室，换上工作服，准备开始工作。忽然听到楼道里一片喧闹，于是放下手中的工作向外张望。只见走廊里一大群人围着一个病床激烈地讨论着，中间还站着我的导师刘运生教授，我迅速地冲了过去，看到了一名躺在病床上的小男孩，大约七岁，却没有小孩子应有的朝气。男孩面色蜡黄，嘴唇发干，眼神空洞，无力地看着周围的人群，瘦弱的身体套在宽大的病服内，显得异常虚弱。

原来这名小男孩是从外院转来的脑干肿瘤患者，之前的治疗一直没有效果，就被推荐到了我们这里。孩子的情况不太乐观。紧急会诊后，决定急诊开颅手术，我的导师担任主刀医生，手术很成功。

男孩是家中的独子，一直备受宠爱。虽然手术暂时缓解了病情，但术后因头皮太薄，不好愈合，头皮下积液总是不能消失。

这一切我看在眼里，不免心疼男孩小小年纪遭遇的痛苦，所以在查房的时候总是详细询问其恢复情况，耐心地为男孩处理伤口，后来男孩转到儿科继续治疗。由于我担心伤口处理不到位，常常在忙完科室工作后，挤出时间到儿科给男孩换药、穿刺积液，包扎伤口。那时空调效果没有现在好，一通检查下来往往汗流浃背。功夫不负有心人，经过多次换药和穿刺，男孩的伤口终于愈合了。或许是我每天这样坚持重复的举动感动了男孩的父母，我们从以前的只言片语到谈天说地，从医患关系变成了彼此信赖的朋友。男孩更是亲切地唤我叔叔。有空的时候，我也会开心地逗逗这个小家伙，并在心里祈祷他健康成长。

在大家的悉心照料下，经过一个多月的治疗，男孩慢慢好转起来，恢复了往日的活泼。但我和男孩的父母心情还是非常沉重。男孩病理结果是胶质瘤，这是一种恶性肿瘤,病灶虽然可以被切除,但一般病人都会复发。这种病人要经受放化疗的煎熬,肿瘤复发这一恶魔总是潜伏在身体里,随时准备卷土重来。好在男孩对放化疗耐受较好,顺利地完成了前期治疗。

从2008年开始,男孩和父母每年都会在相同的日子来医院进行复查,每次的检查结果也都让人开心,疾病丝毫没有复发的迹象,一切都在朝着越来越好的方向发展。年复一年,当初躺在病床上弱不禁风的小男孩已经变成了阳光帅气的少年,很是讨人喜欢,虽然由于步态不稳,精细动作有些不到位,但是他思路清晰,情感丰富。在爷爷奶奶的陪同下,这个孩子接受了和正常孩子一样的教育,欢声笑语又回到了这个家庭。

2013年8月,又到了每年的例行复查时间。已经整整6年了,如同往年一样,男孩的身体依旧健康,没有出现任何恶化的征兆。

但是命运总是爱跟人开玩笑。病情犹如不甘失败的恶魔,又一次卷土重来,更加疯狂地侵蚀男孩的健康。

到了12月,男孩的身体状况在没有太多征兆的情况下突然就急转直下,与7年前相似的病状开始逐一出现,父母带着他火速赶到医院进行检查。复查头部磁共振,显示病情有恶化,脑干出现新的病灶,当时我考虑是胶质瘤复发,但也有教授考虑为放射性坏死(一种放疗后的水肿反应)。由于男孩的病情危重,为了保证诊断的准确性,我们经过了多次会诊,大家达成一致意见:即使是肿瘤复发,以孩子的情况也没有必要进行二次手术了,激素治疗对肿瘤复发和放射性脑炎同样有效。我们便给他进行了激素治疗,但效果不是很明显。

突如其来的病魔让这一家人几近崩溃。为了医治男孩的病,父母决定把孩子送到美国进行治疗。国外同行给出了与我们同样的结论,无须手术,对症处理。到了2014年2月,男孩的病情更加严重,失去了行走能力,开始长期卧床,意识也逐渐模糊。无奈之下,男孩父母重新向我寻求帮助。我毫不犹豫地答应了,男孩重新回到湘雅,由我亲自负责治疗。对着男孩的病历反复研究后,我们必须接受这样的现实——脑干肿瘤已经扩散到了整个脑干。任何治疗都已无力回天,一切治疗都是对症处理,减少病人痛苦,延长存活时间。

这个我医治了整整七年的病人,曾经从死神手中夺过来的孩子要离我而去。男孩和他的父母悲痛有多大,我对自己的怨恨就有多深,我恨自己医术浅薄,只能眼睁睁地看着男孩饱受病痛折磨却又无能为力。

男孩逐渐进入昏迷状态,我们不得不考虑男孩的后事。为了能够对这一疾病有更深的了解,避免更多患者因此病而丧命,我想到了尸体解剖。我知道,对于一个传统的家庭来讲,这是一件非常难以接受的事情。作为一个普通人,一个孩子的父母,我理解那种绝望,并且我也相信自己很难说服男孩和他的父母;然而,我还是一名医生,我的职业要求我勇敢地迈出那一步……说、不说,不说、说……犹豫了好些天,每次都欲言又止。终于,我鼓足了勇气,将这个不情之请说了出来。果然不出所料,男孩的父母并没有直接答复我。

后来也许是我的努力打动了他们,在男孩就要离世前,他的父母同意了做尸体解剖,并愿意捐献器官。那一刻,我愣住了,我钦佩男孩的勇气,更钦佩这对父母的体谅和豁达。后来我才明白,在那一瞬间,我和他们不只是医生和患者的关系,我们更是可以彼此托付的朋友,真正的朋友。我们一起努力、奋力抗争,需要一起消灭的,正是站在我们对面的病魔。

男孩在 5 月末去世,他的父母捐出了孩子的器官,我亲自取下标本,进行解剖。通过研究,我们对男孩的病情有了更为全面的认识,也证实了癌症高度恶化的诊断。我把研究结果整理成病理案例,并邮寄给男孩父母,也算是给自己一个交代。我感谢他们对我的信任,病人的信任支撑着我继续攀登医学的高峰,也许这是作为一个医者最大的理想。

(王延金)

从死神手里硬抢回来的"姐妹花"

（一）

2015 年 3 月的一个清晨,一进病房,就感觉出不同寻常的紧张气氛。我拦住一位匆忙路过的夜班护士,问:"昨晚收了什么危重病人?"护士说:"来了一对溺水的姐妹花!"说完又急急地往前走。一听到溺水,我的心往下一沉。溺水的孩子,黄金救援时间只有几分钟。这对姐妹花,只怕凶多吉少!

这是湘阴县的一对小姐妹,姐姐 8 岁,妹妹 5 岁。被人发现时,已经双双浮在水面上。入院时的情况很糟糕,妹妹已经是濒死状态了,没有自主呼吸,并有严重的休克及多器官功能衰竭。姐姐的情况稍微好一些,处于浅昏迷状态,也出现了休克,只有不规则的自主呼吸。

经过彻夜不眠的抢救,两姐妹缺氧状态得到纠正,瞳孔缩小了,对光反应也有了,昏迷程度减轻,血气的 pH 值也都恢复到正常的 7.35 了。妹妹的心率恢复正常,但血压维持仍然离不开血管活性药物。虽然病情有了点起色,但我却没法乐观。我迫切地想要知道,这对姐妹溺水的时间到底有多长,心跳、呼吸到底停止了多长时间。理论上,溺水窒息导致大脑缺氧 4 分钟以上,脑细胞就会发生不可逆损伤,甚至导致脑死亡。溺水的时间,直接决定了两姐妹的预后。只要有希望,我们就应该全力救治,但如果孩子救活后有严重的神经系统后遗症,那对这个家庭来说,岂不是先给了一丝希望,又坠入无底的深渊吗?

经仔细询问,我了解到,孩子们的爸爸常年在江苏工作,当天傍晚,妈妈正在做饭,两姐妹出门去离家不远的池塘边采花。十几分钟后妈妈就听到外面有人呼救:"有小孩落水了!"具体的溺水时间是多长,并不确定。被捞上来的时候,姐妹均已昏迷,没有任何反应。有好心人帮忙做了心肺复苏,姐姐渐渐有了不规律的呼吸,但是妹妹一直没有任何反应。直到十几分钟后救护车过来,注射了 1 次肾上腺素后,妹妹间隔几分钟才有了一次抽泣式的呼吸。半小时后抵达湘阴县人民医院,当地医院记载的生命体征是妹妹瞳孔散大,深昏迷,心率每分钟 30 余次,而且气管插管后发现已经有肺出血,姐姐被送到当地医院时也是瞳孔散大、昏迷状态,心率比妹妹正常些,每分钟 70 余次,当地医院抢救了几小时不见起色,连夜转院,通过绿色通道直接收入我院 PICU。此时,距离落水已经超过 6 小时。

到底溺水多长时间,没有答案。只是从姐妹俩双双出现难以纠正的休克,多器官功能衰竭的状态来判断,结局乐观的可能性很小,尤其是妹妹!

孩子爸爸已经连夜从江苏赶回来了,妈妈已经在崩溃边缘,还来了很多亲戚,一大家子都在 PICU 门口守了一夜。那么多道殷切的目光望着我,我感觉肩上的责任分外沉重。我多想能告诉他们,姐妹俩能有乐观的结局,但作为医务工作者,还是只能狠下心来如实相告。目前的情况还不是最严重的,缺氧缺血性脑水肿会在溺水后 72 小时达高峰,脑损伤会进一步加重,而溺水后的吸入性肺炎也会加剧,姐妹俩即使被救过来,也有可能智力低下或变成植物人……

"很难救回来了,救治的费用也不是小数目,这情况我看还是……"虽然极度不情愿,但是残忍的现实摆在了众人眼前,亲戚们不得不做最坏的打算,但孩子的妈妈突然放声大哭起来。

"我们一定会尽全力救治孩子,先观察两天,看看两个孩子对治疗的反应怎么样。"我尽力安抚着这位几近崩溃的妈妈。

仅有一丝希望也不能放弃。

因为如果没有救过来,这个家就毁了。

(二)

回到病房,看着这一对姐妹,面容清丽,真是惹人爱怜,难怪护士说是一对姐妹花。妈妈告诉我,姐姐很会跳舞,妹妹嘴巴特别甜,人见人爱。想象她们绕膝的场景,我也无法接受这样的家庭不幸。我暗暗地下决心,一定要尽最大的努力,希望可以创造奇迹。

整整两天,日夜守护。在小姐妹的病床旁,一群人密切观察她们的病情,及时调整治疗方案。妹妹需要特别监护,一分钟都离不开人。因为治疗休克需要补充液体,但她心肌损伤很严重,又有肺出血,液体输多了,心脏和肺都耐受不了,必须有医生密切关注,及时调整液体速度和呼吸机参数。所以我们轮班"接力",保证她的床旁 24 小时有医生守着。

第三天早晨,姐姐醒了。让人惊喜的是,她能正常应答,肢体活动自如,这说明没有严重的脑损伤,不会遗留严重的神经系统后遗症。

重症监护室里医生护士们面庞上都挂满了激动。总算是保住了一个,我稍稍松了一口气。

六天后,病情更重的妹妹也奇迹般地苏醒了,居然也能正确应答。整个病房都沸腾了,我们真的就这样创造了奇迹!

然而,妹妹肺部的情况却在恶化。除了肺出血和严重的肺部感染,还出现了双侧张力性气胸,脓毒症,弛张高热。呼吸机撤了又上,双侧胸腔闭式引流,多次支气管肺泡灌洗……最可怕的脑损伤关都过了,难道妹妹要倒在肺部和感染这一关上吗?我真是不甘心!

一天,已经是晚上7点了,我拖着疲惫的身躯,走在回家的路上。突然听到有人叫:"王大夫、王大夫。"我回头一看,正是这对姐妹花的妈妈。她急忙赶上来塞了一沓沉甸甸的东西在我手里,里面是三千元现金,外面裹着一层牛皮纸。"王大夫,你一定要收下。我是真心感谢你,如果这两个孩子没救过来,我自己也不打算活了。你救了一家子的命啊!"她握着我的双手,眼里透着一股子恨不得掏心窝子的真诚。但她的这份情,我只能心领了。钱,无论如何也不能收。她见我推辞,急匆匆就跑开了。不得已之下,我当时收下了。

第二天,我把这三千元现金转交给了护士长。一起商量后,我们决定将这笔钱打入妹妹的账户,以充作住院费用。

一个月后妹妹的病情才慢慢稳定下来,我们拔了胸腔引流管,撤了呼吸机。但是肺部的情况还是不乐观,出院的时候每分钟呼吸四五十次,比正常人快一倍多。简单的活动都不能做,就算走两步都会喘得厉害。我对她妈妈说,"妹妹可能会遗留肺部的后遗症,出院后得继续肺部的康复治疗,定期过来复查。"

(三)

微信里最新的一条信息是这位母亲发来的短视频:

妹妹脸蛋白皙红润,大眼睛乌溜溜的,头发长长的。她光着脚,一边有模有样地拍篮球,一边数着"一、二、三、四……"

"孩子恢复得很好,我跟孩子说明天去看'王妈妈',她们好开心。"

姐妹俩出院已经有一年了,这一年里,妹妹一直严格按照我的方案在坚持治疗,定期复查。出院的前10个月,妹妹的呼吸虽然渐渐慢下来了,运动量也慢慢增大,但是肺部却一直没有完全恢复。更让我揪心的是,她的身高和体重一直没有增长。难道妹妹真的会遗留终身的肺部后遗症吗?可是孩子的父母严格遵守我的医嘱,没有半点怀疑,也没有半句质问。他们这样无条件的信任,也让我坚持不懈地做各种努力促进妹妹的康复。

终于在两个月前,我收到了好消息,妹妹开始长高了。这个月来复查,肺部CT结果居然基本恢复正常了,而且肺功能也完全正常。奇迹再一次出现了!

这对可爱的姐妹花每次见了我,都争先恐后地围着我叫"王妈妈",轮流给我表演她们最新学的舞蹈,我十分欣慰。

(王霞)

产科是迎接"天使"的地方，也是充满挑战的战场

　　我的手机里存着很多病人发给我的短信，我都舍不得删，闲暇的时候翻看一二，总能带给我感动和坚持向前的力量。

她给孩子取名叫湘雅

　　最新的一条短信是这样写的：

　　"张教授，您好！昨天还没来得及跟您说声'谢谢'就上了车，对不起。我跟亲朋好友说了您对我们的热心帮助，他们都竖起大拇指，您是观音菩萨转世。胡湘雅就拜托您了。我希望所有的人都认识您这位活菩萨。真心谢谢您，祝您好人一生平安，家庭幸福美满！"

　　这位病人身患巨型神经纤维瘤合并重度多发畸形、脓毒血症。在这种情况下怀孕是有生命危险的。病人来到我们医院的时候已经怀孕28周了，她无法等到足月再生产，我们只能尽量帮她保胎到最大期限之后再终止妊娠。这样特殊的一位高龄产妇，冒着自己生命危险怀着孩子，我想她内心应该是十分想要这个孩子的。但她的家庭条件不是很好，救孩子需要钱，救治大人也需要钱，在面临这样两难的情况时，她几乎是一字一字颤抖着和我说："张教授，我不要这个孩子了。"看着她绝望的眼神，我十分心疼。一个妈妈该是有多艰难才会做出这样的决定，忍着巨大的病痛，承受着巨大的风险一步步走到现在，却仍旧不得不选择放弃，我真的很不忍心。

　　一个家庭、一个母亲对一个新生命的渴望是十分强烈的，孩子代表了未来，代表了一个家的希望，因为没钱而放弃一个生命是不应该的。如果她这次放弃，以后就更难有孩子了，我们都是女人，我知道她肯定特别想做母亲，渴望有自己的宝宝。她为了孩子连自己的命都不顾了，我们怎么能眼睁睁看着她放弃呢？既然她是我的病人，我就要帮她。我们在科室里、在微信上、在亲戚朋友中为她组织捐款，很快就帮她筹齐了治疗费用。我们还帮她制订了详细的治疗计划，针

对她的特殊情况做了许多应对方案。她看到了我们的努力,似乎也重拾信心,开始和我们并肩作战。经过我们共同的努力,最后她保住了自己的孩子,生下了一名健康的宝宝。

看到她抱着宝宝的幸福模样,我觉得一切努力都值得了。我到现在都忘不了当时宝宝在她怀里甜甜地睡着的那幅画面:她是那么的小心翼翼,生怕出一点差池,宝宝小小的手紧紧攥着妈妈的衣襟是那么可爱,这是我们最愿意看到的结果。

现在这个孩子和妈妈都恢复得很好,她帮宝宝起名叫"湘雅",说是想让宝宝长大之后记住湘雅的救命之恩。

我们粗略地统计过,像胡湘雅这样在我们科室诞生,起名叫"湘雅"的宝宝,总共有六十余名,他们大部分都是我们从死神手里救回来的宝贝。

我从不轻言放弃

有一条特别长的短信,是罗某发给我的:

"尊敬的张主任,我是丽红的同学罗某,带着对您无尽的感激之情,今天上午我出院了,回想这两个月来的保胎历程,真是百感交集。当日在某某医院产房里,当医生宣布我没办法继续妊娠,只能放弃的时候,我是多么绝望和无助。幸好丽红及时赶到,并及时联系了您,绝望之中这无疑是我全家唯一的救命稻草。到湘雅后是您及时为我做了宫颈环扎术,让我全家放心下来,安心保胎,接下来的保胎日子里也一直得到了您的关心。每半个月的门诊您都耐心地向我们解释着各种问题,查看我的各项化验指标,让我顺利地保胎到了 31 周。现在尽管宝宝们还在新生儿科,但我相信湘雅的医疗技术一定会让他们早日康复回家的!我们分别为大毛、小毛取名泰琦、雅琦,以纪念这段在湘雅和泰和的珍贵保胎经历。作为一名基层医护人员,我着实为您的敬业精神感动,真心谢谢您和您的湘雅产科团队!再多话语也道不尽我们全家人内心对您深深的感激之情!谢谢您对我们全家人的救命之恩,等 42 天复查时我一定再次向您表示感谢!"

罗某是一名眼科医生,刚来医院的时候情况十分紧急,宫口开得特别大,羊膜囊已经凸到阴道里了。她绝望地告诉我,某某医院说她没办法继续妊娠,只有这样生了。看着她疲惫的表情下仍充满渴望的眼神,我体会到了她内心的痛苦,她期盼地看着我,想从我这里得到不一样的答案。我仔细帮她做了检查之后觉得情况真的不太乐观,但并不是说完全没有希望,我想试着在努力保证大人安全的情况下尽量保住孩子。我告诉她说:"我一定会尽全力帮你保住孩子。"如果我多尽一份力、再努力一下说不定就可以给一个家庭带来新的希望,就可以挽救一个可爱的宝宝,每次想到这些,我真的无法停止努力。我大胆地帮她把羊膜囊推进去,将宫颈缝起来了,这样她竟然从 23 周一下子保胎到了 31 周多,两个孩子出来都有 3 斤多,还是龙凤胎。她特别激动,不停地说着感谢,我们也替她感到高兴。

我很喜欢科里这些妈妈和宝宝们,虽然压力很大,很辛苦,但是可以看到妈妈和宝宝都能够在自己的努力下转危为安,再多的苦我也吃得下。许多别人认为救不回来的孕妇,通过我自己的努力以及团队和科室的努力,最终妈妈和宝宝都被救回来了。我并非逞强,只是觉得作为医生来说我们的天职就是救命。作为湘雅的医生,我们更应该有我们的责任和担当。如果不和病人一起去冒点险,不去赌一把,在技术上就不会有突破,只有别人不敢做或是做不成,你能做得成,你的技术才会一步步向前推进。

我想用我的体温来帮她取暖

还有一条让我意外的短信。我本没觉得自己那样做有什么特别的,听她说了才发现,原来自己的小举动会对病患有这么大的帮助。

我记得那是 2014 年的冬天,天气异常寒冷,我们科室有一位病人情况很不好。她本身也是一名医护人员,是湘雅三医院手术室同仁。这个病人有宫腔粘连病史,反复地做过手术。她生过一个孩子,生第二个孩子的时候由于胎盘和子宫粘连很严重,胎盘无法及时剥离而大出血,待胎盘娩出后出血还是很多,情况已经失去控制。我帮她做了子宫缝合,又对出血血管做了结扎。但最后由于出现凝血功能障碍,我们不得不切除子宫,出血才得以控制。

手术结束之后,她的生命体征不稳定。这种大出血的病人,如果全身冰冷,我们医院手术室常规的做法就是用加温床,或者是往病人身上吹热风,从而使病人恢复正常体温。当时我们就拿了手术室的加热吹风机,给她腹部手术区加热。可是我还是很担心,就立马用双手捧着她的脸帮她加热,想用我的体温帮她取暖。手一碰到她的脸,就知道我的担心是对的,她的脸冰凉得都有些刺骨。我真是急得不得了,于是把她的脸捧得紧紧地,希望温度快点传递过去,希望她能够快点暖和起来。我想病人刚刚经历了一场生死搏斗,虚弱地躺在病床上,家人也不在身边,能给她温暖的不就只有我们了吗? 失血量这么大,她一定特别难受,只是麻醉没过她不能说出来。我有的时候真的很心疼我的病人,谁都不想有病痛,有了病痛我就要陪他们走过去! 手术室的其他医生也都立马一个人抓住她的一只手脚帮她加热。后来经过我们的努力,这位病人终于抢救过来了!

她出院后在发给我的短信里这样说道:"本来我觉得自己好像被困在了一个大冰窖里,特别绝望无助。您的手放在我的脸上之后,我觉得自己好像是被人拉了一把,真真切切地感受到了温暖,于是觉得自己肯定会活过来。这么多年了,我从来没有遇到过像您这么贴心的医生……"

这其实是我自己的一个习惯,做完手术一般都要等到病人生命体征稳定了之后才离开。我觉得细节会决定这台手术的成败,所以我会再三确定。我想让每个病人感受到我们的产房、我们的手术室并不是冰冷可怕的,我想让他们感受到温暖,让他们安心地接受我们的救治。

这位病人之后也过来复查过几次,恢复得很好。后来我们成为了好朋友。

勇于付出、不图回报——这就是"湘雅医魂"

并不是每位病人都会给我发短信,也有悄悄离开的,不过,我懂她们的难处。其实只要她们能恢复健康,宝宝能茁壮成长,这就是对我最好的回报。

前几天有个湘潭的孕妇,从湘潭做完手术送过来,当时呼吸心跳已经停止了,她腹中的孩子已经死了,她家里人就想着既然孩子已经死了,大人这样也不一定能救活,那就不抢救了吧。我就告诉他们要不救那肯定是没希望了,要救说不定还会有转机。她老公在犹豫,我着急地说:"不能犹豫,人命关天的事怎么能犹豫?"这名孕妇只有 21 岁,花一般年纪,蜷缩在病床上,孤孤单单地和死神做着抗争,在我眼里她还是个孩子,我没办法袖手旁观。看着家属迟迟不做决定,我真的很担心,她的生命就结束了。我不能见死不救,于是立马给她做了手术,用尽所有力气将她救活了。

我觉得医生要真的把病人当成自己的亲人。我的病人需要我,我就是她的家人,我就一定要保护好她。后来这个女孩的身体恢复得很好,出院的时候已经能正常行走了。还有一名孕妇,来医院的时候全身都在出血,血肉模糊,眼睛、嘴巴、鼻子都在出血,只有眼球能动。当时大家都很怕,家里人也没钱,我们科室立马给她捐了款,帮她做了手术。但是她术后又出现了消化道感染,情况不太乐观。她的同居男朋友想通过媒体再筹点钱,就叫来了电视台的人进行报道,至少能救救孩子。电视台的人觉得她救不回来了,给那期节目取名叫"母爱在天堂"。

我当时就生气了,人还有生命体征怎么能这样报道?我说不能这样报道,今晚无论如何我们都要奋力抢救这位病人,她的生命还没有终止就不能这么说。那晚我们又捐了款去急诊科帮她买了药,第二天她的骨穿结果出来,根本就不是

原本担心的白血病,而是巨幼细胞性贫血。我告诉电视台的人,那期节目应该叫
"母爱在湘雅"。有的人说,不就是一个名字吗,干吗要在意?但我觉得这是对我
病人的不尊重,我要对我的病人负责。这位病人后来是欠了钱,偷偷走掉的,不
过我们也能理解,她家境实在是太困难了,想来也是不得已而为之。

其实不只是我,我们湘雅人都是勇于付出、不图回报的,我们都有一颗正直
善良的心,有气节,对自己、对病人、对同事都有一种气节。这就是湘雅的品牌能
够屹立百年不倒的原因,这就是千千万万病患信任我们的原因,我觉得这就是
"湘雅医魂"。

产科是迎接新生命的地方,是充满感动的地方, 对我们来说也是极具挑战的战场

作为产科医生,我也经常被那种母婴之间与生俱来的情感纽带所感动,那种
出于本能的情感力量真的让我们惊叹。

像妊娠期急性脂肪肝,是一种对于孕妇来说十分可怕的病。这种病人送来
医院的时候一般意识比较游离,不能够准确地表达自己想说的话,病症导致肝衰
竭,麻醉科也不好用药。为了保证病人神智清楚,让病人和医生能有很好的配
合,我们会不断地告诉她:"你再坚持两分钟宝宝就出来了。"宝宝生出来之后,我
们就要让宝宝和妈妈脸贴脸,而且还要让宝宝不停地在妈妈脸上抚摸,让宝宝和
妈妈之间产生交流,让宝宝的哭声来唤醒妈妈,避免妈妈昏迷过去。这种神奇的
力量不仅可以让躺在手术台上的妈妈们振奋起来,也能让我们的心跟着振奋起
来。宝宝的哭声像是在给妈妈加油,也像是在给我们加油。这就像是一种生命
的呐喊,那么纯净有力量,一声一声回荡在产房里,那是我们最喜欢听的声音了。
正因为我们给病患这样一个刺激来让她保持清醒,最近几年在我们科都没有出
现过这种病人的死亡病例。

产科是个特殊的科室,这里是迎接天使的地方,也是充满挑战的战场!所有
的疾病都有可能在孕妇身上发生,而且孕妇身上发生疾病比任何人都要快,症状
不典型,所以产科的挑战是非常大的。产科医生不光要做好手术,知识面也要
广,基本功要扎实。我之前在全国产科学组专家开会时就提出,以后不要叫产
科,而应该叫"母胎综合学科"。其实从孕妇准备怀孕,到怀孕,再分娩,最后到产
后 42 天,大人和孩子都属于产科范围,挑战非常大。

我们产科医生,要得到所有人的理解是不可能的。有些病人很挑剔,但是我
觉得其实并不可怕,有时候也可以从中发现自己的问题。绝大多数病人还是有

一颗感恩的心，每到过年过节，就会有救治过的病人往科室里寄水果、特产、纪念品，还有的发祝福短信。有两次我坐飞机出差，就遇到了救治过的病人家属，时隔多年我都已经不认识对方了，可他们还是听出了我的声音并认出了我，他们本来是坐在头等舱的，坚持要和我换座位，一路照顾我，让我特别感动。

我特别喜欢小孩，他们是未来，是带给每一个家庭幸福和欢乐的天使，因此我会竭尽所能拯救每一个天使。我们与病人沟通得最多的是"留不留"的问题，这关系着孩子的生命，需要作谨慎判断，这种选择很难，心理压力也很大。很多时候真的是于心不忍，但是我清楚我的病人更加不忍，比我更难做决定，我总是告诫自己要耐心地帮她分析，携手渡过难关才行。

我从医22年了，在湘雅、在我们产科感受到了生命的伟大，也收获了满满的感动。这些都是激励我不断前行的力量。我希望每一位孕妇都能够享受身为人母的快乐，希望每位妈妈和宝宝都能享受健康幸福的生活。

（张卫社）

将 心 比 心

"赵医生,我给二号床的小孩送药的时候,他爸爸又在发脾气了。我已经不知道怎么跟他解释了。"护士小刘端着药盘,一脸无奈地站在我面前。

"孩子没事吧?我去看看。"我放下手中的病历,跟着小刘一同前往病房。

这是一个患有蛛网膜囊肿的小孩。幼小的他仅有八个月大,还不足岁。一般的蛛网膜囊肿是不需要做手术的,但很不幸的是,这个小孩的囊肿很大,而且具有张力性。他头颅左侧的颞骨,以及囊肿外侧的骨质已经受压,往外突出、变薄,而且内侧已经影响眼眶外侧,导致眼球往外凸。我一边走,一边回想这位病人的资料。

"老婆,让医生看看,我们的小孩都成什么样子了。来回治疗这么多趟,不要说脑袋好没好些,现在依然吃不了奶,睡不着觉,疼得他只能一个劲地哭喊。唉,这次他们会不会好生想想办法呀。"小孩的爸爸看见我进了病房,眼睛盯着我,却对他的妻子说话。

我知道这位爸爸的一番话是冲着我说的。我没有生气,也没有觉得委屈,依然保持医生惯有的表情和步伐走向病床。因为医生的言谈和举止,哪怕是眉头上一道小小的褶皱、步伐是急促还是从容,都在很大程度上影响病人的信任程度和治疗的配合程度。所以不管什么时候,哪怕是紧张得心都快要跳出来了,医生也要在病人面前尽量保持冷静、沉稳的形象,尤其是我们神经外科这一手术风险高于寻常科室的医护人员。走到病床边,我轻轻地向家属点头示意,便靠到小孩跟前,检查他的情况。

其实这个小孩的小儿囊肿的治疗的确比较波折。按照既往的治疗手法,发现囊肿后只要开颅切除,一般囊肿就会变小或者消失,如果没有出现并发症,三五七天就能出院。可是切除过后,他出现伤口漏水的情况。虽问题不大,亦是常见情况,但对他采取了保守治疗,进行穿刺、加压包扎之后,仍未能痊愈。在家观察期间,出现颅高压症状。正常人的脑部血管都极其脆弱,稍微一动就有可能使颅内压力增高,何况是一个出生不久的婴儿呢?此时的他脑袋变大,眼睛更加外斜,只好再次入院。

其间,复查 CT,发现颅内有血肿,于是进行外引流治疗。可是外引流之后,虽然颅内高压缓解了,但血肿不仅没有减少反而增加了。当时面临两种治疗方法的选择:一是把外管放进去,对颅内进行清理;二是做分流手术。可是小孩发烧,不具备做分流手术的条件。只能继续做外引流治疗,但长期下去不是办法,因为这很容易导致细菌逆行感染,加重病情。但是,如果选择分流手术,医疗费用又会增加一倍。分流手术的管子价格为六千元到六万元不等,常用型一根也要两万九千元,这么算下来,整个手术就要花费五六万元了。而且做手术之后,管子还不一定能够被人体吸收。这就需要跟家长进一步沟通了。因为按照之前的预算,整个治疗费用为五六万元。现在数额要增加一倍,家属不一定能够理解。最后在双方的协商之下,决定拔掉小孩的外引流的接口,让他回家继续治疗和观察,看看原本的管子能不能被人体吸收。可惜天公不作美,最后小孩的颅内压再一次升高,只好又一次入院。孩子的生命安全至上,这一次家属们抛开所有的顾虑,虽然带着半信半疑的态度,但依然选择相信我们,同意进行分流手术。

"郑先生,您放心,明天我们就会为小杰做分流手术。我相信手术之后,小杰的情况会有好转。"仔细检视小杰的情况后,我摘下口罩,脱下消毒手套,从容地说道。

"上一次做手术你好像也是这么说的。你能保证明天的手术百分之百成功吗?"小孩爸爸半信半疑地问道。这时一直安抚着小孩的妈妈也抬起头,侧着脸,皱着眉看着我,似乎在等着我的肯定答复,又似乎在捕捉我的神情,窥探我的态度。

"我们会努力的,但是不能保证百分百的成功。因为每一台手术都有其风险,我们只能根据技术和经验做出预见性诊断,将偏差和损伤降到最低甚至零。虽然目前这个小孩不具备充分的手术条件,但综合分析这是最佳的治疗方案。"如果没有记错的话,这番话以及整个手术的利弊风险,我已经跟小孩的父母解释过不下五次了。我知道,至今他们也没有听进去,也没有因为我的抚慰而更加信任我们。治疗效果是医患关系的核心关键。疗效好什么话都不用说,患者都会感激信任你,如果疗效不理想,说得多么动听也是枉然。而此时,小孩的治疗出现了波折,要想取得家属的信任是非常困难的。

我始终认为医疗行业不是一个服务性行业。确实,与病患的沟通是非常重要的一环,但是没有足够的医疗水平和理想的治疗效果作为基础,其他都是无用功。所以作为一名医生,首先保证的是后者,前者只能是一个促进治疗的辅助性工具。天底下没有刻意找医生麻烦的病人,也不存在欺负病人的医生。双方的目标都是一致的,于情于理二者都不可能是敌对关系。医生同病人及其家属一样,都是人,并不是神仙,没有点石成金的法力。对于疾病,大家只能一起朝最好的方向去努力。

第二天,小杰手术成功,顺利痊愈。看着小杰香甜入睡的样子,他的父母终于笑了,眉头上的褶皱,神情上的担忧,对我们言语上的质疑,全都烟消云散了。

"赵医生,很感谢你们治好了小杰。真的非常感谢!"在出院之前,小杰的爸爸兴高采烈地放了一盆竹子在我们的休息室。

"实话说呀,当时你对我们相当不信任。我们医生也很难做,因为治疗需要双方的配合。往后你们记得要踏踏实实地回来复诊,湘雅的小儿神经外科在国内数一数二,请相信我们。哪怕你们没有时间定期过来,偶尔抱孩子过来给我看一眼,我也能发现有没有问题。"临走前,我也只能再一次这般叮嘱。从不信任到信任,这需要一个过程。我始终坚信,只要耐心地解释,充分地沟通,做我该做的手术,病人和家属终究会感受到我们的专业与用心,一切误会都会解除的。要知道在生死病痛面前,病人有一些消极情绪是能够理解的,只要不存在敌对和伤害行为,医生不妨多一些耐心,适当地让步。

现在,那盆竹子还在阳光的照射下,斑驳地印在休息室的窗台上,只是影子旁边多了一张照片,上面有笑容灿烂的一家三口,还有一个色彩斑斓的生日蛋糕:小杰,足岁快乐!

(赵杰)

院感无小事

　　医院的感染控制其实是一项十分重要的工作。它保护的不仅仅是一位病人，而是一群病人，甚至包括医务人员在内的所有人的安全。我们做调查研究、跑会诊、考虑手术程序的安全性与科学性、制定消毒隔离程序、进行培训等烦琐而复杂的工作，都是为了尽最大的努力，将医院置于感染保护层之中，预防与控制医院感染与医源性感染。在医院感染控制中心，我们每天就是和一些肉眼见不到的细菌、病毒、真菌打交道。因此我对任何与感染控制相关的小事都很敏感。

　　有一次，一位病人在手术之后，眼结合膜出现了充血现象，但没有分泌物，患者也没有任何不良反应。但是作为医院感染专业人员，我当时就开始警觉起来：会不会是细菌感染或者病毒感染？根据经验和检查结果，以及有关科室会诊意见，我们较快地排除了红眼病、结膜炎等多种感染可能，但就是找不到眼结合膜充血的原因，心里非常焦急。之后，又相继有数位手术病人出现了相同的症状。是某种我们没能查明的传染病，还是手术过程中哪一步出现问题造成的感染所致？虽然出现充血症状的病人们暂时并没有发生其他不良反应，但几例患者相继出现类似表现，一种不安、紧张的氛围已经在手术室与有关科室弥散开来。

　　人总有一种对未知的恐惧，医生也不例外。面对未知，我们也总会有些无所适从。因此，即使病人的这种症状暂时还没有发现除眼结合膜充血以外的其他任何危害，我们还是得尽快找到原因，排除或确定感染，采取有效措施，防止再出现类似的病例。感染，不是件小事，尤其是在感染病原与发生感染原因不明的情况下，更不能放松警惕。

　　为了找原因，我们整日整夜地调查病人的手术记录、手术程序，查看手术器械、手术室环境，排查药品、针管、输液程序，查看病人的病史、饮食、过敏信息等，但是都没有发现可疑因素。而接下来的几天，医院陆陆续续又出现了十几个这样的病例，没有谁知道还会不会有更多的病例。一种紧迫感和恐惧感在我的心中持续蔓延，我甚至在想：这会不会是暴风雨前的平静，是不是一种我们未知的感染在向我们的手术患者袭来？我越是这样想，越是急切地想要找到病因。

我们几乎调出了当时所有进行过手术的病人资料进行详细分析,并且将出现红眼的和没有出现红眼的病人进行对比分析。功夫不负有心人,最终,我们怀疑与一种生物制剂的使用有关,而几乎同时,手术室也提供了类似的信息,其实这种生物制剂已经在我们医院使用了一段时间,之前从未出现类似的情况。根据这些信息,我们请示院领导后果断停用该生物制剂。停用这种生物制剂后,再未出现类似情况。情况已经非常明了,患者出现红眼就是由于使用这种生物制剂,而且只与某一个批号有关。

后来,我们向几家其他省市出现过类似情况的医院电话咨询,了解后得知它们也是由使用同一批次的该种生物制剂所致,建议停用后也未再出现类似情况。于是,我们就把这一情况及时报告了当时卫生部,卫生部转发给了药监局,及时采取措施,停止使用和召回该批号产品,避免出现更多的类似情况。最后厂家反馈,药厂在生产这一批次制剂的过程中,在某一个环节少用了两层滤纸过滤。其他批次产品无类似情况报告。

从发现病症到查出原因,我们花了近十天,当初我以为的"暴风雨"竟然只是"两张滤纸"的问题。这样强烈的反差使我之前的担忧看似有些可笑;甚至当初如果我们选择再观察一段时间,等这个批次的生物制剂被用完,使用该产品患者的眼结合膜充血的症状也会自然而然地消失,我们也就不必再提心吊胆,也没有必要费那么力气去调查那么多数据。但我从没有后悔自己这样的"大惊小怪"和我们为寻找原因追查到底所做的一切,因为这就是我们常说的"院感无小事"——凡是涉及患者与医务人员安全的事始终都是大事,原因明确的要及时控制,预防再次发生;原因不明确的要追究到底,尽量找到原因,同时及时采取有关预防控制措施,尽快消灭疫情。

(吴安华)

有一种护理叫陪伴

做护理,需要耐心和爱心。把病人当成朋友、家人,用心理解、体谅,陪同他们一同走过与病魔抗争的病房时光,或许这一程的护理,亦可称为温馨的陪伴。

还记得我们护理过的一个患有自闭症小朋友,从刚入院时的一言不发到能主动与我们打招呼,在这期间的变化让我们感动、感慨。或许用心的温度的确能融化一个冰封的心灵。

来了一个不爱说话的小男孩

"护士长,今天新进来一个小男孩,已经安排到9号床。"

"好,我这就过去。"我应声回答。

一个晴朗的下午,护士小李来到办公室,告诉我小病人已经安排到床位,我正打算去病房查看情况。来到病房,看到9号床上躺着一个长相可爱的小男孩,眼睛直勾勾地盯着对面墙上的时钟,眼神空洞。病床边,站着他的父母。

我热情地走过去打招呼:"强强你好!我是这里的护士长聂晚年,你可以叫我聂阿姨哦!在这里住得还好吗?身体有什么不适没有?"话音刚落,病房里顿时陷入一片沉寂。强强仍然望着墙上的时钟,丝毫没有回应我的想法,也没有转动一下头。

强强爸爸示意我出门。到门外,强强爸爸告诉我:"护士长,强强不是心情不好,他一直这样,强强有自闭症,已经很久了,从小就不说话。不主动和陌生人打招呼,也不回应,只跟我和他妈妈说话,请您不要见怪。强强的身体还要麻烦您!"

听着强强爸爸的话,我望向病床上的强强,这个九岁的小男孩,一个人呆坐在病床上,双眼直直地望着墙上的时钟,不说一句话,只是默默地玩着自己的手指,没有一刻带有孩童的灵动和活泼,脸上有着与他年龄不符的安静,本应是一个调皮捣蛋的年纪,他却只沉浸在一片沉默中。

这个不说话的强强,让人担心。

不说话的小孩开口说谢谢了

为了让强强适应在医院的生活,我们科室的医生、护士们有意地给强强带去温暖,和他玩小游戏或者给他带些小礼物。长期对强强的照顾,似乎慢慢有了一点效果,强强对我们逐渐熟悉了起来。

"强强,你看这是什么? 这是阿姨特意给你带的零食!"病房里又像往日一样来了一位带零食的阿姨。

自从强强来到科室,我们每一位护士都十分心疼强强。说实话,强强跟我自己的孩子年纪也差不多,一个小朋友不说话,安静得让我们大家心疼。我们一有时间就变着花样地给强强带他喜欢的小零食,希望能让小强强感受到温暖,能让他多说说话。

"强强,你看这个玩具车酷不酷? 阿姨专门给你买的,不打点滴的时候,你玩这个好不好? 喜欢吗?"护士小李专程买了两个玩具车,一个给自己的侄子,一个就是给强强。小李拿着玩具车送给强强,一脸的开心,笑容灿烂得像一个小孩。倒是强强,一如既往的淡定,丝毫不为所动。强强用疑惑的眼神看看小李,眼光还没有停留3秒,就又挪到了墙上那个时钟上了。

"强强,听你爸爸说你喜欢画画,阿姨给你买了一个小画板,平时你就可以在病房里画画了。阿姨可不擅长画画,你以后教阿姨画画怎么样?"护士小黄听强强爸爸说,强强在家里一个人不说话的时候就爱画画,小黄一直记在心里。一次逛商场看见了儿童小画板就买了一个,第二天一上班就给强强送来了。小黄拿着小画板给强强比画,强强却丝毫没有开心的表情。

强强依然没有跟护士熟络起来,每一位护士精心为他准备的礼物,仍然未能得到他的认可。终于有一天,强强好像渐渐感受到这一群阿姨是关心他的,也开始有了一些回应。

"强强! 你看这是什么? 巧克力! 我知道你最喜欢巧克力了,阿姨送给你的礼物,希望你天天开心,早日康复! 你先吃着,阿姨要走了。"护士小李带着巧克力来到强强的病床前,像往常一样用近乎小朋友的语气跟强强交流着。送完巧克力给强强,原以为强强像往常一样毫无所动,小李说完便安静地把手中的巧克力放在床头柜上准备离开,正在起身时,小李仿佛听到一句"谢谢"。小李惊讶地抬起头,看到强强双眼正直视着自己,小李简直不敢相信,惊讶地问:"强强你刚刚说什么?"强强又重复了一次,轻轻地说:"阿姨,谢谢你。巧克力我喜欢。"小李惊喜地抓住强强的小手,开心地说:"强强,你终于跟阿姨说话了。巧克力你喜欢就好,阿姨以后还给你带!"

突然主动打招呼的小男孩

强强住院后治疗比较顺利。根据他的病情,我们给他实施了适合他的腹膜透析治疗,悉心教会他及父母进行居家腹膜透析治疗,一个月后到医院复查与再培训。强强第一次回到医院做复诊那天,我在走道碰巧遇到了他。

强强来复诊的那天,我正匆忙地在病房中穿梭,只听到护士小李说强强来复诊了,我便抽空去探望强强。找到强强的爸爸,打过招呼后,我看到藏在爸爸身后的强强。他的一只小手紧紧攥着爸爸,另一只手紧紧抓着自己的衣角,眼神里的落寞依然可见。我俯下身对强强做了一个鬼脸,却不确定强强是否还能认出我来。我正准备开口询问,强强已开口道:"聂阿姨好!"哈,强强竟然会主动跟我打招呼了!我太惊喜了,瞪大了双眼看着我眼前的强强,又回头与身旁的其他几位护士相视,大家的眼里都流露出满满的惊喜。身旁的几位护士也开心得合不拢嘴,摸着强强的头说:"强强啊,你都会主动叫阿姨了,真棒!"强强听着阿姨们热烈的夸赞,倒更加羞涩了起来,紧紧地往爸爸身上靠,把头埋在爸爸的衣角里。

看着现在的强强,我们颇感欣慰。我们一路眼看着强强逐渐从严重的自闭状态中走出来,从一开始完全不在意大家热情关心,到能主动说声谢谢,再到能主动与大家打招呼。我们为强强取得的突破感到惊喜而欣慰。看到强强复诊情况良好,我们全体医生、护士为他感到开心。

后来,有了宋庆龄基金会的基金补助申请机会,我们考虑强强家的情况,特意为强强申请了基金补助。当时,宋庆龄基金会在全国只有十个名额,在我们的努力争取下,幸运地为强强争取到一个名额。

如今,经过治疗与我们严格随访指导、教育、再培训等,强强的腹膜透析效果很好,也从未发生过腹膜炎。我们在定期的电话回访中,也听到了关于强强的诸多好消息,每次一有好消息,我们科室都会互相分享,一同为强强祝福。

我们与强强一同走过与病魔抗争的病房时光,愿我们的护理不仅仅是身体上的,亦是心灵上的;不仅仅是照顾强强,还照顾着更多像强强一样与病魔做抗争的病人们。有一种陪伴叫护理,只愿每段陪伴能让病房的时光更温暖,更贴心。

(聂晚年)

化繁为简，神医不神

几十年前，治病是一场与天、与地、与人斗的挑战。医疗设施、医药用品的缺乏，导致自然环境、生活水平成为治疗成功与否的决定因素。如今科技革新医疗技术，新的仪器、治疗方案弥补了医学领域的空白。基础设施的发展，使得就医越来越方便，人们对健康的关注度提升了不少。医学的发展本来是好事情，可有时"过犹不及"的状况给能否治好疾病带来了新的挑战。

曾有位高度近视的退休干部，发生了眼底出血的状况。她到医院就诊，进行了出血治疗，但效果不明显。当时的主治医生考虑她曾患过肺部结核病，进行了OCT 检查，发现黄斑区视网膜下有阴影，再结合病史与症状，认为她得了黄斑结核。于是，她开始了漫长的磁共振、抗结核治疗，可效果依旧不佳，随后辗转各个医院，都按照黄斑结核病来治疗。当来到湘雅医院时，她已经心灰意冷，对治愈不抱希望了。

我看过她的病历后，见她的实际病情并不严重，肺部结核病只是一个陈旧性病灶，主要改变是眼底出血，觉得病历写得太过严重，把问题写得太复杂。经过协商后，我决定停止抗结核治疗，按照黄斑出血后视网膜下瘢痕来给她做治疗。不出所料，三个月后她的病情有所缓解，我更加肯定了她只是高度近视所造成的黄斑区视网膜下出血后的后遗症，而非黄斑结核。

还有位患者，一进门就告诉我："夏医生，我已经为了这个病花了十几万元了，还是没治好。您再给我看看，治不好我也不想再折腾了。"我赶紧给她做诊断，问诊后得知她最开始是因为眼角发红去某医院看病，做了 CT、生化等各种检查后，医生怀疑是某种特殊的全身疾病。之后她进行了大量复杂的治疗，还是不见好。

拿着她的病历本，我考虑她才 30 多岁，而且其他检查结果都正常，是不是医生把简单的问题复杂化了？也许她就是免疫功能处于一种高敏状态，对空气中的花粉、灰尘或其他物质过敏，引发的过敏性结膜炎。诊断正确的话，完全不用再大费周章地做治疗。因为她的全身情况基本正常，可以使用激素、抗过敏的药物。最后我给她开了 100 多元的局部眼药水点眼治疗。

当我把药单给患者，她还不满地"抗议"："夏医生，您给我开些好药，我不在乎钱。"治疗后的事实证明，虽然药价不贵，可治疗效果不错。她惊奇地说："我还以为我得了什么不治之症,之前都要求用进口的昂贵药物,没想到就这么两只眼药水就治好了我的眼病,您真是神医!"

我哪里是什么神医,只不过懂得凡事皆有度的道理。"公勇勤慎、诚爱谦廉"中的"慎",要求医生接触患者时要胆大心细,诊断时掌握病情的关键。高科技的发展给医学开创了新天地,但过度依赖科技的弊端逐渐显露,过度医疗造成的危害越来越多。完全凭借先进的设备、最新的药品,忽视临床诊断经验,反而易弄巧成拙。医生置身于一线,经历各种情况的反复磨炼后,学会思考,学会复杂病情简单化的思路,是治好病的关键所在。磨刀不误砍柴工,医生的这把刀通过望闻问切,在临床上反复磨炼积累,才能精准。

医生的成长是站在老前辈的肩膀上,在实践中反复历练。眼科疾病涉及眼球光学系统、视网膜神经结构及大脑视觉通路,容易造成漏诊,可谓"一叶障目"。有位患者是一名中学教师,平日里酷爱书法,舞文弄墨成了生活的必需。过了六十岁,双眼视力进行性下降,在当地某医院按照"屈光不正、白内障"给予配镜治疗后,依旧视物模糊,提起笔却看不清笔尖的位置,书写时找不到行云流水的乐趣,深感苦恼。来到湘雅医院后,我们为他详细检查,诊断为"双眼原发性慢性闭角型青光眼、并发性白内障",找准了根源,进行了手术治疗,术后视力恢复情况良好。他重拾爱好,还给我寄来了他的书法大作。

治病好像一场比赛,会思考的医生在与疾病的博弈中,懂得张弛有度才能赢得胜利;治病以外,医疗体系也应该有度。现在有些商家开发新药品,利用名人效应,铺天盖地地在各种媒体中做广告,宣传包治百病。医生经常在门诊时费尽口舌地解释这些药没有疗效,但有些患者仍深信不疑,坚持使用这些被吹捧成"神药"的产品。更让人更痛心的是,患者使用后没有效果,又来医院做治疗,白白耽误了最佳治疗时间,已经造成了永久的损害。商人们因为过度的功利心并没有将病人健康放在第一位,而是把经济利益放在第一位,甚至衍生出医疗行为的不规范,为医生和患者平添不少忧愁。

凡事皆有度,不仅是生活的真理,还是行医的准则。

(夏晓波)

我的康复情怀

我还记得第一个给我们送锦旗的患者叫李斌(化名)。他是个非常严重的格林巴利患者。这种脊神经和周围神经的脱髓鞘疾病,让这个才四十多岁、正值壮年,本该是家里"主心骨"的男人四肢瘫痪,离不开监护仪,气管切开,吊着输液瓶,插着胃管、尿道管,上着呼吸机,但他的头脑清醒,只能痛苦无力地睁大眼睛表达求生的欲望。他已卧床近两个月,肩关节已有粘连,稍稍一动都痛得直叫唤。

那时,康复还刚刚起步,别说患者家属不理解,甚至很多医生也不理解。我们不但要做家属的工作,还要做医生的工作,相信我们的康复有效,相信我们不会出错。好在我深知康复训练的重要性,并且有足够的耐心。我告诉家属:"李斌已卧床近两个月,关节已经粘连、僵硬,再不活动将来会留下畸形,我们懂得格林巴利的发生、发展过程,康复训练将有助于改善血液循环、防止畸形,帮助患者恢复。"给患者做训练时,我也会先详细解释,再轻轻按摩,舒筋活骨,逐步进行,有效纠正粘连,帮助恢复。我们详细的解释与良好的态度取得了患者、家属及医师的极大信任。

康复是一个漫长的过程,患者因为病情本来重,再稍重一点就引起疼痛,情绪低落,经常拒绝治疗,我总是极为耐心、细致地做工作。如果患者病得很重,家属极为担心,我就会花更多时间帮助他们,吸痰、穿衣这些"分外事"有时间也会帮着做。在一对一治疗中,我总是一边训练一边解释为什么要这么做,要注意什么。看我不遗余力,他们特别信任和依赖我,我们之间逐渐形成了治疗师、患者、家属全力配合的康复模式。

李斌的损害位置很高,呼吸肌无力,曾经三次停止呼吸。加上对缺氧产生的巨大恐惧,形成了对呼吸机的强烈依赖——脱离不了呼吸机。我就鼓励他坐起来,帮他练习深呼吸,锻炼呼吸肌,告诉他只要自己的呼吸肌有力了,就能自主呼吸。经过不断训练,他最后成功脱离呼吸机。

出院后,我也主动到他家中指导他继续进行康复训练,前前后后进行了半年时间。后来他四肢没留任何后遗症,恢复良好。要知道,在开展康复训练之前,和他同样是格林巴利重症患者的病友,出院时双足内翻畸形,他却没有出现类似状况。当他夫人给我送来锦旗的时候,我心中既自豪又骄傲——虽然我只是一名护士,同样可以给予患者极大的帮助。那可是我们科十几年来收到的第一面锦旗!

还有一位叫李成(化名)的年轻患者,他和妈妈当面说着感激的话语,并告诉我他已结婚生子。想起刚接触他时,因为脊髓血管畸形,脊髓破坏严重,他在手术后吃药、打针花费了十几万元,已近两个月时间,仍然坐轮椅,甚至不能独自坐稳,下肢毫无感觉。他一度觉得自己就像坐在骨头上、冰水里,灰心失望,准备放弃治疗回家。我极力动员他和他的家属,一定要做系统的康复训练。我清楚,像他这样上肢功能良好的瘫痪,经过训练,生活自理完全没有问题;如果不是完全损伤,甚至可以康复,早期介入非常重要,一定不要放弃。李成被我说服,经过艰苦训练,他逐步坐稳、站起,可以扶行,直至后来完全康复。

之后,我们治好了很多瘫痪及畸形的患者,患者和家属的信任给了我极大动力。记得有位小患者瘫痪后,我为他做了康复训练。康复了很多年后,因为他有些严重的感冒,他妈妈怕他又发病,带着对我的极大信任,不惜带着他从广州到长沙来找我。

人生之多艰,病友之多难。看妈妈抱着患儿疯狂求医,看瘫痪患者捶着自己毫无知觉的腿悲痛欲绝时,我也会热泪盈眶,留下同情的泪水!他们太需要安慰和帮助了。康复真的可以改变一个人、一个家庭,让其走向完全不同的结局,这正是我不遗余力宣传和帮助患者的动力。我虽然只是一名护士,并且已年过五十,但科里来了新仪器,年轻人掌握了新知识,我都尽量多学一点,多了解一点。

有人说,你既不是医生,又不是教授,这么一条条讲,不啰唆、不累吗?谁在乎?每当此时,我就会想起这样一个故事:有一个小男孩,在海边把因涨潮冲上岸的小鱼一条条扔回大海,别人说:"你扔得完吗?谁在乎你?"小男孩边扔边回答:"这一条在乎,这一条也在乎。"

(吴映华)

用我一生,守望生命

人生的路虽然漫长,但紧要处却只有那么几步,特别是当人年轻的时候。1973 年从湖南医学院(中南大学湘雅医学院前身)毕业后,我留校在湘雅医院工作,就属于这"紧要处"的关键一步。从过去的住院医师,到现在的一级主任医师,我的职衔变了不少,唯一不变的是依然住在湘雅老校区,从住处到医院的这条路一走就是 43 年,除了在美国做访问学者那段时间,从未离开湘雅。湘雅是我人生的起点,是湘雅培育和造就了我,使我成为对社会有价值的人。我一直为自己是个湘雅人而自豪;而为了回报湘雅,回报医学这条路,我选择用有限的行医时光,守望更多患者的生命。

医学是长期的积累

生命是长期而持续的积累,医学亦如此。经过 40 余年临床经验的积累,我的医术颇有长进。我给予患者的,除了知识、仁爱与责任,还有日臻至境的诊断思维。我用扎实的实践技能、敏捷的诊断思维,从蛛丝马迹中寻找病因,从千丝万缕中理清思路,为迷雾重重的疑难病例做出正确诊断及合理治疗。

记得 2012 年 8 月,一位患者因"食管静脉曲张"求诊于湖南省长沙市某大型医院。当时的各项检查,包括腹部彩超、CT、MRCP,甚至 PET-CT,均未明确诊断。按"肝硬化"治疗了两月余,病情毫无起色。在这种情况下,该院消化科请我去会诊。经综合分析后,我考虑"胰腺癌所致区域性门脉高压",但当时大家对此诊断并不太理解,包括患者的女儿——该院血液科主任医师。后经剖腹探查术证实为"弥漫性胰腺癌致区域性门脉高压"。我受到该院专家的交口称赞。

基本功是做一名好医生的前提。在治病过程中,我非常重视询问病史和体格检查。无论是在病房查房,还是在门诊看病,我一定会为认真地询问每一位病患的病史并为其做体格检查。虽然辅助检查是现代医疗诊断的重要手段,但治病不能过分依赖检查,在这一点上我很认同 Dr. B. J. Wood 所说的,"没有什么可以替代观察、触摸病人,以及和病人面对面的交谈"。

还有一位患者,心包大量积液,引起心包填塞症状,经心包穿刺治疗,做了胸片及 PET-CT 等检查,仍未明确病因。查房时我为其做体格检查,发现气管移位、左胸第二前肋以下叩诊浊音,提示大量胸腔积液。我根据患者大量胸水及心包积液,血性液体,且病情发展快,考虑该患者可能是肺癌转移致多浆膜腔积液,建议抽胸水后立即行胸部 CT 检查。这一下果然发现了肺部肿块,而之前因为胸水掩盖住了肿瘤,因此没有能发现病变。这一事实说明机器是死的,而人是活的。任何高科技的检查都不能代替临床医生的综合分析及临床诊断。

在我会诊疑难杂症的经历中,这些仅仅是平常的病例。这么多年来,不仅正确诊断了许多消化内科的疑难杂症及罕见病,如正确诊断了被多家大医院误诊为"肝硬化"的 POMES 综合征及被误诊为"胃癌"的 Menetrier's 病,正确诊断了误诊率极高的"腹膜假性黏液瘤",并系统总结了该病的诊治经验,相关成果发表于《中华消化杂志》,该报道系国内首次大宗病例报导,显著提高了该病的诊治水平;正确诊断了其他相关学科的罕见病,如正确诊断 α_1-抗胰蛋白酶原缺乏症罕见病,正确诊断被误诊为"肝硬化"达 28 年之久的缩窄性心包炎,正确诊断了被误诊为"风心病"达 40 余年之久的"低位房缺"。

医学是社会的良心

湘雅医院每天的门诊量上万,在这里,"南腔北调、老弱残健、贫富农官"都有,但在我的眼里,他们只有一个名字:求医者。我在为他们做同一件事:"合理检查,合理用药,合理治疗"。

来自湖南宁乡的某患者,在"原发性胆汁性肝硬化"基础上并发"药物性重症肝炎、急性肝衰竭",病情发展迅猛,四处求诊后转入湘雅医院。他已数次被下了病危通知书,唯一的希望就是肝移植手术。但对于这个农民家庭,肝移植所需的几十万无疑是天文数字。后来经过我查房会诊,重新调整了治疗方案。患者经治疗后病情好转,出院后仍坚持在门诊追踪随访,数年的复查中肝功能各项指标均已恢复正常。她逢人就说:"张医生是我的救命恩人,是她赋予我第二次生命。"这些年来,每到过年过节,他都会带上自家的红薯干、土鸡蛋等特产专程来看望我。我无法婉拒病人的心意,便只好每次都买下这些土特产。

2016 年 3 月,某公司总经理,经医院某科主任介绍前来就诊,他诉说了被疾病折磨的经历,疾病使他腹痛、腹泻,昼不思食,夜不能眠,体重下降 30 斤,为治疗疾病,他辗转大江南北,跑遍全国各大医院,如北京、上海、西安等医院,花了近百万元,却没有找出原因,治疗毫无起色,并积累了厚厚一叠检查资料。面对患者,我详细询问病史,仔细地进行体查,翻阅外院包括 PET-CT 的各项检查结果,经综合分析考虑该患者不仅仅患有胃肠道炎症及功能性胃肠病,血清铁蛋白增高,还有心理障碍、躯体疾病伴焦虑及抑郁状态。因此,临床上我们不能光依赖于器械检查,因为有时患者不仅仅患有躯体上的疾病,还患有心因性疾病,作为医生我们要关注的是患者的身心健康。针对该患者的情况,进行针对性的综合治疗及耐心疏导,他自觉症状消失,无特殊不适,体重亦在不断恢复中。他逢人便说:"还是南湘雅的医师解决了我的问题。"我为医院争得了荣誉。现在该患者仍在随访追踪中。

医疗是社会的良心,作为真正的仁者,就必须视他人的生命如自己的生命。在 2012 年 5 月 8 日上午,我的上腹隐隐作痛,到下午 2 点,疼痛逐渐加剧,并已转移到右下腹。自查体发现右下腹压痛和反跳痛,便意识到可能是阑尾炎。当时窗外下着瓢泼大雨,我淋着雨赶到医院,裤腿、鞋袜都被淋湿。因为考虑患者挂号不容易,我连湿透的衣服都没换下,便忍着腹痛继续看门诊。坚持把大部分患者看完,直到疼痛难忍时才去做了检查,被诊断为"急性阑尾炎"并做急诊手术。在手术伤口未愈合的情况下,我又投入到研究生答辩及查房工作中。

医学是精神的传承

"所谓大学者,非谓有大楼之谓也,有大师之谓也",湘雅的脊梁并非现代化的病房大楼,而是一代代传承与创新的湘雅人。繁重的临床工作并未影响我教书育人的热情,我的办公室堆满了书籍,屋里的那盏灯更是从未在晚上 12 点之前熄灭过。

"如果学生是一朵含苞待放的花蕾,那么教师的职责就是让他们在温暖的阳光里绚丽绽放。"我对三尺讲台有着一种天然的亲切感,更为身为教师感到无比自豪和光荣。我有许多学生。从实习生到研究生,他们很多只是听过我的一堂课,或曾跟着我一起查房。我要求他们在临床学习期间要对病人的病情了然于心,对生命敬畏,对患者负责;要求他们在完成学位论文时做到严谨务实……我对学生的严格要求,并不是刁难,而是一种雕刻,从璞玉到美玉的淬炼,一种为师者最宝贵的精神馈赠。

学高为师,身正为范。教师,不仅要传授学生专业知识,更要教会学生如何立身行事。古人云:"以身立教,其身亡而其教存。"反之,"其身虽存则其教已废"。教师必须具备美好的师德师风,为人师表,以身作则,时时处处注意自己的言行,以良好的形象做好学生的表率,在潜移默化中用自己的榜样力量对学生进行教育,促进学生良好习惯的养成和道德品质的提高。

凡是要求学生做到的,我本人必须首先做到,用实际行动从情感上取得学生的认可,让学生心服口服。不仅要有爱的情感、爱的行动,还要有爱的能力和爱的艺术,把自己的情感融入到课堂实践中去,用教师特有的语言和行动去唤起学生的热情,产生共鸣,激发学生的热情。

从开题报告,到实验过程;从论文修改,到国自申报,我对学生们进行了全方位的指导。几十年来,我培养硕士、博士、博士后共 74 名。看到学生们如今活跃在国内外医学界,有的荣获中南大学湘雅名医,有的享受国务院政府津贴,有的已是博士生导师、科室主任、院长……我深感安慰。

作为一名医者,我以"视触叩听"为武器,专门和疑难病例打交道,驱散疾病的重重迷雾,给患者带来光明和希望。

作为一名师者,我身教重于言传,用心血打磨璞玉,把知识锻造成阶梯,留给求学者最宝贵的精神馈赠。

作为一位学者,我在科研中"上下而求索",获得众多成果,并有幸与幽门螺杆菌发现者、诺贝尔奖得主马歇尔进行学术交流。

医学是信仰,是坚持,也是责任,我用了整整 40 余年时间,做了一件事——守望生命。

(张桂英)

心怀希望，永不言弃

　　从医前我曾思考过一个问题，做医生我们应当秉持什么心态？时至今日，我已行医数十年，逐渐有了一点体会。这个问题的答案或许有很多，但我想有一点是不容置疑的，那就是：心怀希望，永不言弃。

　　这一点，我从曾经的患者——一位姓孙的老教师的诊治经历中感触最深。

　　2015 年年底，年过六十的孙老师因药物引起了肝、肾衰竭。他入院时，已患黄疸 26 天，且 30 余天无尿，全身发黄、虚弱无力。

　　由于高龄，孙老师的病情显得更加危急。我与科室其他几位医生紧急讨论后，一致认为要采取抗感染、肾脏替代 CRRT 及人工肝等治疗方法。

　　经过一段时间的治疗，孙老师的病情逐渐好转，但是紧接着意外发生了。

　　一天，我正在查房。孙老师的家属突然跑来跟我说："肖医生，你快去看看！我父亲今天突然开始拉黑便，一直嚷着身体不舒服，也不知道是怎么了！"我马上赶去给他做了检查。

　　"医生，我爸这是什么情况？"孙老师的儿子焦急地问我。

　　"可能是消化道出血引起的。"

　　"那怎么办？"他的眼神里充满了担忧。

　　"别着急，我们先讨论下一步的治疗方案。"说完，我走出病房，召集科室紧急会诊。患者出现并发症，如果不赶紧采取措施，病情又将恶化。现在单靠我们科室的力量可能不够，需要联系其他科室，进行全院会诊。

　　"不治了！我不治了！我要回家！"我们正商议着，病房里就传来一阵吵闹。

　　"还治什么治……"孙老师激动地扬起一只手，拔掉了手上的针头。此时孙老师产生了强烈的抵制治疗的情绪，这或许是他在绝望之前最后的挣扎。

　　孙老师的儿子见状，一把将父亲死死地抱住，急切地说道："会好的，肖医生都说了，治得好！"

　　孙老师坐在床边，深深地叹了口气，说道："我这个病我心里晓得，我是个上了年纪的人，别折腾了……"说完，孙老师埋下头，流下了眼泪。病房里，寂静了许久。

看着这一切,我心里很不是滋味。我走上前,在孙老师身边坐下,说道:"孙老师,您年纪大了,对有些药物有点反应是正常的。现在血象已经基本恢复正常,我们再给您配些药,您配合治疗,病情会好转的。"孙老师用手背拭掉脸上的泪水,心情逐渐平复下来。

孙老师的话让我难过,医生怎么会忍心看着自己的病人受病痛折磨而置之不理呢? 就算有困难,我们也要不断克服,不断找到新的解决办法。我们一边安慰孙老师,给他加油打气,一边与科室同事及其他科室的专家讨论孙老师的病情,齐心协力为他修订诊疗方案。孙老师也极力配合,再也没有动过放弃治疗的念头。尽管如此,孙老师的病情也并非说好就能好的,恢复过程很缓慢。

转眼间就到了年底,春节即将来临,处于关键治疗期的孙老师需要留院治疗,在这个除夕夜里,无法回家乡。考虑这个情况,科室决定给孙老师及其他不能回家过年的住院病人送去一点温暖。

除夕当天,科室主任带着我和科室的其他几个同事一起,煮好饺子,带上鲜花,送到病房里的病人手中。来到孙老师的病房时,他正躺在病床上跟家人唠着家常。我们轻轻推开门,将饺子和鲜花送给孙老师,并表达祝福。孙老师接过饺子和鲜花,幸福地笑了,插着吊针的手摆弄着鲜花,一脸惊喜和快乐。

"各位医生,快坐快坐。哎,周主任、肖主任啊,你们真的太细致入微,我真的太感动。你们这么为我的病费心,鼓励我,照顾我。过年还专程过来看我,给我送饺子、送鲜花。说真的,我要是再灰心,我都对不起你们! 我呀,想通了,我要对自己有信心,新的一年,我一定会慢慢好起来,我要好好配合治疗! 有湘雅的医生们在,我没什么好担心的了!"孙老师的这一番话,让我和在场的同事都无比欣慰,这位长辈多少次为自己的病情感到焦虑不安,换作任何人,也难免灰心失望。现在,孙老师的心情已逐渐平稳,战胜疾病的信念不断增强。作为医者,我们为孙老师心中重新燃起的对生命的信心和渴望而感动,也敬佩他对生命的尊敬。像孙老师这样多器官功能衰竭、消化道出血、长达两个多月无尿的病例救治难度极大,加上其间不断出现的病情变化,其死亡率高达50%以上。

年后的一天,孙老师开心地来找我,神神秘秘地掩口说道:"有尿了!"我听了心中一震,望着孙老师又长长地舒了一口气。孙老师在一旁抚掌大笑。这是孙老师入院两个多月以来,第一次排尿。消息很快就在整个科室传开了,大家的脸上都绽放出笑容。

在接下来的日子里,孙老师的排尿量逐渐增多,其他各项指标也有所好转……

出院那天,我嘱咐孙老师:"回家要好好休养,按时吃药。您的情况还会更好的。"

出院后,我们定时给孙老师打电话做跟踪调查,果然好消息如期而至。在出院 1 个月后,孙老师打电话给我们报喜说:"尿量达到正常,已经有 2000～3000mL 了! 太感谢你们了!"

2016 年 5 月底时,孙老师在康复后第一次来到医院复查,再次见到孙老师,我已经快认不出来眼前这位老人。孙老师看见我时,远远地跟我打招呼,高声喊道:"肖医生!"远处的他满脸笑容,疾步走来,眉宇间彰显着生命的坚韧。曾经那个使性子拔针管的孙老师,如今精神抖擞,欢喜得像个孩子。

孙老师抓着我不肯松手,满面笑容。回想起曾经的住院时光,孙老师夸赞我们科室的医生护士们时,一口一个"有德、有才!"孙老师竖起大拇指:"我能有第二次生命,是因为你们!"许久不见孙老师,听着孙老师讲述他现在良好的身体状况,我和同事们既开心又感慨,同时倍感欣慰。

这名患者创造了湘雅医院收治的急性肾衰竭病例中,无尿时间最长的纪录。这波折起伏的诊治经历中,我们遇到了诸多困难。如果曾在某一个环节有过一丝想要放弃的念头,孙老师的病情状况或许就无法达到现在这般效果。我想,只要坚持,生命会远比我们想象的要坚韧得多。"心怀希望,永不言弃",便是我从医数十年最深刻的体会。

(肖湘成)

望闻问切之外

中国传统医学源远流长,从数千年前发展到现在,变的是不断丰富的知识体系和结构,不变的是至今依旧熠熠生辉的医学精髓。中医讲究传承,除了望闻问切,还注重人文精神,鼓励病人静心修养、提醒自己仁术行医一直是我国传统医学的重要理念。

安心是药更无方

"咚咚咚……"诊室的门响了。

一位女士推门而入,她看起来大约三十岁的样子,妆容精致,一身黑色职业装干练而考究,红色的礼帽让她看起来更加优雅,但更抢眼的,却是那满脸愁容。

当她摘下礼帽时,我好像明白了她求医的缘由:礼帽下面不是乌黑亮泽的秀发,而是一头像杂草般毫无生气的枯发,虽然她很用心地把头发盘起来束在了脑后,但依旧挡不住裸露在外的白色头皮。

"胡医生,我实在是走投无路了,才找到您这儿来的……"

"脱发?"

"是的,"她用手扶住了额头,痛苦地说道:"已经持续快一年了,起初是梳头发的时候偶尔掉落,后来慢慢加重,一大把一大把往下掉,走到哪掉到哪,头皮都露出来了,在家里还好,上班的时候就提心吊胆,特别怕被同事发现……"

她眼里噙着泪,情绪逐渐激动起来。

"大大小小的医院都去过了,也吃了不少药,可就是不见效果,我现在还年轻,这样下去可怎么办啊……"说到这里,她已经哽咽了。

"'头发无四两,一年脱半斤',头发本身数量是很少的,但其自身具有很强的新陈代谢能力,通过自然代谢进而出现自然脱发,等量生长。"我用《一法通》中的古语安慰这位女士后,便询问道:"你在哪里上班,工作压力大么?"

"在一家外企做市场推广,加班熬夜是家常便饭,隔三差五就要全世界到处跑。"

"平时睡眠怎么样?"

"一点也不好,常常加班到半夜,八小时充足睡眠根本遥不可及,而且我还经常失眠。"

一番交谈,我已经确定了病因。

"脱发分很多种,根据你刚才的描述,应该是由精神压力和作息不规律造成的,属于精神性脱发。精神性脱发只是暂时性脱发,经过改善精神状况,减轻精神压力,一般都可自愈。"

"那为什么我吃了那么多药还治不好呢?"

"你把工作压力所导致的头发代谢过快问题当做病理性脱发,导致精神紧张,加上爱美心切,情绪日益焦虑不安,进一步加重了脱发问题,这也是久治不愈的原因。"

明白其中的缘由后,这位女士豁然开朗。

北宋东坡先生曾在《病中游祖塔院》中写道:"因病得闲殊不恶,安心是药更无方。"意思是说病后康复并无灵丹妙药,唯一的妙方是安心静养,而这正是我国传统医学文化的精髓所在。心安是益寿延年的重要因素,也是治愈疾病的良方。人长期处于一种因欲望无法满足而心绪不宁的焦虑状态,就会导致胸闷、心跳加快、血压升高,内分泌紊乱,失眠多梦,进而诱发百病,而保持健康快乐的心态,有助于促使身体实现自我调节、健康运行。

脱发于这位女士而言,本是小事,但是她高度紧张的情绪却导致病情加重。我开导她要精神放松,不要过于紧张脱发之事,安心静养,再辅之以药物治疗,三个月后脱发情况大大缓解,头皮基本恢复健康状态。

医 乃 仁 术

1997 年的一个早上,一对中年夫妇来到了我的诊室。

丈夫搀扶着妻子坐在我的对面。

丈夫声音沙哑,面容有些憔悴,"医生,我带妻子过来看病。"

"怎么了,哪里不舒服?"

"精神有些问题。"

妻子看起来衣着整齐,意识清醒,好像没有太大问题,但仔细观察会发现她左顾右看,眼神飘忽不定,搓手顿足,一直动个不停,几次想起身都被丈夫拉住。

"具体什么情况?"

"说来话长,我们是 1990 年结婚,婚后她多年不孕,四处求医花了不少钱,也没有怀孕。她性格急躁固执,还很敏感,左邻右舍的闲言碎语让她一直郁郁寡欢。去年她终于怀孕了,但不幸的是,胎儿畸形,无奈之下只能做刮宫手术,做手术的时候还没有不舒服,但是术后出现阴道流血,她开始恐慌不安,听同事说有癌症的可能,又担心因为不会生育我会和她离婚,就更加紧张,心慌气促开始明显。"

"这时候行为有什么异常么?"

"没有,只有情绪波动,工作没有受到丝毫影响,在家也经常做家务,但是情况开始越来越糟糕。"

"我也觉得自己的情绪越来越不受控制了,"妻子接着说道,"脾气越来越暴躁,开始出现胸闷、心悸,总是觉得自己会发疯变傻,随时都会死掉,但是我还可以控制住自己,总是提醒自己不要胡思乱想。"

"这种症状持续了几个月,看过医生么?"

"大概有两个月,看过医生,但是没什么效果,反而更加严重了。整天惶惶恐恐,动不动就和丈夫吵闹,总是觉得他不关心、不理解我。还特别怕听收音机、看电视,怕人打扰,但是要没人陪又会觉得十分孤单。看到离婚或者丧偶的女性我就会触景生情,浮想联翩,担心自己也变成那样。"

"严重的时候会撕头发,两只手不停地在肚子上搓来搓去,"丈夫接着说,"导致肚子上的皮肤发红、肿胀,到现在已经完全没有办法正常上班、做家务了。"

这是焦虑障碍患者的典型症状,除了使用一定的药物治疗外,最重要的还是心理治疗。为了帮助这位患者尽快恢复健康,我决定帮助她进行心理疏导。当她觉得自己患的是不治之症时,我安慰她焦虑障碍不是器质性疾病,对生命没有很大的威胁,所以不要有任何精神压力和心理负担;当她一次次试图克服心理障碍却依旧胡思乱想、担惊受怕时,我鼓励她要树立战胜疾病的信心,要坚信自己所担心的事情是根本不存在的,只要努力治疗,完全可以治愈。

我国著名医学家孙思邈十分重视医学的人文价值。他视医学为"仁学",认为:"夫医者,非仁爱不可托也,非聪明理达不可任也,非廉洁淳良不可信也。""医乃仁术"就是对医德的肯定。正如美国医生特鲁多的墓志铭所言:"有时是治愈,常常是帮助,总是去安慰。"这与传统的中医人文精神不谋而合。

医学是面向人类生命的科学,是呵护人类健康的学问。但无论是中医还是西医,"治愈"总是有限的,医学不可能治愈每一个病人,治愈一切疾病,尽医者所能去"帮助"病人,找回健康却是可以"常常"做到的。"安慰"则是中医人文精神至高境界,这种建立在平等基础上的情感表达饱含着深情,是一种大境界,一种大胸怀。

　　应当说,医学的不断进步,为人类生命困境提供有力的帮助与希望,但也无法满足肉身长生的奢望。尽管有些患者心存花大价钱"买命"的美好愿望,然而医学却无力战胜死亡,这就使得某些人极度不安或强烈不满。人们亟待从哲学、中医人文,甚至宗教等层面去理解疾病及生死,疏解不安,和谐医患关系。让更多的患者从中医学的"天人合德""生生共生"的人文精神中获得思想慰藉,达到促进身心健康的目的,这也是每位中医、中西医结合从业者应当恪守的精神。

(胡随瑜)

三十年急诊情结

急诊医学 1979 年才被国际上正式承认为一门独立的新学科。急诊医学被认为是现代医学的标志,急诊医生被誉为人类生命健康的守护神。1987 年,湘雅医院开始创建急诊科,成为湖南省建立急诊科的第一家医院。那时候,整个科室只有四位固定医生和十几名护士,急救设备也就是"体温表、听诊器、血压计"老三件。

有一句名言:"急诊医学是一门用最少的数据和最短的时间来挽救生命、减轻病痛的艺术。"急诊患者到达急诊科时,都迫切要求医生做出最快的诊断,进行最及时而有效的治疗。归结起来,急诊科的特征就是一个"急"字。

急诊科"急"在急症、重症病人发病急,病情重,来势猛,生命往往悬于一线之间。急诊科医护人员的抢救是在和死神拼搏,稍有延误就会影响患者的治疗,甚至危及生命。1992 年 9 月的一天,急诊科抬进一位因车祸多处骨折、休克而昏迷的女病人,当时医院 CT 机正在检修,值班医生建议让她准备转院。我发现病人右侧胸廓塌陷,全身发绀,命系毫发之间。于是当机立断:"不能转院,必须立即抢救!"经胸腔穿刺有大量气体和不凝固的血液,原有致命性的外伤性血气胸。我立即为其行胸腔闭式引流术,并打破常规,将引流出来的鲜血经过滤后回输。经过两个多小时的抢救,一个濒临死亡的患者的生命体征终于稳定下来,为进一步病因治疗赢得了时间,急诊科这样从死神手中抢救生命的病例不胜枚举。

急诊科"急"在危重复杂性,时限急迫性,病机可逆性,综合相关性,处理简捷性上。急诊科的患者,健康基础不同,年龄悬殊,疾病种类复杂,病情发展阶段各异,且大多病史叙述不详,也来不及仔细询问和详细检查;加之限于医护人员的专业知识、实践经验和技术水平,无疑增加了准确判断、及时救治的难度。一位年仅 23 岁的女性患者,因急性腹痛、腹泻,疑为急性胃肠炎而留院观察。当我查房时,见她烦躁不安,血压下降,腹部膨隆,满腹压痛。经追问病史,患者既往月经规律,虽未结婚,但近三个月未来月经。经腹腔穿刺抽得不凝固性血液,疑为宫外孕,立即收住院。经妇科手术确诊为左输卵管妊娠破裂出血。幸亏抢救及时,患者得以康复出院。

　　急诊科也"急"在治疗的风险性上。由于患者病情多危急和复杂,既增加了医生确诊的难度,也存在治疗的风险,医生承担了很大的责任。这不但要求急诊科医生具有精湛的技术,丰富的经验,还要有对病人的高度责任感和敢于担当的精神,当诊断基本明确后,就应当机立断,及时抢救。1990年2月8日下午,救护车送来一位昏迷的老太太。患者家属诉说:"因母亲六十大寿,一家人团聚酒宴祝寿,席间突见她呼吸困难,双手紧捏颈部,不能言语,嘴唇发绀,我们以为她喝醉了,赶紧送来医院。"经检查发现她面色发绀,神志不清,处于昏迷状态,立即将其推入了抢救室,施行人工呼吸和胸外按摩。我正准备对她做气管插管时,发现其口咽部有一团黑压压的东西,用手指一掏,结果掏出一个完整的皮蛋,一个小时后患者慢慢苏醒过来。这是典型的食道异物所致的窒息,若不细心观察,认真检查,立即进行处理,必死无疑。

　　急诊科还会遇到许多"特殊"情况,即所谓"三无"病人(无人陪伴、无法取得个人信息、没有办理交费等就医手续)。此类病人大多病情危重,如不及时救治,常有生命危险。1993年11月19日凌晨,一个刚出生两天的患病婴儿被遗弃在急诊科。当时,婴儿出现明显的酸中毒症状,频繁呕吐,腹胀如鼓,全身苍白。经诊断为"先天性无肛门",需立即抢救。廖钜梓副院长指示"救人要紧!"在新生儿外科协助下,为小生命做了开肛手术。还专为婴儿买来一台保温箱,医护人员送来了奶粉、奶瓶、小儿衣服、尿片等。经医务人员一个星期的日夜守护,细心护理,婴儿终于转危为安。当婴儿的父亲前来认领时,流下了感激的泪水。

　　我从1987开始担任急诊科主任,历时15年,2002年退休后返聘至今。我与急诊科有着30年的不解情缘,我的人生大部分时间都与急诊科相伴,共同守护着每一个需要帮助的生命,为每位患者的新生感到由衷高兴。急诊是我一生追求的事业和生命的价值,我为湘雅急诊科的蓬勃发展感到由衷高兴,为一个又一个垂危病人的生命得到挽救而感到欣慰。我作为一个湘雅人感到无比骄傲,更忠实地履行着一名医生的神圣职责,无怨无悔地践行着湘雅人给患者以健康的人生追求和梦想。

(罗学宏)

我放心不下的，还是病人

时光荏苒，转瞬间我已步入耄耋之年。行医几十载，心中挂念的事情繁多，但我最放心不下的是千千万万肿瘤病人，因很多病人仍未完全治愈。在攻克恶性肿瘤领域，就有成百上千医师已用中医中药带动靶向药物向肺癌、食管癌、胃癌、直肠癌等开战，且有了可喜成绩，一批恶性肿瘤已基本得到控制。

我曾经有位病人——黄先生，才五十出头就患了胰腺癌。疾病的折磨使他失去了这个年龄应有的生气。我第一次与他见面，是在他家里，当时他已经闭门在家三个月。进入他家中后，发现窗帘被拉得很紧，没有太多的阳光进来，阴暗狭小的房间里仅有一束光洒在他的床头。他奄奄地躺在床上，眼睛似睁未睁，见我来了，手吃力地微微抬起，向我探了探头，招呼我坐下。

我点点头，对黄先生家人说："把窗帘拉开吧，我给他做检查。"

窗帘拉开，阳光一下子涌了进来，照在病人床头，也照在他的脸上。我看见他抽动的脸，费力地用手遮住微睁的眼睛，挡住刺眼的阳光。他轻轻地说："雷教授，我已经好久都没见阳光了。不想见，真不想见。"

阳光一照，我看到他已全身发黄，如涂了一层黄蜡在皮肤表层。黄先生家人焦急地告诉我："他一直闷闷不乐，食欲不好，不爱吃饭。除了吃药，什么都不吃。家里人都不知道怎么办，一直干着急。"

我理解地点点头。的确，正当壮年听闻自己的生命即将戛然而止，谁又不会愁闷呢？这样如坠深渊般的心情并非每一个人都能承受。他也许一直不服气，为什么偏偏是自己被病魔挡住了去路。人生路那么长，还有太多的精彩没有经历，还有万物等着自己去涉足欣赏。只有两个月，这两个月又能做什么呢？眼看着死亡来临吗？坐等生命枯竭么？

我看出他全身透着"无望"两个字，显然，我的来访也并没有使他从悲伤中走出。

"有没有不舒服？可以开始检查了吗？"我打破了沉寂。他将目光投向我，轻轻地点点头，双眼依然微闭着。

我拿出听诊器，贴在他的身上，在不同的位置挪动，聆听他身体里生命发出的细微声音。我能听见,他身上的每一个细胞都呼唤着对生的渴望。

"雷教授,您忘戴口罩了。快把口罩戴上吧!"

我摇摇头,"没关系,不用戴,肿瘤是不传染的。"

"可是……"他投出了央求的眼神。

我摇摇手,示意他这无妨大碍,并继续给他检查着。我听诊,把脉,询问病情,看病例……一个小时后,我对他的病情也有了大体了解。总体说来,情况不太乐观,但也并非完全无望。我把这个诊断告诉了他的母亲,家人又兴奋地问我:"雷教授,真的有希望了? 真的还有救? 谢谢您! 谢谢雷教授! 您说,您说我们应该怎么做,都听您的,都听您的!"

看到患者的家人如此兴奋,我心生感动又倍感心酸,一人的健康是关系着全家人忧愁与快乐的纽带,柔软而又易被伤害。我下决心一定尽全力帮他渡过难关,尽我所能帮助他对抗病魔。我对黄先生和他的家人说:"我会尽全力,使他有希望出现好转。"当即我便着手拟定治疗方案,以病情为据,开药、做日常护理。从这天开始,我每天早起定点赶去黄先生家中探望,给他检查身体、处理伤口,记录每日病情。

病情的发展总体稳定,但还是有一些不乐观的情况。在一天的检查中,我发现他腹部处的伤口有趋向溃烂的征兆,第三天,伤口出现恶化,不断地流出一些脓水,却找不出原因。我仔细观察他的伤口,终于在伤口处发现了一节小小的线头。我恍然大悟,原来都是这伤口线头导致的问题。我叫来黄先生的家人,询问:"家里有台灯吗? 把家里的台灯打开,越亮越好。"同时,我盯着伤口处漏出的一点点线头,拿起小镊子,对准伤口拨动线头,然后轻轻地拉动,带着脓水的线头被慢慢清理完毕。这个小过程进行得很顺利。处理了线头之后,病人的症状果然有了好转。

慢慢地,病人的黄疸症状已有所改善,全身的皮肤颜色逐渐恢复正常,我依然每天按时去他家里,给他检查、换药、清洗伤口。每天重复同样的步骤,一点一点地帮他恢复身体。

终于有一天,我到黄先生家里的时候,发现不一样了,他的房间亮堂了,窗帘拉开了,窗口还罕见地摆着兰草和栀子花。似乎听到了我的脚步声,我还没进房间,他已经在打招呼:"雷教授您来了吗? 您快进来! 我正在等您呢!"

我大步流星地走向他,他像个孩子一样笑着跟我说:"雷教授,我的伤口好多了,您看!"一边说着一边指着伤口给我看,我一看,愈合情况良好。他接着说:"雷教授,您看呀,我的窗口上摆了两盆花。昨天让家人买的,是不是很好看? 我想出去走走呢。"

　　给黄先生的诊疗持续了一个月,这一个月每日准点赶到他的家中做治疗。一个月之后他好转了,我没有继续去他的家中。后来,黄先生并没有在两个月里枯萎,他越来越阳光,心怀希望,做了很多想做的事。每至逢年过节,我家的来客中必有黄先生,将他阳光般的笑容洒向我家中的每一寸角落。

　　我主攻放射治疗方向,长期的放射治疗工作也使我的身体受到了影响。我常年来白细胞偏低,患白内障,身上隆起多处肉团,被认定为"二级残疾"。在某种程度上,我也是一个与健康日渐脱节的病人。但是在我专攻的领域里,只要是我能发挥用处的时候,我就要为病人带去帮助,比如黄先生。看到病人生病没能得到救治,我会难过。能给别人带来更多的帮助,这是我的幸运,也是我的心愿。家人总是担心我的身体,可我想对他们说:"别放心不下我,我放心不下的,还是病人。"

(雷衍凡)

使命在前

公益立院，责任先行，是湘雅自建院起，就确立的文化传统。在湘雅百年的历史烟云中，有很多平凡而伟大的践行，令人铭记：民国出征湖北遏制鼠疫建奇功、抗日期间支援常德细菌战、新中国成立之初剿灭洞庭湖血吸虫……湘雅前辈在生命面前深深地弯下腰，像殉道者，以大义担当道义，以生命守护生命。在一次次突发灾难面前，总能看到他们坚毅的背影，誓将身心奉尘沙，为大爱者不顾身！

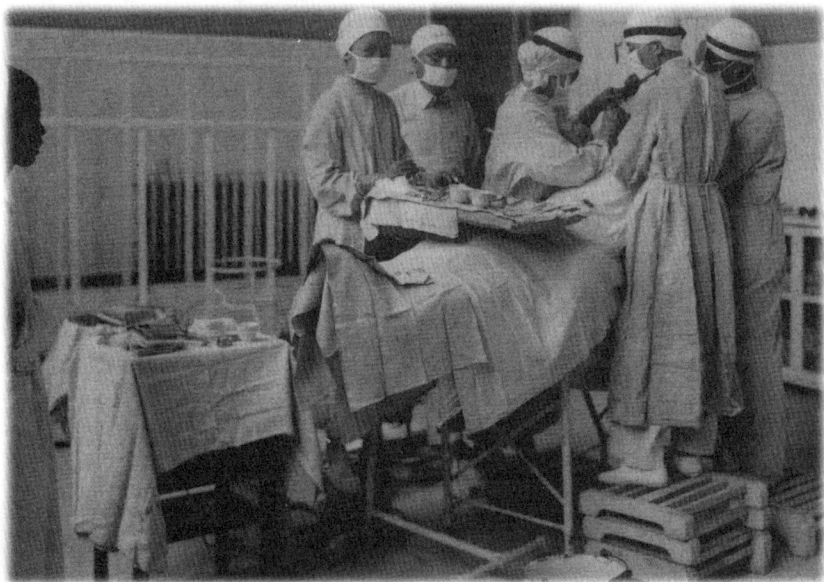

流淌在血液里的责任与担当

11 月的长沙,秋意正浓。老楼外的银杏树叶被秋风染得金黄,映衬得这座历经百年沧桑的红楼更加肃穆。我刚完成震惊全国的衡阳"11·3"特大火灾医疗救治任务,风尘仆仆地回到医院,紧绷了数天的神经稍稍得到放松。谁知,没过几天,心弦再次被拉紧。

2003 年 11 月 13 日的下午临近下班时分,突然电话铃声响起,是湖南省卫生厅医政处陈卫红处长直接打来的。电话里只听见他火急火燎地说:"宁主任,请你现在马上准备一下,半个小时之后出发去平江,参加一起重大群体中毒事件的抢救。"接着他补充说道:"和你一起去的还有急诊科的罗学宏教授。事发紧急,你们先行动,我马上和你们医院沟通。"

我心头一紧,知道事态严重,于是二话不说,立马和血透室护士长一起清点装箱,带上一些抢救时可能要用到的血液灌流器、简易血泵等血液净化器材,与罗学宏教授一道匆匆赶到湖南省卫生厅,出发至平江县。路上,卫生厅的同志向我们说明了有关情况。原来,在当天上午,岳阳市平江县的一所小学,有近三十名低年级的小学生中毒,初步调查判断可能是"毒鼠强"中毒。在省医疗专家组出发之前已有两名小孩死亡,其他小孩大多处于昏迷、躁动及抽搐状态。这次中毒事件已经惊动了省委省政府与国务院高层领导,指示要不惜一切代价全力抢救,力求不再发生死亡情况。当时主管湖南省文化、教育和卫生的许云昭副省长和卫生厅刘家望厅长已经先行去了事发地点。一路上,大家心情沉重,思索着该如何应对这紧急而复杂的情况。眼看着天色渐渐暗下来,只听见车外的风声越来越紧。

到达平江县人民医院时,天已经黑了。走进医院,只看见乌压压的一群人正处于躁动不安中。每个小孩身边都有三四个亲属守着,他们涨红的脸上透着焦急和愤怒。有的坐在病床边上不停地抚摸着孩子的手臂,试图以此减轻孩子的痛苦;有的紧皱着眉头把双手抱在胸前,时而四处张望,时而来回踱步。26 个孩子躺在病床上,面色苍白,他们每一次身体的抽搐都刺激着亲属们的心血涌动。

我们迅速巡视病房后,随即来到医院办公室参加省市县联合大会诊,商讨救治方案。其中一个主要议题是:中毒患儿是就地抢救还是转至长沙大医院治疗?

大家端坐在会议桌前,表情凝重,压低了嗓音和左右的人议论着,但是谁都没有公开表态。没过多久,有人站起来说道:"当地的医疗条件有限,现在患儿病情严重,医疗救治的技术操作难度也很大,应该马上转院抢救。"接着,大部分人也纷纷表示应该尽快转院,只有罗教授和我一直沉思着。

"毒鼠强"是一种毒性剧烈的灭鼠药,早在1991年国家就已明令禁止生产销售,到目前还没有特效药物能够解毒。当地医疗条件有限,转移到省城大医院无疑是一个较保险的救治方案。然而,即使转院,也没有人能够保证最后的救治效果。况且,转院也不是一件简单的事情。谁先转谁后转?怎么安顿随行的家属?如果在转院的过程中出现意外怎么办?

大家还在激烈地商讨着,可此时办公楼外已经聚集着一百多名患者家属,他们都在等待,等待一个可以救命的决定。

此时,刘厅长眉头紧锁,把罗教授和我单独叫到外面,用期待的眼神看着我们,问道:"二位教授,你们是什么意见?"

我和罗教授相互看了一眼,笃定地说:"权衡利弊,从大局考虑,就地抢救为上策。"

就地抢救,这就意味着我们要主动承担更多的责任和更大的风险,需要更大的勇气去迎接挑战。我们怎么会不清楚转院对我们个人来说会更好?那样,就能把自己需要承担的压力和责任降到最低。然而风险已经存在,这不仅仅是一个医疗问题,更关系社会稳定。利弊得失,我们在心里当然有过权衡。只是,我们更愿意坚守生命至上的信念。作为医生,该承担的责任和风险,我们就必须承担。况且,我们也并不是一时心血来潮,盲目从事,没有金刚钻怎么敢揽这瓷器活!早在前些年,我们就已经有过为低龄患儿进行血液净化的临床经历与技术沉淀。在技术条件允许的情况下,我们要选择的是对患儿最有利的科学救治方案!

回到会场,刘厅长和许副省长简短交换意见后,当机立断拍板决定:就地抢救!随后,根据罗教授和我的建议,会议对"就地抢救"方案一一作出了具体部署。

对中毒患儿的主要治疗手段是血液灌流,也就是利用吸附的方式把血液中的毒物吸附清除掉。血液灌流的具体操作由我负责实施,而前后的医疗和护理则由罗教授负责。当地医院的医生对血液灌流都不大熟悉,现场指挥决定立即从省级医院增派擅长血液透析的肾科医生或ICU医生、护士,以及麻醉科医生——因为患儿病情不稳定，不配合治疗，需要进行镇静与安眠。

接着，我们给每一位患儿安排一名医务人员，负责其医疗；一名政府工作人员，负责与家属沟通。在做血液灌流之前，我们要给每名患儿抽血，送省疾控中心检测毒物浓度，以此作为安排患儿进行血液灌流先后顺序以及考虑是否需要再次进行治疗的依据。一切安排妥当之后，我们便开始着手实施救治。有人笑着说："没想到，你们湘雅的专家还挺能运筹帷幄，很有计策啊。"对于这种"称赞"，我们欣然接受，因为这种"计策"其实是一种严谨负责的行医态度与作风，来源于百年湘雅的传承。

外面依旧一片漆黑，时光在深邃的苍穹间肆意流逝，却似乎没有留下一丝痕迹。病床上孩子们急促的心跳，让等待验血结果的时间变得格外漫长。时间就是生命，我们等不及验血的结果，先行对病情严重的患儿开始实施血液灌流治疗。

凌晨时分，卫生厅从几个兄弟医院抽调增派来的医疗人员到了，我科护士熊昌英、李霞也先后赶来"参战"。由于时间匆忙，他们也只带了简单器材。我们的救治设备统统算起来，也就只有当地医院的三台透析机，加上三台血泵和灌流器。血液灌流体外循环量需要 200 多毫升，而患儿年龄小，血容量少，治疗过程容易引起患儿体内血容量大幅度下降和增加，从而导致低血容量和心衰等状况。并且，患儿血管纤细，建立血管通路的难度较成人更大。因此，在操作上，我们必须更加小心谨慎，时时监测患儿的生命体征，以防不测。

增援人马到达后，我们分成三组，像流水作业一样，每做完一个血液灌流，就将后续工作交给其他的医护人员处理。我们全力以赴而又井然有序地进行着工作，没有人敢有一丁点松懈。夜渐渐深了，摇曳的灯光洒落在医生、护士布满汗珠的额头、忙碌不停的指尖，照耀着治疗机上静静流淌的血液。

做完第一轮的血液灌流后，天亮了。等到血液检测结果出来，我们又对病情严重的患儿再次进行了加强治疗。就这样，天亮了又黑了，黑了又亮了，我们在医院里足足守了三天三夜。值得庆幸的是，经抢救，26 个孩子都平安了，没有一例死亡。孩子们平静地躺在病床上，亲属们在一旁静心地守护，全然不似先前的混乱。

几个月后，湖南省卫生厅组织对这些孩子进行了追踪回访。他们都恢复得很好，没有并发症，也没有后遗症。时隔多年，刘厅长对此事仍记忆犹新，每每与我谈起都感慨不已："我作为'11·13'中毒救治现场参与者和指挥者，很为医务工作者们忘我的奉献精神、负责的工作态度和精湛医术折服。"

治病救人是流淌在医者血液里的责任,社会责任是湘雅精神中不变的担当。在危急的时刻,"公勇勤慎,诚爱谦廉"的院训,就如那栋历经百年春秋的红楼一般,屹立在我们心中并且显得格外耀眼。

（宁建平）

不 辱 使 命

——越南野战医院建院记

20世纪六七十年代,正是国家内外交困的时候。1964年,美国借口"北部湾事件",派出大批飞机轰炸越南北方,挑起越南战争,妄图将刚刚成立的越南共和国变为美国殖民地。借越南战争,美军在我国海南岛、广西、云南上空投掷炸弹、发射导弹,打死打伤中国船员和解放军战士,赤裸裸地向新中国发起了挑衅,国家安全岌岌可危。与此同时,越南政府向中国请求援助,毛主席当机立断,成立"中央国务院支持越南小组",为了援越,更为保卫国土。

抗美援越医疗技术组就是在这样的背景下诞生的。

1969年冬天,来不及吃早饭,我就火急火燎地赶到了医院,不是因为患者,而是因为昨晚主任的一通电话。到了办公室,主任已经到了,脸上写满了严肃,我预感到一定是件大事。原来,卫生部受中央委托要创建抗美援越医疗技术组,帮助越南清化省创建一个有两百个床位的越南野战医院,为战争服务。卫生部把这一任务交给了湖南,由湘雅医院负责,院里经过商议,决定派我过去。

我把这件事告诉了妻子。听到要去越南,她一下子担心起来:"换个人去不行么?那边正在打仗,一不小心就会没命的……"她担心的何尝不是我所担心的呢?枪弹无眼,到了那里,谁也不知道哪天就出现什么闪失或者意外。

可是,苟利国家生死以,岂因祸福趋避之。

我要去,必须去。因为我是中国人。临危受命,缩头缩尾、止步不前,岂是中华儿女应有的模样?

我要去,必须去。因为我是湘雅医生。这是我的职责,医生不就应该随时准备着,像战士一样,哪里需要就冲向哪里么?

元旦前夕等来了启程通知。12月26日我乘火车到达了北京,一路急行后,和其他几位同事来到卫生部,进一步商讨建院事宜。除夕早上8点,火车启动,我们的越南援助之旅开始了。

次日下午,抵达河内车站,越方代表和我国大使馆人员已经等候多时。一番寒暄后,我们来到越南卫生部对这次援建任务进行了交谈。谈话进行得很顺畅,越方负责我们医疗技术组的饮食、住宿等生活问题,全力支持野战医院的建设。

20世纪60年代,越南经济社会条件和我国相比还有很大差距,再加上战争摧残,不仅道路、电力等基础设施无法正常使用,百姓维持生存的物资也十分紧缺。我们住在清化省的一个招待所内,周围一片荒凉,房屋已经全被炸毁,只剩下残垣断壁,像是奄奄一息、生命垂危的病人。我心中不禁生出一丝担忧,恐怕招待所也难逃这样被轰炸的命运吧?

要建设一所新的野战医院,最重要的就是要找到合适的落脚点,保证医院不受战争灾害的威胁。所以,我们做的第一件事情就是勘察地形。

清化省虽然位于红河三角洲地区,可地形并不平坦,整个清化省被绵延起伏的大山覆盖着,异常陡峭,站在山脚下向上望去,好似万千巨型怪兽向你压迫而来,有种说不出来的恐惧。山上长满了繁盛茂密的热带树林,树藤缠绕,人一进去就像被吞没了一样,找不到踪影。在这样的环境下,想要找出一片理想的地势建立医院并非易事。可即便如此,也挡不住我们完成任务的决心。一行人每天早上从招待所出发,顺着地形不断进行勘测,饿了就拿出准备好的干粮就着河水填饱肚子,累了就以天为被、以地为席稍作休息……皇天不负有心人,我们终于在距离清化省十几公里外的山脚下发现了一处合适的建院场所,正式开始了建院项目。

当时,越美两国交战正酣,美国空军对越南进行空袭,每天都有数不清的炸弹从高空落下,爆炸声不绝于耳,待在室内都已经胆战心惊了,更别提在室外行走了。由于项目是我方资助援建的,我们每天都需要往返于清化和河内之间,向大使馆汇报建设进展。开车走在路上,美军轰炸后留下的弹坑随处可见,大的有六七米宽,小的也有三四米宽,周围都裸露着红土及碎石,遇到下雨天,路面泥泞不堪;马路高低不平而且十分狭窄,一边是高耸入云的苍茫山脉,另一边是湍急流淌的河流,走在上面随时都有坠下去的危险……坑坑洼洼的路面再加上如此险恶的地势,说不害怕是骗人的,每次乘车大家的心都提到了嗓子眼,不但要担心美军空袭,还要小心脚下,生怕因为一个疏忽出现意外。然而,就是在这样的恶劣环境中,我们还是下定决心,不辱使命,坚持每天驱车两百多公里,往返于两地,一边保证工程建设进度,一边及时向大使馆汇报工作进展。

除了担心美军的轰炸外,最让人难以忍受的就是越南的天气。尤其是到了夏天,不但雨水多,而且温度高,最热的时候可以高达40℃以上,而且持续一两个月,稍微活动一下,就大汗淋漓。有时候搬运国内运来的药品和医疗器械,全身衣服湿透,就像刚从水里捞出来一样。夏天也是各种动物活动最频繁的时候,蚂蚁、蚊子、蛇……常常在招待所神出鬼没。有一次炒菜的时候溅出去了一些菜叶,当时没来得及处理,等再回到厨房的时候炉灶上已经爬满了黑黢黢的大蚂蚁;招待所外面的树干上时常爬着各式各样的蛇——响尾蛇、花蛇、锦蛇……起初大家还很害怕,后来都已经见怪不怪了。

经过两年的建设,越南野战医院终于竣工。

细细想来,在那些艰苦的日子里,支撑医疗技术组始终勇往直前的,除了队友的鼓励和相互支撑外,最重要的,是每一位中国人深沉而炙热的责任感,是不辱使命的家国情怀!

(李绍裘)

"非典之役"中的药剂科

2003 年春夏之交,一个叫作"SARS"(传染性非典型肺炎)的幽灵在国人心头游荡。

这种致命病毒自广东佛山———一座位于珠江三角洲的工业城市蔓延开来,短短数周内侵袭全球。随着病毒的不断扩散,人们内心的恐惧不断加强。

连夜成立的药品供应小组

"疫情公布由五天一次改为一天一次;取消五一长假;北京市确诊 339 例,疑似病例 402 人。"2003 年 4 月 20 日的新闻发布会后,恐惧"嗡"的一声像马蜂群一样散开,缠住了人群。

日间来往的信息里充斥着"封城""疑似病例""航飞喷洒"等字眼,虽然不知真假,但一场没有硝烟的战役已悄悄打响。家家户户开始屯粮,鸡蛋一箱接一箱地扛,面条一下买十几袋,大多数超市都只剩下空空的货架。此时的长沙,好像轰然之间就坍塌了,学校停课了,商店歇业了,整个日常生活完全被打乱了。所有人都闭门在家,只剩下医院紧张地运转着,人们的神经越绷越紧。

一天夜里大概 9 点钟,电话突然响起:"紧急会议,院办公楼会议室。"

我一路小跑穿过熟悉又局促的小路。一路上的花枝胡乱地往外伸长,勾戳着我的衣角,我胡乱地拿手挡开,加紧步伐,只剩忽明忽暗的路灯照亮着这条灰茫茫的空巷。

一推开会议室的门,发现里面有一屋子人,一阵闷热的气流扑面而来。我顾不上跟各个科室的同事寒暄,直接问道:

"现在怎么安排?"

大家面面相觑。

"那怎么做?"

沉默了一阵,孙维佳副院长对我说:"集结全院力量抗击'非典',首要的保证是药品货源。"

"那就从今晚开始吧。"我已经憋了很长时间。

来不及喘气,我马上给科里打了一个电话:"咱们得成立一个防治'非典'药品供应小组"。

几个小时之后,我们的普通制剂小组工作已经开始有条不紊地进行,这样紧急的大批量院内制剂任务一做就是大半个月。

这场"战役"少不了的"弹药"

在此时此景下,医院几乎成了唯一的人流密集区域。为了防止疑似病例的出现和蔓延,我们必须做好严密的消毒工作。

13天内,2300多瓶消毒剂、6000多瓶84消毒液、12000多支阿昔洛韦滴眼液,每天煎煮2000多副中药……有时还得随时补充。前不久,普制科小组长李旭峰的弟弟因肝癌去世,正在乡下老家处理后事的他,接到制药任务后连夜赶回医院加班。就像打仗需要弹药补给一样,这场"战役"背后,是药师们用体能和责任拉出的安全防卫线。

每天从室外推开门,走进药剂科的那一刻,都会觉得陌生。过道很长,有很多扇窗子,全开着,空气里充斥着复杂的味道,大概是过氧乙酸混合中药的味道。

由于配置过氧乙酸这种强消毒剂会产生强刺激性气味,这些气味一股脑窜进眼睛里、鼻腔里,呛得人难受。科室里时不时就会传来阵阵咳嗽声。那时候没有机器作业,配制消毒剂时只能拿着玻璃棒不停地人工搅拌,简陋的口罩根本没有多大用处。那段时间,大家的嗅觉明显减退,天天吃着盒饭,完全闻不到饭菜的香味。

手工分装室里坐着几名穿着大褂的同事,没人吭声,自顾自地忙着手头的事情。刘悦昌药师仔细清洗着回收来的有内盖的旧冰醋酸和双氧水废瓶,双手泡在有残留药液混杂的水里,有点水肿甚至溃烂。郭皓药师和其他人分装着消毒剂,手腕有一截裸露着,手臂侧面贴着创可贴,隐约有腐蚀过的痕迹。药液时不时溅出来,他直接用袖口抹掉。我给他提了一下淡黄色的乳胶手套,往袖子上箍一箍,他的手套太小,老滑下来露出一小段手腕。他看着我说:"没事,大家都这样。"说完又继续埋头苦干。

每天我们需要手工分装200多瓶消毒剂,有时候药液溅到手上,皮肤烂了都没空处理。几天下来,没有一个人手上的皮肤是光滑的。

消毒剂配制好后,拿去消毒的是我们科一个刚毕业的小伙子。他来到二楼的一个病房,提了一桶水,把过氧乙酸沿着塑料桶边沿慢慢倒进水里,打开背上的喷雾器,齿轮转动,发出低声闷响。他拿喷雾器先往每个病房门上喷,有的病房里的人打开门,看见一个戴着口罩、通身白衣的人,"砰"的一声关上了门。门被叩了几下,里头的人才瑟缩着打开一条小缝,喷雾器先探进去,无色的水破碎成雾体漫天飘落下来,被对流的风吹向病房里面。他推开门,对里面的人说:"别忘了一小时后要开窗通风。"里面的人点点头,似乎镇静了下来。

他孤零零地背着喷雾器走了,进入下一间病房。

都这个时候了,谁还管什么保留"机密"?

"非典"期间药店药材、消毒剂卖到脱销,金银花、贯众两味药始终无法正常供货,药店仓库都是零库存。这种情况已经持续半个多月了,许多药店贴出了"暂停'非典'预防药方销售"的通知。但此时我们的药剂科却昼夜不停加班生产,在全国各地组织调配原料,开始每天24小时不间歇生产。

从3月底开始,药剂科每天都在不停地煎制预防"非典"的中药,一天煎制几十副甚至上百副。煎药房中原来的两组(共6只)小煎药锅根本不够用,因此专门添置了一只大锅。

药剂科平时药的流通量就比较大,所以药房内的药柜也比较大,贴着标签的抽屉足有半米。但这一阵子,大药柜也基本派不上用场了。配药台宽4米多,长3米多,旁边并排放着8个1米多高的大编织袋和十多个纸箱,里面放的正是我们需要熬制中药的八味原料和刚刚配制好的消毒剂。别说新职工了,就连我这个在药剂科工作几十年的人也没有见过配药台外这么多人同时买近百副同一配方的药。

柜台外人满为患,排队的长龙已经到了楼梯口。可能等候时间太长,许多人开始不耐烦了,甚至出现了争吵。一些老人坐在大厅中间的排椅上休息,更多的人在大厅中焦急地来回踱步。

穿过熙攘的人群回到办公室,雾气氤氲中满屋的苦味弥漫,炉火灶台上的陶罐"咕嘟咕嘟"冒泡。突然一阵急促的电话铃声响起——电话那头的声音异常急切,想要咨询过氧乙酸的配制方法。我几乎不需要在脑子里组织言语,下意识地告诉对方配制方法、注意事项及使用方法。"多准备点体温计,让单位同事每天都量量吧!"我强调了一句。

"万分感谢!终于没碰壁,问到了!还是你们湘雅好啊!"隔着电话,我仿佛能感受到他拍桌起身时的激动。

整整一周,我几乎每天都会接到几十个这样的求助电话。之前湖南省长沙市药监局领导来视察,特批我们所生产的抗"非典"消毒剂过氧乙酸作为面向社会销售的定点药品,还要求社会各机关单位向我院求购此药时,我院尽量保证供应。接着,我们对湖南省农业厅机关、湖南省农业厅植保站、湖南省绿色食品办公室等十多家单位及个人的求购给予了支援。为帮助这些单位及个人挺过难关,药房24小时紧张地忙碌着,此外,有更多的单位是采用了直接电话询问配方的方式求助,我们都毫无保留地告知了。

保留医疗"机密"在这从天而降的灾难面前,已经微不足道了,能够早一分钟,让对方救治更多的病人,也是我们的责任。

5月3日,乌黑的云沉重地压在长沙城上空,暴雨马上就要来了。办公室的同事依旧各自忙着手头的事情,谁也没有注意到。窗外的平地里空无一人,晾着几件白色大褂,上面有些黄黄黑黑的污迹,飘来荡去,我急忙跑出去帮他们收回来。我想,当一个人关心别人的时候,才会忘记自己吧。

这是2003年,春夏之交。

(龚志成)

和宝宝一起抢救患者

"你觉得我肚子的宝宝是男孩还是女孩？他将来也会和我一样,成为一名救死扶伤的医生吗?"50年前的一个夜晚,当我还在抚摸腹中孩子,和丈夫憧憬未来时,突然接到院领导的指示,要求半夜12点之前集合,赶赴株洲农业机械厂,抢救中毒患者。原来,株洲农业机械厂(今柴油机厂)在当天下午发生大规模中毒。湘雅医院在得知消息后,火速成立抢救小组,由内科副主任刘长业,内科主治医师徐万衔和我,心电图技师文涛组成,此次抢救组负责人是刘长业副主任和柯铭清。

根据株洲报上来的情况,大家刚开始怀疑可能是农机厂炸油条时误用了桐油,农机厂需要使用桐油给机械防锈防腐,而桐油的颜色和气味都与食用油十分相似,极易混淆,误食桐油会引起剧烈呕吐;但中毒者除了呕吐,心跳也非常快,腹部还有剧烈的绞痛,这些症状让我们首先排除了桐油中毒的可能性。

随后,株洲防疫站的检测结果出来,是氯化钡中毒。职工食堂炸油条本应使用明矾,食堂员工将氯化钡误认作明矾,导致工厂职工和家属吃了油条后均中毒。氯化钡属于剧毒化学工业原料,口服 0.2～0.5mg 就会中毒,口服 0.8～0.9mg 可以致死。我们一到工厂,医务科科长带我们走进职工医院手术室,已经有两位工人正在里面被抢救,而一间摆放了 40 张病床的病房,已躺满了患者。我看到他们都是满脸痛苦,有的在呕吐,有的在呻吟……护士为每个病人打上了吊针,有的甚至插上了氧气。

抢救小组讨论,已确定是氯化钡中毒,可是如何找到解药是个问题。在那个没有手机和互联网的年代,药剂科采购办公室一部转盘电话不停地旋转,人们在焦急地呼叫,寻求氯化钡解毒药。

消息纷纷传来——上海,没有! 北京,没有! 广州,从来没有供应过氯化钡中毒相关的解救药品! 全国各地特殊药品采购供应站都没有,解毒药品求索无门,医生和药剂师束手无策,大家都心急如焚。时间在一分一秒地过去,怎么办? 难道就这么眼睁睁地看着近两百名工人弟兄死去吗?

对人体而言,氯化钡里面有毒的是钡离子,带有钡离子的油条进入人体肠胃后,经过消化和吸收,有毒的钡离子便会随着血液游离到人体的各个器官,甚至还会进入骨骼里面,人体随即会出现胃痛、恶心、呕吐、腹泻、心悸等症状。游离的钡离子毒性很大,我们当时就想到,只要将钡离子中和,形成沉淀物,钡离子的毒性就会消失。

可是,摆在面前的现实是无类似解药,无现成资料,无成熟救治方法。我们所有的抢救成员立即查阅相关专业文献资料,并同时进行多项创新尝试。

没有解药,那就只能自己生产。柯铭清药师想到了此前与神经外科合作实验时,使用硫酸钡作为造影剂注入脑室。在理论上,将人体内有毒的氯化钡100%转化成无毒的硫酸钡,就可以解救中毒病人。

按常规,一种新药的研制,抛开制药厂的生产周期,光是配制仅供医院内部使用,起码都要几个月,哪怕是医院制剂室配制一批常规注射液,至少也需要两天。可当时大批中毒患者已情况危殆,多拖延一分钟就多一分死亡威胁。就在此刻,军人出身的湘雅医院院长下达死命令:"抢救组必须在天亮之前把解毒药配制出来,不能超过12小时的最佳抢救时间。"

考虑中毒事件已经发生了一段时间,钡离子已经被吸收进入血液,需要采用静脉注射。硫酸钠和氯化钡反应后产生的硫酸钡是非常稳定的固体,形成的固体会慢慢被体内的白细胞吞噬,不会再有毒性。但是如果浓度太高,又会有造成血管破裂的危险,而如果浓度太低,又达不到解毒的目的。很幸运,通过反复查阅义献和讨论后,硫酸钠的浓度问题总算解决了。

此时已接近深夜,医院没有硫酸钠这种药物,药剂科派专人上街购买硫酸钠。过去可不像现在,只要天一黑街上就静悄悄的,店铺几乎都关了门,买药只能一家药店一家药店去敲门,因为需求量大,只能分散到各家药店购买。至于其余的人,全部分工开始准备制药的前期工作。

制药过程中最关键的是要等到在高压灭菌消毒柜里的药自然冷却后再开柜,否则会有爆炸危险,任何一瓶爆炸都会带来连锁反应。自然冷却要花上三四个小时,抢救组不敢等待,只能提前冒险打开压力柜,强行取出解毒药。

一种正规的药物从配方设计、原料选定、注射液配制,到灭菌消毒、质量检测、动物实验……总共需要11道工序,道道都需严格把关。但是抢救组成员超常规发挥,仅仅8小时就生产出了高达800公斤的硫酸钠静脉注射液。

参与实施抢救的医生们从没有接触过氯化钡中毒病人,没有任何治疗经验。通常情况下,医生用药都是按药厂说明书的规定使用。没有说明书该怎样开处方? 中毒患者要注射多大的剂量? 用药后会有什么副作用? 怎样保证给药安全? ……这些全存在未知的风险,因为静脉液一旦注入人体内就无法取回,大规模输液中万一出现纰漏,倒下去的将是一大批人。

此时,手术室传来不幸消息,两位在解药送达前不得不实施开胸手术的重度中毒患者经抢救无效死亡,抢救现场的气氛变得更为凝重。很明显,如果不尽快定出解毒注射液的给药方案,后果将不堪设想。

既然箭已上弦,就无法回头。这时只能根据经验和动物实验的有关数据提出给药方案:从低剂量静脉慢滴开始,密切观察病人各项主要生理指标的变化,加强心电图监测,综合情况见好后,再逐渐增加给药剂量。

有了解药,抢救组建议给每个病人建立档案。采用表格形式记录患者一般情况(姓名、年龄、性别)、生命体征(血压、心率、呼吸、体温)、心电图、其他(吃了多少油条,吃后多久发病,硫酸钠剂量,病人注射硫酸钠后的肝肾功能情况,病人反应等)。每天记录多次,一直到病人恢复。166 个病人分布在几个医院,均统一安排,由抢救小组的医生负责。

这一方案当即获得抢救人员的一致赞同,医护人员立即给情况最危急的患者滴注解毒注射液。现场数十双眼睛紧紧盯住输液瓶,看着解毒药一滴一滴流进中毒患者的血管,气氛凝重得令人窒息……30 分钟后,心电图报告显示各段波趋向好转,患者疼痛缓解,大家顿时觉得看到了希望,决定加快静脉滴注速度。一小时后,给药患者已完全解除了疼痛等中毒症状,心电图也恢复正常,最后的困难终于被克服了。

用药的当天中午,各医院中毒患者的危急症状都得到了有效控制,一场突如其来的死亡危机终于解除了。除了两位未等到解药的重度患者外,其他用了解药的 166 人无一死亡,无一伤残,这在当时完全称得上抢救群体性中毒患者的世界奇迹。

或许是腹中孩子给予了我力量,我在抢救患者时竟全然忘记了疲累,忘记了辛苦。直到现场得到有效控制,能够坐下小憩一下时,才发现自己的双脚早已水肿。虽然我身怀六甲,可我接到命令需立即赶赴现场抢救患者时,已不觉得自己是一名孕妇,而是一名同孩子一起作战挽救患者生命的战士。

(齐振华)

我的援外岁月

1938年2月，烽火连天，年仅十一岁的我就随父亲参军，成了八路军里的红小鬼。在八路军一二九师野战医院历任看护、调剂员、司药、医生。我曾经在百团大战、关家垴等战役中参与战地抢救。1950年，我转业到湘雅医院，先后担任过内科教研室副主任、消化内科主任。1977年10月，受国家派遣，我参加中国第三批援塞拉利昂医疗队，踏上了支援第三世界人民卫生事业的光荣征途。

刚到塞拉利昂，工作开展困难重重。一方面，当地气候炎热，极易引起身体不适，尤其一到下午，就胸闷气促，酷热难熬。另一方面，病种复杂，热带病和地方病很多，工作繁重。我和另一名青年内科医师，每天接诊一百五六十名病人，而我们收治的住院病人85%是危重病人。医院设备简陋，医疗条件较差，缺乏常用的急救器械更是令援外工作雪上加霜。但在这样的条件下，两年多的时间，我没有请过一天病假，没有出现一次差错，没有发生一次误诊，成功抢救了260多位危重病人。

记得刚到塞拉利昂不久，我就遇到一位棘手的病人。病人名叫木木斑古拉，是塞拉利昂新闻广播部部长的弟弟。他已经在当地马博罗卡医院治疗两周仍没有确诊，后因病情恶化，深夜转到我国医疗队所在地——罗蒂芬克医院抢救。有经验的医师都知道，收治这种诊断不明的昏迷休克病人，医生需要承担很大的风险。然而，我们来不及计较个人得失，如何把病人从死亡线上拉回来才是当务之急。我们详细了解病人病史，给病人做各种检查，细心观察其病情变化。最后，在24小时内就确诊病人得了伤寒并发心肌炎。于是，我们对症下药，病人在五天后终于苏醒，一个多月后病愈出院。出院时木木斑古拉紧握着我的手说："我差一点死了，是中国医疗队救了我的命，我永生不忘。"

塞拉利昂在新闻中有过这样的报道："吕医师这种使病人化险为夷的故事，在塞拉利昂300万人民中广为流传。许多黑人兄弟称赞她是'驱赶死神'的人。史蒂文斯总统断言，只要到了中国医疗队那里，就可以放心了。"

有个名叫哈雷·塞鲁的少年患化脓性脑膜炎，一直高烧昏迷，抽搐不止。病人家属一度丧失了抢救信心，要求带病人回家。我一方面耐心劝慰病人家属，另一方面寻求新的抢救办法。到了入院的第五天深夜,病人突然抽搐加剧,牙关紧闭,喉咙疼伴痰液呜呜作响,眼看就要窒息死亡,情况万分紧急。抢救这种病人,最好的办法是立即实行气管切开术。可是,没有耳鼻喉科医师,也没有必要的手术器械,医院偏偏这时候又一次遭遇停电。我急中生智,借助手电筒打光,用调匙柄撬开病人牙关,伸进手指,一点一点地给病人掏痰,然后用鼻饲管吸痰。经过一番紧急抢救,病人的呼吸终于顺畅。尔后,我又打破常规,用大剂量冬眠灵、非那根等镇静药物,使病人停止抽搐,成功阻断病人因大脑缺氧引起的恶性循环。近两个月后,哈雷·塞鲁获得新生。

原来有人担心"他好了也是个傻子",可后来,他到塞拉利昂首都弗里敦上中学,成绩优异。他曾多次和父母来医院看望我,还送来好几百斤香甜可口的上等蜜橘。盛情难却,我只好收下蜜橘并转送给了医院塞方的职工。

1980 年,塞拉利昂爆发内战,整个国家陷入战乱。首都弗里敦内外枪炮声不断,许多市区建筑淹没在一片浓烟烈火之中,情况十分危急……一天,医院收到大使馆发来的撤退令,但因工作需要,医疗队人员只能分期分批撤离回国。当时大家都很紧张,个别同事有些惊慌,甚至焦虑哭泣,情绪很不稳定。此刻我大声向当时我国驻塞拉利昂大使田平表态:"请大使和党组织放心,虽然情况紧急,任务繁重,但我一定协助大使馆做好大家的思想工作,站好最后一班岗,完成所有工作任务,保证最后一个撤离。"当晚我组织党员开会,研究分批撤离的人员名单和部署医院具体工作安排,作为一名骨干医生,一名共产党员,我坚持站好最后一班岗。

在那段时间里,战乱引起的停水、停电严重影响了医院的正常工作,但我们依旧每天开门营业,收治病患。我白天看门诊、管病房、值急诊班,利用休息时间给重症病人换药打针,翻身擦洗,到了夜间组织大家接好生活用水。一天下来,我经常只睡三四个小时。战火纷乱,工作更加需要细致,微小的疏忽可能会带来意想不到的后果。我们用"如临深渊,如履薄冰"的谨慎态度治病救人,多次阻止了事故的发生,解决了许多在当时看起来几乎无法解决的医疗难题。我们利用盐水瓶和旧塑料管制成持续性排气装置,使危在旦夕的自发性张力气胸病人转危为安。为了急救脱水性酸中毒病人,我们设法一昼夜输液 11000 多毫升,使腹大如鼓的结核性腹膜炎病人奇迹般地恢复了健康……在援外的一千多个日日夜夜里,不管在任何情况下,我对病人都负有高度的责任,竭尽所能地救治每一位病人。数月后,塞拉利昂执政党平息了战乱,政局恢复相对稳定时,中国第四批援塞拉利昂医疗队人员前来与我顺利完成工作交接。1980 年 10 月,我怀揣"全国援外先进工作者"的荣誉,带着对塞拉利昂人民浓浓的眷恋之情,踏上了漫漫归国旅途。

　　回到祖国后,前卫生部部长钱信忠握着我的手称赞:"我们八路军的红小鬼在国外当专家,为祖国立了新功。"在艰苦的岁月里,党的教育和战斗部队的历练培养了我对党的赤胆忠心和坚韧不拔的意志。在湘雅医院传染科的临床工作中,我受到了德高望重、学识渊博的张峥教授和熊宏恩教授的言传身教。几十年来他们一直深深地感染着我,鼓励着我……

(吕云仙)

西非埃博拉抗击记

2014年2月,西非爆发了21世纪最猛烈的病毒危机——埃博拉疫情。4个月之内,疫情由几内亚迅速扩散至邻国利比里亚、塞拉利昂和尼日利亚,造成2.5万人感染,带走了7500多人的生命。

这是一种致死率高达90%的传染性病毒,还有一个更为恐怖的名字——"非洲死神"。

疫情,远比想象中恐怖

2015年5月10日深夜,塞拉利昂的首都弗里敦隆吉机场,一架银白色飞机缓缓着陆。经过30多个小时的长途奔波,我们(湖南援塞抗疫医疗队先遣组)顺利抵达目的地,准备执行抗击埃博拉疫情的任务。

来不及倒时差,早上6点,我们就起了床。我们顶着烈日,前往埃博拉治疗中心——中塞友好医院,赶去与江苏医疗队进行工作交接。

弗里敦的街上空空荡荡,司机载着我们开得很快。初到这里正值雨季,每晚准时下起瓢泼大雨,清晨准停,赤道边上难得的略微凉意也随之消散。一路上色粉画一样的天空和院子,鲜艳得不像话,衬着乌烟瘴气的荒街——老年人在屋门前的过道上坐着,凝望着空荡荡的肮脏街道,屋外的房梁上挂着没人收的蓝裤子,偶尔有几只山羊和瘦得脱相的鸡走过。埃博拉的痕迹随处可见,它就像是一个袭击并掠夺了人们财产的匪徒,野蛮地扫过整座城市。

我们已悄然身在恐惧中心。

中塞友好医院由4栋2层楼的房子组成,放眼四周,这已是最气派的建筑。根据需要,这四栋小楼被严格分成了工作区、清洁区、缓冲区、污染区(隔离区),从清洁区进入污染区一共要经过5道门。

我们跟着一位江苏医疗队队员进入了二楼的工作区。在工作区前一扇铁门把关,门紧闭,铁门的门把手用白色的湿纸巾包裹着。他走在我前面,手按在门上,"这个门把手每天要进行两次消毒,因为每天医护人员进出频繁,必须要保证绝对的安全。"说着用了下劲,很慢地推开,留了一个能侧身进去的缝。

进入工作区域有一个洗手桶,每个人进入大门前必须洗手。里面有男更衣室、女更衣室、防护用品储存室、监控室、值班室等房间。在工作区,我们的医护组、防控组等和江苏队进行了工作交接。

这儿离赤道只有 8 个纬度,即使紧挨着大西洋,也没能使塞拉利昂凉快多少。虽然队员们已经接受了严格的防护流程的培训,有了一定的心理准备,但是疫情远比想象中恐怖。"我们戴的 N99 口罩防护级别最高。"队员孙士昌说。原本在国内培训的穿脱一次防护装备 27 个步骤,洗手 12 次,已经升级到 51 个步骤,洗手 14 次。"每次脱掉最内层的分体隔离衣,里面的汗水都能倒出来。"江苏队员说笑着给我们打了一剂"预防针"。

在 35℃ 的高温环境下,裹着厚厚的四层防护服、三层手套、四层鞋套,我们一行人转向隔离区。

隔离区的大铁门"吱呀"一声被推开,眼前一条长长的过道。透过病房门上的玻璃窗,我看见一个女人躺在床上,看上去发着高烧,面部轮廓分明,眼睛凹陷着,显得很憔悴。这是一名埃博拉病毒检测暂时呈阴性的患者,以埃博拉疑似患者的身份收治进来,却发现已是艾滋病晚期。"当然也不能排除,有病人收治进来,我们要严格做好各项准备工作。"队员黄燕教授说。

亲情,经不起死亡的考验

当地时间 2015 年 5 月 19 日夜里,两个当地救护队的工作人员抬着担架颠簸着跑过来,上面躺着一个蒙着布的女孩。

我神经一紧。

担架上的女孩躺动弹不得。从头到脚被一张破布罩着,布拖在地上。她是一名疑似埃博拉患者,但没有穿隔离服,没有口罩,身上的破布大概是临时被拽过来,算隔离手段。

她叫 Haja Conteh,是一名刚满 21 岁的年轻妈妈,高烧、呕吐、腹泻,吃不下东西,17 号发病……简单了解了她的基本病情后,我们立即决定先给予她对症支持、输液治疗、抽血送检(抽血治疗交由塞方护士执行)。

次日下午,检测结果出来,是阳性。Haja Conteh 成了我们接诊的首例埃博拉患者。

这一晚,办公室的气氛顿时紧张起来,毕竟我们一群人,谁都还没有真正接触过埃博拉患者,现在,它真的到了眼前!还好大家并没乱了阵脚,冷静地一起想对策,记录,上报,通知塞方人员注意防护,调离阴性患者,商讨病人对症治疗方案,一切按部就班。

也就在当晚,Haja Conteh 的病况急转直下,生化结果极不乐观——钾离子2.7,钠离子只有110,高烧、呕吐和腹泻导致了严重的水电失衡。一直闷闷不乐的 Haja Conteh 开始拒食,几天下来,原本偏胖的身体,明显消瘦。

由于条件有限,我们没办法做更多的检验,心急的孙士昌护士想了个法子:"咱们给她准备点加钾的果汁、巧克力送去吧。"说着,她径直走向病房。

Haja Conteh 面容憔悴地瘫在病床上。我在离她一米多远看着她,她不抬眼,也不说话。病房里只剩下我的呼吸声,口罩一起一伏,贴在我的鼻子上,吸不上来气。"这可如何是好?大病最忌讳的就是患者精神萎靡不振,尤其是患者想放弃,这样最不利于治疗。"我已经顾不了被汗液浸透的 N99 口罩贴住口鼻的窒息感了,尽量待久点,多陪陪她,也许会有效果。

后来几天,我们每次去查房都会在她旁边的床头柜上摆放一些水、面包、巧克力、果汁等食物,有医疗队发的,也有我们自己从国内带的。我们就像对待自己的家人一样,吃的、穿的、用的全都精心为她准备好了。同时加紧对症治疗,解决腹泻问题。也许是被大家的热心感化,23 日上午,Haja Conteh 说出了她的心事。

她的母亲两周前死于埃博拉,于是,在她得病后家人都不敢碰她。每天一个人吃饭,一个人睡觉,一个人承受着病情恶化的痛苦。她说:"没有人愿意和我待上哪怕一分钟,因为他们怕被我传染。"

在这片土地上,没有人帮助她,即使是家人。似乎在死亡面前,自私也不再是那么恶劣的品质。这才是 Haja Conteh 的心结所在。

"她需要关心和爱,她才 21 岁,对生命肯定有无限的渴望。"黄燕教授说。让她恢复快乐是一件很困难的事情,但是大家做到了。

拯救,在你看不见的世界

当地时间 6 月 10 日上午,埃博拉留观诊疗中心禁闭的大门缓缓打开,头上编着精致的小辫子,穿着医疗队赠送的短袖,18 岁的 Maria 面带微笑走出大门,看到医疗队这么多队员在送自己出院,Maria 抑制不住激动,蹦蹦跳跳地向医疗队队员们挥手。当看到感染埃博拉的姐姐被治愈出院,她的弟弟一边激动地挥动着小手,一边呼喊着飞奔上前,黑亮的大眼睛里透出重逢的喜悦。

Maria 是我们接诊的第二例埃博拉患者,但她幸运地成为了首位出院的患者。

在共同抗击埃博拉的道路上,她与 Haja Conteh 成为无话不谈的好朋友,经常看到她们两个人在走廊尽头向我们挥手打招呼。她们都穿着我们送的 T 恤,手拉着手,亲如姐妹。

出院前,病房里的 Maria 已经坐不住了,她有点兴奋,与刚来时的目光呆滞,嘴唇干裂,斜靠在身后的墙上,有一句没一句地回答护士提问的样子判若两人。后来她不时在病房的走廊上走来走去,还跳起了舞,露出暖暖的笑意。谁会想到她曾被病魔折磨得体无完肤,连颤颤巍巍地支撑身体都是难事?虽然语言有阻碍,但真诚的笑容是世界通用的语言。我们在短短的时间里相处得非常融洽。我甚至破天荒地用僵硬的肢体教大家跳起了《小苹果》的舞蹈,虽然生疏得连我自己都觉得怪不好意思。

听说 Maria 要出院,我们接诊的首位埃博拉患者 Haja Conteh 显得很落寞,她穿着我们送来的短袖棉质睡衣,坐在床头,摆弄着一条色彩鲜艳的花裙子。她病毒也已转阴,不过,还要经过一次抽血复查。等 6 月 11 日检测结果出来,如果还是呈阴性的话,就可以出院了。

在我们为 Maria 治病的那段时间里,每当我们走进病房巡视,她都会平摊双手进行祈祷。我很好奇,问她祈祷些什么,她只是很认真地用她带着克里澳方言的英语说:"Pray for all of us(为我们大家祈祷)。"

大家明白,面对死神威胁,我们都是一个战壕的战友,生命相托,生死与共。

(全俊)

援塞的记忆

1973 年,湖南省向塞拉利昂派出了第一支援外医疗队,我有幸成为湖南省第一批援塞拉利昂医疗队队员之一。

1972 年春,受湖南省卫生厅的指派,我随长沙市卫生局邱明义局长和一名翻译前往塞拉利昂选择医疗点。我们从北京出发乘飞机至巴黎等候三天转机,最后到达塞拉利昂大使馆,塞拉利昂派了一名官员(秘书)安排我们的考察日程。我们考察了一个月,跑遍了凯内马、莫扬巴、马克尼等城市地区,最后选定了距首都弗里敦较近的罗梯芬克(Rotifunk)。

塞拉利昂共和国位于非洲西部,濒临大西洋,属热带季风气候,高温多雨,以农业和矿业为主,严重缺医少药。医师大部分为外国医师,如巴基斯坦、印度等。那儿主要的传染病为疟疾、结核、麻疹、艾滋病等。

回国后,我们组建的医疗队有内科、外科、妇产科、儿科、五官科、中医针灸科、麻醉科等医师科及厨师、翻译共 18 人。人员选拔严格要求政治条件及技术水平,并对其进行短期培训,主要是语言及礼仪方面。

出国援外为期两年,家庭要安排好。我是独生女,父母均在山东,女儿刚上初中,儿子读小学,爱人是湘雅二院的儿科医师,照顾家庭及孩子有些困难。这时候,湘雅二医院的领导找到我先生:"听说你爱人要出国援外,孩子没人管,要不搬到二院吧,二院给你们分一套房,这样方便照顾你的两个孩子。"我和爱人非常感谢领导的关怀。但孩子们不太愿意,撅着嘴说:"妈,干吗要搬家? 我们在这边挺好的,我这边有小胖(隔壁同学),搬到那边,就没有啦! 不搬!"看着他们离开的背影,孩子已经很能理解我了,之前因为工作原因,早出晚归,作息不规律,开家长会从来没去过,也曾经有一段时间到农村防病治病隔了几个月才回来,孩子们也没说什么。这次援外,孩子们仿佛也知道这已成定局,听话极了,也没说什么。而现在,他们不想搬家这么一个简单的要求我都不能满足吗? 想到这儿,我眼睛不禁湿润了。恰在这个时候,邻居找到我:"刘医生,要不这样吧,你如果放心的话,两个孩子就住在这边,我来照顾他们,他们与我家伢子平日也都玩在一起了。"感谢邻居,我们便把孩子托付给了邻居。

我离开的两年确实对不住我的孩子。有一段时间,女儿患上营养性贫血,血色素低至4~5g,爱人非常辛苦,早晚两头跑照顾孩子们。一院、二院领导的关怀以及邻居们的帮助,使我们家庭克服困难、渡过难关。在援外期通信不方便,每月只能等一封信,由信使从北京代转。

1973年3月,第一批医疗队赴塞拉利昂,到达罗梯芬克医院,开始工作。由于医疗条件十分落后,基本的治疗抢救设施十分缺乏,传染病流行,疟疾频发。医疗队员几乎都得过疟疾,一至数次不等。虽然服用过预防药,但仍有发作,大家都带病坚持工作。

中国医疗队的到来,引起了当地民众极大的兴趣。但除了新奇之外,他们投来的更多是陌生和疑惑的目光。一次,一个病人对我说,"你看,这是美国给我们建的水塔,这是英国给我们修的学校。可是你们在这儿待一段时间就走了,什么也不会留下。"面对这样的质疑,我们只能以全心全意的付出给予回答。在罗梯芬克的时间越长,无偿救治的病患就越多,我们逐渐得到了当地人的理解和认可,他们的总统史蒂文斯还特地来看望医疗队的队员。我想我们能留下的最好的东西就是爱,一种在生命面前没有界限的大爱。

我们帮助当地人民防病治病,因陋就简,充分利用现有条件,并想办法创造条件开展工作。该国外科病、疝气多见而且疝块很大,称为巨大腹股沟疝,有的可坠至膝部。国内少见这样大的疝块。这足以说明,缺医少药,不能得到及时治疗。两年内我们实施疝手术100多例,使患者恢复健康。外伤性骨折也常见,我们自制夹板进行固定。我们还曾为妇科患者切除几十斤重的卵巢囊肿,进行宫外孕大出血的抢救。难产剖腹抢救了不少患者生命。淋病性尿道狭窄也多见。该国的一些官员也来我们医疗队看病检查,特别称赞我国的中医针灸疗法。

在当时艰苦条件下,全队团结一致,相互支持,创造条件,完成了祖国交给的任务,并于1975年8月回国。回国之后,湘雅医院决定进行爱国主义教育,我代表医疗队在全院大会上作了发言。湖南省卫生厅发给我光荣完成援外医疗工作的证书。

从 1973 年到现在,40 多年过去了,一代代的湘雅人真诚为受援国家人民服务,诊治了大量常见病、多发病,创造了很多奇迹,为祖国赢得了荣誉,为湖南省争了光。现在的湘雅人,应开创援外医疗工作的新局面,做出更大的贡献。

(刘恕)

抗震救灾，见证湘雅

2008 年 5 月 12 日，四川汶川地区突遭里氏 8 级强烈地震。灾情就是命令，时间就是生命。我们湘雅医院迅速做出反应，决定派出技术最好，经验最丰富的医疗队前往地震灾区抗震救灾。消息一传出，全院 3000 多名职工纷纷报名要求参加抗震救灾医疗队。红色的请战书贴满了医院的宣传栏。于是，很快就组建了一支以骨科、普通外科、心胸外科、脑外科、麻醉科等专家和手术护士为主体的湖南省抗震救灾第一队。我有幸成为该队的一员，并担任队长。我们于 5 月 14 日紧急赶赴地震灾区，于晚上 11 点到达重灾区彭州市，在市中心医院安营扎寨，震后的中医院，楼房墙壁震裂，摇摇欲坠，简陋的手术室连门都打不开，医院周围空地上全是受伤的患者，真是惨不忍睹，催人泪下。我们能主动做的，只有尽快检查，抢救伤员。因此，我们分头行动，连夜建立了自己的"野战手术室"，并借着微弱的路灯灯光和手电筒光线做起了手术。一连 10 多个小时。我们做了 7 台大型手术，一个晚上没合眼，没有一个人叫声苦，喊声累。

我刚下手术台，正要取下口罩和帽子，突然接到四川省卫生厅的紧急通知，要我们立即赶赴成都市三医院抢救危重患者。因此，我还没来得及喝口水，就立马和麻醉科杨浩波医生、脑外科周军医生，以及我的博士研究生林涨源医生 4 人，紧急赶赴成都。

在成都市三医院的大门口，我们看到一辆接一辆的救护车，载着一车又一车急需手术的伤病员。当时，那触目惊心的情景，我们看在眼里，急在心里。那么多的伤员，如果不及时做手术，就可能感染发炎，甚至出现气性坏疽，很多患者就可能会截肢，终生残疾。

医生的良知和责任告诉我们，必须争分夺秒，多争取一分钟时间，就会多争取一分希望，多救活一个生命。因此，我们顾不上头天晚上没有睡觉，白天一直在做手术和坐车赶路的疲劳，到达成都市三医院后，就立即投入到抢救患者的紧张工作中。

第一台手术的对象是一个从都江堰抢救出来的 10 岁小女孩。她在废墟中被埋了 20 多个小时,左上肢和右下肢受压严重,必须马上手术治疗,否则会被截肢导致终生残疾。这个小女孩也许是病情太重,也许是极度疲惫,也许是惊吓过度,显得异常平静。看着这个比我女儿小得多的小姑娘,我的眼泪止不住地往下掉……

我说:"孩子呀,你不要怕,一定要坚强! 我们一定要让你健康地活下来。"我强忍着泪水,小心翼翼地为她做手术……一针一针地为她缝合伤口。

还有一个 12 岁的小男孩,在地震中失去了父母,在手术台上,他还紧紧地握着志愿者送给他的玩具娃娃。手术同意书上没有家属的签字,只有医院的盖章。看到这种情景,我的内心感觉到从未有过的心酸和难过。想想啊,还有多少孩子遭受着这样的痛苦。我唯有默默地为他们祈祷,对自己说:"你也一定要坚强,绝不能在这个时候倒下啊! 患者需要你。"

伤员一天比一天多,我们一台又一台地做手术,有时在手术台前直冒汗,幸好有细心的手术室护士不停地为我擦拭。每台手术下来,我用冷水洗把脸,清醒清醒,抽一支烟,提提神,接着干。有时候累了,就在手术室旁靠一靠,打个盹。

我这时最怕的就是老毛病发作。我患糖尿病多年,空腹血糖为 9～13(高于 6.1 即可诊断为糖尿病),每天要注射 15 单位胰岛素。很多同事在我来之前,就担心我能不能上前线。我想,我可以加大胰岛素的量,只要有胰岛素,我就没有那么容易倒下。所以,在手术前,我先为自己注射 20 单位胰岛素。可能由于高强度的工作和反常的气温,也可能由于患糖尿病导致抵抗力低下,其间,我又患上了重感冒,嗓子疼得讲不出话来。家里带去的感冒药吃完了,给胰岛素针头消毒用的棉签也用完了。我让林涨源医生帮我去药店买,不让他去医院拿,因为灾民更急需药品。我告诉自己,不能在这个时候倒下了,时间太重要了。

18 日凌晨两点左右,突发 6.1 级余震,震发时我和林涨源医生正在一起做手术。突然间,无影灯在晃动,手术台在摇摆,整个人站立不稳,这是入川以来体验最强烈的震感,也真正感觉到地震的可怕! 当时,很多人像"惊弓之鸟"跑到室外。但我们没有动,一直在守护着手术台上的患者,直到余震过后,我们继续手术,当缝合最后一针时,已是早上五点多钟了。

我们要用最短的时间,最高的效率,完成最多的工作。我们每天的连续工作时间在 18 个小时以上。

一连 10 多天,我们就这样坚持手术,最多的一天做了 8 台,经历了 10 多次余震,没有睡过一个安稳觉,记不清有多少次感动,流过了多少男儿不应轻弹的眼泪。

有一天,成都市卫生局发出了气性坏疽病的蓝色预警,这是我最担心的信号,因为气性坏疽的感染率极高,传染性极强。如果不及时处理,患者伤口感染气性坏疽,就可能导致截肢,甚至危及生命。因此,我逐个仔细检查收治患者的伤口,一一排除疑似病例。

在抗震救灾的一线,每天都有一颗颗爱心让我感动,都有一幕幕情景催人泪下。

我们医疗队的领队医院医疗副院长孙维佳教授,顾不上80多岁住院的老父亲,毅然带队奔赴抗震救灾第一线。在彭州,他带领医疗队,足迹踏遍了彭州最偏远、海拔最高的乡村小镇。

脑外科黄军副教授主动请缨到灾情最严重的都江堰前线救援。都江堰当时停电停水,他在那里七天七夜没有吃一顿饭,全靠干粮和矿泉水充饥。麻醉科杨浩波副教授身患腰椎间盘突出症,由于过度劳累,腰腿疼痛难忍,腰直不起来,走起路来一跛一跛的,却仍坚持做完每一台手术。

骨科林涨源副教授除了与我一起做手术,抢救患者外,无论多晚,每天晚上坚持查看手术后的患者,同时时刻关注我的身体状况和收集医疗队救灾现场所发生一切,并及时汇报总队。比起我们,他每天至少要少休息1~2小时,却从未有过一声抱怨。手术室的护士黄惠病了,感冒发烧多次晕倒,仍坚持跟医疗队早出晚归,几天下来瘦了好几斤。汽车班蔡骞日夜兼程,开着医院紧急派遣的救护车,行驶1600多公里,将价值50万元的医药和物资运送到灾区。

我的妻子徐宏教授,是在医疗队快要出发时,才得知我要去四川救灾的消息。她是医生,也了解我的性格。她二话没说,就赶紧上街给我买了两条牛仔裤,把胰岛素和其他药品一一准备好,临走时对我说:"你本来就是一个最不听话的糖尿病患者,血糖一直控制不好,年纪又这么大了,到灾区去一定要按时打胰岛素,打完针记得吃东西,不然会低血糖,你是医生,你不能倒下啊!"为了不影响我的工作,她每天都要凌晨两三点给我打电话,问个平安……

作为一名从事骨科事业近40年的骨科医生,作为一名普通的白衣战士,灾区那一幕幕震撼人心的场景,是我一生中最刻骨铭心的记忆。在那没有硝烟的战场上,我更深刻地认识到,作为一名医生,更多地争取一分钟时间,就能更多地救活一个生命,哪怕是付出自己的生命去减轻灾区同胞的痛苦,也在所不惜。

我对"健康所系,性命相托"是我们医生的誓言,"救死扶伤"是每个医者的天职和我们老院长张孝骞所说的"行医如临深渊,如履薄冰"有了更深刻的理解。

我感动,灾区同胞是那样坚强,中国人民是那样团结。我骄傲,我们湘雅人是那样不顾个人安危,无私奉献和勇往直前。

（李康华）

仁德为本学为径，
铸就金刀传"心"火

做医生最幸福的事，莫过于看见你的病人得以康复。

医生一旦开始承担那一份神圣和高尚，便要开始艰辛的旅程，时刻准备承担救死扶伤的重任。从医 30 多年，我见过上万颗如此努力搏动的心脏，它们就像一束束跳动的火焰，企盼着希望，传递着温暖。

从上午九点到下午一点，我一直站在手术室里进行着一台复杂的心脏手术。身上还穿着那一身略微宽松的绿色手术服，鼻尖仿佛还萦绕着淡淡的消毒水的味道。我返回办公室，稍事休息。两个预约了采访的学生前来拜访，他们纯净的笑容，不禁让我想起自己过去的岁月。行医几十年来发生了太多的事情，许多往事都无暇细细回忆，两个年轻人的问题倒是让我重温了自己一路走来的历程。

学医，最早可追溯到一个乡村医生的预言："我认为你以后肯定可以当一个好医生。"那时的我正上中学，时常参加生产队的各种劳动，却从未听说过有上大学这么一回事。后来 1977 年国家恢复高考，我承载着母亲多年来的心愿，将湖南医科大学放在第三志愿，终于与医学结下了不解之缘。

问渠那得清如许，为有源头活水来

从医多年，我最想感谢的是一直以来从未停止过学习的自己。经历"文化大革命"后，大学时期同学们的学习热情都十分高涨。那时少有娱乐活动，学习不仅是本职，也是出于内心对知识的热爱。我当时英语不好，除了学习专业知识外，还必须努力地坚持自学英语。一本英汉词典，《英语九百句》教材，《英语 follow me》节目，每天一个小时，几百盒英语磁带就这么一盒一盒地听过去。黑色的磁带不停地转动，偶尔伴着一簇簇嘶嘶啦啦的杂音，像一个平凡的记录者，书写着我过去学习的轨迹。

一直到工作以后，英语学习都成为我每日的惯例，这种日积月累让我在英语交流、专业学习和研究上逐渐熟练。不仅是英语，医学方面的知识更是需要时常更新。"当今世界唯一不变的就是变化"，要想登上高峰，必须借助书籍这一进步的阶梯。医生的辛苦，一是在于病人的源源不断，二是在于知识需要不断更新。五年前的医学书籍也许将近百分之五十会有所改变或过时，我必须跟上这种变化，不能马虎，也不能将就！直到现在我都保持着实时更新医学知识的习惯，有时遇到棘手的手术，也会翻阅四五本相关专业书籍借鉴经验。要想完成一台心脏手术，头脑里必须事先贮藏大量的知识、信息，这样才能镇定自如地应对手术台上千变万化的突发情况。

衣带渐宽终不悔，为伊消得人憔悴

外科手术既是一种技能，也是一门艺术，除了有深厚的理论做支撑，更需要很多机会锻炼。回忆起过去的勤学苦练，自己常常忍俊不禁。

刚工作的时候，我发现心脏手术中缝合占了很大比重。为了提升自己在手术缝合方面的技术，我买了一套国产的针线，在家里对着自己的床单大缝一通；在北京进修期间，甚至还缝烂了床单。有时趁着吃饭前的闲暇时间，我抓起裤腿就开始来来回回地反复缝合，针线正手、反手地来回穿梭，每日练习数百遍打结。被子、裤子和无数只袜子上的针脚变得细细密密。我缝合的速度越来越快，技术也越来越娴熟。

2000年到美国进修心脏外科及进行有关外科机器人手术的研究时，我也会将机器人手术后废弃的猪心留下，取下血管进行心脏搭桥缝合练习。一百多颗猪心，五六百个吻合口见证着我反复练习、对比的思索。在手术台上的一针一线都是分秒必争的精细活。哪怕一针没有缝好，也可能导致严重后果，所以一切的准备工作必须在手术台下完成，对自己严格就是对生命的负责。

亦余心之所善兮，虽九死其犹未悔

医生不仅要懂知识，有技术，更需要以一颗仁心做基础。仁心仁术是医者的基本素养，也共同铸造了"湘雅医魂"的荣光。有时候，我会感到自己在生命面前显得渺小无力。一名普通的医生，或许可以顺利完成成千上万台手术，挽救众多奄奄一息的生命，可其光辉所到之处总是有限。比如早期的先心病并没有什么特征，一旦出现症状却有可能已经失去生存的机会。为了放大自身的能量,我也曾数次前往湖南保靖县和西藏山南地区,对那里的孩子进行心脏病的排查工作。

都说西藏是中国的一块圣土,蓝天白云,空旷而宁静,有着无与伦比的雄壮之美。这里的孩子们活泼可爱,嘴角一咧,贝齿露出,黑红的脸颊上时时挂着腼腆的笑容。从上午八点开始,除了吃饭的工夫,我都拿着听诊器认真地听他们的心跳,希望这些年幼的心不带杂音,希望他们可以一直像这样健康无忧。听诊器夹得耳朵生疼却不舍得停下,直到下午五点多,我完成了 389 个孩子的心脏检查工作。正当我放下紧张的心绪,长长地舒了一口气时,自己的心脏突然剧烈跳动,眼前倏地开始发黑,连带着整个世界莫名旋转,胸口似乎压着一块巨石,呼吸变得有些困难。随行的护士见状,立即扶我躺下,一测氧饱和度,已经低于70%,心跳每分钟达到了 130 次,原来是高原缺氧引发的心房纤颤。这样的病症若不及时处理更会引发血栓,我随即静卧休息调整,却并没有过分的担忧,近四百个孩子的温暖笑容着实令我难忘。

医生在救死扶伤的时候,或许也会面临这样生死攸关的考验。在乙肝盛行而医疗设施简陋的年代里,为了拯救一个复杂先心病术后呼吸停止的男孩,我在知道他携带乙肝大三阳病毒的情况下对其进行了口对口人工呼吸急救。我明白自己随时可能被传染乙肝,可在那样紧急的情况下,哪里还有时间权衡利弊?出于本能,只希望这个男孩能好好地活着。当医生就得站在病人的角度思考问题,医生如果没有仁心,即便医术再高也不会是一位名医。我常和学生们讲做医生不仅要学会做事,还要学会做人。以病人为中心,尽心尽力做好自己的事情,有态度,有技巧,和病患的隔阂就会减小很多。

路漫漫其修远兮,吾将上下而求索

生命所系,健康所托,这是我们身上背负着的责任。或许有时人们对我们寄予了太高的希望,甚至对医生有些许偏见和埋怨,我们还是要谨记自己当初的誓言:恪守医德,救死扶伤!千万条被拯救的生命和极少数不被理解的谩骂纠缠,孰轻孰重,心里自有衡量。

在看到家属双手合十,连连鞠躬,红着眼眶激动地只知道和我说"谢谢,谢谢,非常感谢"的时候;在见到当初形容憔悴的患者,恢复活力和希望,重拾微笑的时候;在收到不知是十几年前还是二十几年前被自己拯救的病人的感谢和祝福的时候,当医生以来的种种不容易都慢慢地消逝。心头温暖,觉得一切付出都是值得的。从医越久,就越能体会到每一颗心脏所传递的意义,它代表着一个完整的人,一个美满的家庭,代表着一个未完成的理想。我的使命就是守护这一团团的焰火,让其继续燃烧!

守护、传递万家"心"火,这是我的信念,也是我一生的坚守。

(罗万俊)

援塞抗疫彰显湘雅大爱，
火线驰援为国出生入死

2014年，凶险的埃博拉病毒肆虐西非大地，塞拉利昂告急，连医护人员都未能幸免，致命威胁无处不在。塞拉利昂虽距离中国十分遥远，但中塞友谊源远流长。我国政府紧急驰援塞拉利昂，一批批援塞抗疫队员不顾生死奔赴最前线。2015年5月9日，由我带队的第五批中国（湖南）援塞抗疫医疗队出征塞拉利昂。踏上征程，昨日的激动与担忧更多地成了今日肩上的责任与使命。我们将于国门之外与病毒抗战，做"大爱无疆"的真正践行者，用尽力量拯救困在旋涡里的绝望人民，恢复塞拉利昂原有的美丽和宁静，让中塞友谊的桥梁更加坚固，更加长久。

担当擎起蓝天，细节彰显大爱

2015年4月，在国家卫生计生委的号召下，湖南将作为第五批援塞队伍挑起抗击埃博拉病毒的担子。中南大学湘雅医院作为牵头单位，18名专家教授积极响应，迅速应征"从军"，与湖南省人民医院、长沙市一医院、湖南省疾病预防控制中心联合组成40人队伍。我们将带着国家的使命、医院的责任和家人的牵挂出征塞拉利昂。

作为中南大学湘雅医院代表，我毫不迟疑地接下了队长的任命。从接下"队长"指挥棒的那一刻起，我辗转反侧，彻夜难眠。人生难得有一次机会代表国家出征，为国家出生入死，我感到光荣；身为队长，要在保证40名队员生命安全的同时打一场漂亮的胜仗，我感到责任重大。

5月初，随着出征日子日渐逼近，空气中弥漫着离别的气息，满是沉重。想起即将迎来八十大寿的父亲，我不由得红了眼眶。因为我的远行，父亲的八十大寿被迫提前举办。家人难免责怪却也谅解我，可我还是感到深深的自责与不安。身为寿星的父亲主动宽慰我："代表国家出征无上光荣，父亲为你骄傲。出门在外一定要照顾好队友，我也会每天在家虔诚祷告，为你还有你的队友祈求平安。"

听完父亲的话,身为七尺男儿的我顷刻泪如雨下,随着泪水流下的还有平安归来的决心。父亲的话给了我迎难而上的勇气,也解除了我的后顾之忧。

对于家人的不舍,我尚且如此,更何况是其他队员呢? 我们都无法预料埃博拉病毒的凶险,而我身上肩负着的不仅仅是 40 个人的生命安全,更是 40 个家庭未来的命运。队友选择相信我,或舍下年迈的父母,或舍下年幼的子女,跟我出征,我便要对得起他们这份信任,对得起他们这份舍小家、为大家的情义。出征那日(5 月 9 日)的黄花机场洒满了我们离别的泪水,却也填满了我们完胜归来的决心。那一日,驰援一国疫情,共赴一场生死,我们从一个个个体正式拧成了一股绳,形成了一种叫作向心力的东西……

这只是出征故事中的一个小小剪影。今天我们已经取得胜利,回首曾经度过的 60 个凶险的日日夜夜,每一幕都历历在目,每一刻都"精彩不断"。带着国家使命出征,我们吹响了征战的号角。作为出征在外的战士,我们代表的便是国家的形象、湖南的形象、湘雅的形象。

严谨贯穿始终,思想决定高度

凡事预则立,不预则废。自古以来,战士不打无准备之战。作为队长的我,对队友只有一个要求,那就是万事严谨,跟着组织走,跟着规范走。5 月 9 日,我带领先遣队的 20 名队员正式启程。到达塞拉利昂前,我们在比利时的布鲁赛转机。我利用转机间隙部署了到塞拉利昂后"抗埃"的相关事宜,具体划分到组、到人。作为医疗队先遣组的第一次会议,会议时间不长,却十分必要,这是工作有序开展的第一步。

到达后的第一天,我们便进入了中塞友好医院,同江苏队一起熟悉情况。医疗组和护理组的医生和护士,穿上防护服进入了隔离区,熟悉工作环境和流程。我们还没来得及适应塞拉利昂持续 35℃ 的高温环境,便被裹着厚厚 4 层防护服、3 层手套、4 层鞋套的感觉吞噬。在实际操作中,穿脱一次性防护服装备的步骤从 27 个上升到 51 个,洗手增加到 14 次。在这厚厚的包裹中捂上半小时,便是桑拿汗蒸也难以企及的汗如雨下的效果。可"安全"二字的践行容不得一丝松懈。

第三天,在我们的工作刚步入正轨的时候,噩耗传来。意大利一名护理工作者从塞拉利昂回国后被确诊为感染埃博拉病毒。那一夜,我接到了有史以来最沉重的一个电话,这件事情引起了中华人民共和国国家卫生和计划生育委员会和湖南省卫生和计划生育委员会的高度重视。第五天,医疗队总领队方亦兵开始持续发烧,作为队长的我开始腹泻。发烧、感冒是埃博拉的常见症状,因此我深感担忧,然而身上的使命感告诉我,我不能倒。所幸经过检验,我和方队都没有感染病毒。作为大家的定心丸,我不能露出任何生病的痕迹。拖着前一晚腹泻到快要虚脱的身体,我假装精神抖擞地集合队伍。见队员们如往常一般投入工作,我才放心离去。

这两件事情,给我和我的队友敲响了警钟,任何时候都不能麻痹大意,要保持高度警惕,要坚决执行"四严"要求。认真学习穿脱防护服,熟练掌握防护流程,这是外在的保障;按照指南行事,半军事化的生活方式,这是队员们的二重防护。这两点,既是保护自己的关键,也是救助他人的前提。

工作和生活两点一线,是我们在塞拉利昂的日常。大西洋彼岸的风景着实诱人,海天一色,两岸棕榈,银色沙滩,美不胜收。尽管我们居住的宾馆离海岸不到一公里,可我和我的队友根本无暇欣赏海岸风光。我用十二分的小心约束着他们的行动,他们用全心全意的服从感念我的用心。

在塞拉利昂的生活,不是只有病人与危险,还有节日和感动。这是我的队友用行动告诉我的。他们服从我的军事化管理,令行禁止。不私自外出活动,不做剧烈运动。平日的身体锻炼仅限于宾馆内的健身及不那么剧烈的乒乓球运动。在护士节、端午节等节日里,我们也开展了相应的活动庆祝。尽管简陋,可是,大家在一起,平安无事便是最大的幸福。

在塞拉利昂生活的每一天,我们都是踩着尖刀,行走在钢索上。在救助别人之前,我必须保证我的队员安全。为此,5月28日,医疗队成立临时党支部,6名队员火线入党。在如此艰苦的环境下,我相信凭借精神的力量,凭借一贯严谨的作风,我们能够完成"万里长征",能够"顺利会师",能够完成国家交代的任务。

技术照亮星空,展现湘雅风采

"南湘雅,北协和",这句话在中国医学界流传了近一个世纪。在历时百年的发展过程中,我们湘雅人前仆后继,代代相承,以高尚的医德泽被大众,以精湛的医术救困扶危。通过23天的努力,我们将接诊的3名埃博拉患者全部治愈。在埃博拉肆意扫荡塞拉利昂,感染率高达95%,死亡率超过50%,连医护人员也难以幸免的高峰时期,我们的功绩成了援塞抗疫史上的神话。殊不知,神话背后是热血和汗水的付出,是医护人员高超技术的续航保障。

5月19日,我们收治了第一例埃博拉患者妮可。在确诊病例的第一时间,我便组织黄燕教授、全俊副教授等医疗组核心成员讨论治疗方案。随着时间的流逝,妮可的病情未见好转反而恶化。5 月 21 日,妮可出现了严重的乏力、频繁腹泻、呕吐症状,几乎不能进食,不能下床活动。虽然知晓妮可处于发病初期,这些症状属于正常现象,可我们还是情难自禁,紧张不已。

在交谈中,我得知,妮可在妈妈去世后便被家人抛弃,在受病痛折磨的同时还承受着内心的伤痛。我深知生理上的治疗并不能完全解决妮可的问题,便叮嘱队友在治疗的同时开导她,陪伴她。为了鼓励妮可进食,队员黄燕教授和全俊副教授特地从驻地带来了果汁、牛奶和巧克力等食物。或许是因为爱的力量,妮可开始一日日转好。

5 月 29 日,我们接收了一例更为复杂的埃博拉患者,那就是 72 岁高龄同时患有多器官衰竭的老人。比起年轻的妮可,老人的病情更复杂,治愈难度更大。我立马组织大家开会讨论,制订了周密的对症补液、营养支持方案等治疗措施。在不断地观察老人身体情况变化的同时,调整治疗策略。

在治疗老人的过程中,一件让我们都措手不及的事情发生了。6 月 4 日,队友李妍妍的奶奶去世了。得知消息的我立马放下手头的事情,前去安慰。李妍妍却出乎意料地坚强,她哽咽道:"奶奶在我临行前已经叮嘱过,左手是亲情,右手是大爱。让我好好为国家贡献我的一份力。所以,我现在要做的便是照顾好眼前的老爷爷。"那一日,我们都怀着沉痛的心情默哀了三分钟,然后便投入到紧张的抗疫工作中。

截至 6 月 9 日,我们接诊了 38 名埃博拉疑似患者,确诊 3 例埃博拉患者。经过积极治疗和人文关爱,3 名埃博拉患者均已度过发病极期,病毒载量明显下降,病毒已转阴,完全治愈。

在亲历 60 天的生死战后,我们达到了"打胜仗、零感染、全治愈"的目标载誉而归。医院将我们抗埃的 60 天拍成了新闻片《使命三万里,家国无限情》。8 月 6 日,中国首家医疗卫生机构新闻片登上了全球媒体中心——纽约时代广场户外巨型电子显示屏,并滚动播出了 5 次。这一刻,全世界共同见证了中国的人道主义精神,华人齐声欢呼。我们也为自己感到骄傲。

(邱元正)

红楼心语

　　湘雅红楼，在时光的长廊里穿行，陪伴着湘雅人一路向前。当时刻与生死相伴的医生们，在局促的征途中短促回望，面对深浅不一的足迹，眼见红楼的翻新，脸上有笑也有泪，但内心都无怨无悔。无悔的从医路，写满了人生能有几回搏，与病魔对决，纵使艰苦也充满豪情与诗意。湘雅红楼和湘雅人，年华正好，青春常在！

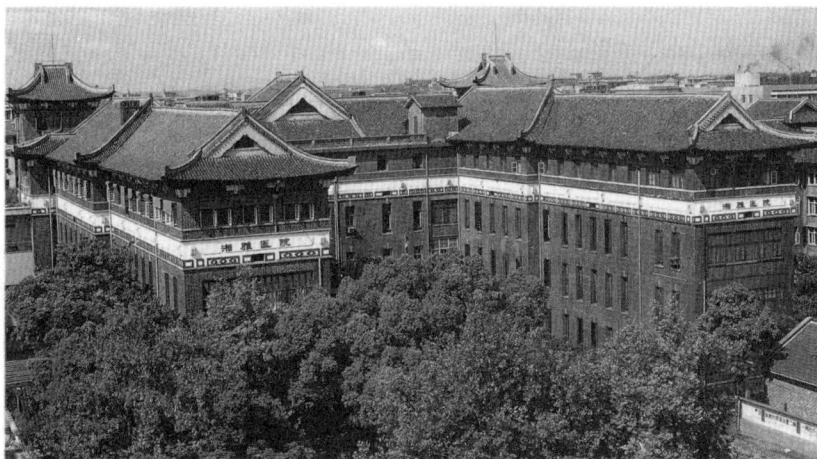

有一段人生叫总住院

人们爱用破茧成蝶来形容从医学生到医生的蜕变。其实,破茧成蝶虽痛苦至极却也绚烂至极。一次炼狱,就可以成就一世美丽。而医生,作为生命的守护者,则必须终生敬畏,永世平凡。他们生命的每一段,都在脱胎换骨的痛苦蜕变中历练,甘苦自知,无人喝彩。在这不断蜕变的过程里,有一段经历,尤其刻骨铭心,这就是总住院,大家亲切地称他(她)们"老总"。

湘雅的住院医师培养制度是高效、专业的。在这严谨而近乎苛刻的制度中,湘雅医院年轻的总住院们,脚步匆匆,收治病人、参加会诊、完成住院志、记录病程、在上级医师的指导下开具医嘱。他们身处一线,如同随时待命的抢救车,24小时招之即来,来之能战。他们错失很多:家人团聚,个人健康,子女成长。他们365天处于紧张状态,无论身在何处,心永远在医院。但他们大舍大得,痛并快乐着! 因为他们懂得,临床医学,重在实践。任何一位妙手回春的大夫,都不是纸上谈兵所能成就的,担任总住院,就如同孙悟空进了老君炉,炉火纯青,才能练就火眼金睛、七十二变的本事。

今天,我们聚焦总住院,去关注承载湘雅110年丰碑的基座中最平凡的一层,去体味医者之爱,去读懂生命之美。

赵春光 (中心 ICU 病房总住院):
狗子他爸的冲锋 call

河北人"赵总"面相喜庆,尽管每天面对的都是些性命攸关的人生悲喜剧,但他脸上没有一丝的苦大仇深。电脑桌面上,笑容跟他一样喜庆的儿子眼睛亮亮的,赵春光告诉我,儿子大名赵三宝,小名赵狗子,才两岁多,已经成为小区头号"搅屎棍",整天拎着根棍子在院子里巡逻,比保安还敬业。

顺理成章,我请他谈谈当爸爸的感受,谁知话音刚落,他的眼圈就红了:"哎!我这爹当得……"眼泪欲掉未掉之际,尖厉的手机铃声响起,他掏出总住院专用手机,神色立刻变得严肃,语速飞快,条理清晰:"不会出问题,有轮科医生……

对,不用找我报到……顶班没问题……"

我用心算了一下,总住院赵春光在百忙中允许我采访半小时,其间却有 15 次被电话铃声打断。

总住院的手机因年代感而极具个性,这款被戏称为 call 机的古董手机,声大、抗摔、耐用、待机久。腰挎 call 机的总住院,昂首挺胸行走医院,铃声一响,拔腿就跑,所以,24 小时开着的 call 机对他们来说,就是冲锋号。

心血管内科总住院李非告诉我,她是连洗澡的时候也要把 call 机带进浴室的,生怕错过了一通电话;妇产科王为男的 call 机号对全省开放,所有对口转诊的医院都打她的 call 机,call 机一响,她就心跳加速。

脊柱外科总住院高琪乐跟 call 机形影不离,好不容易有空带儿子玩一次,也不停地看 call 机,以至于三岁半的儿子"警告"他:"爸爸不许玩 call 机。"

赵春光半开玩笑地说:"头可断血可流,call 机不能丢……"铃声连接的是生命,戏言的背后体现的是一个医生殚精竭虑的专业精神。

就这样,在 15 次冲锋 call 的空隙里,赵春光断断续续地讲述着总住院的个中滋味。

长沙变天,夜班,他穿一件血红的外出衣,背后"中心 ICU"的字样十分醒目。他说:"一到病房,就跟打了鸡血一样,眼睛都是红的。想想,大半夜,红眼睛,配上红大衣,多么吓人。"

我问:"总住院有职业病吗?"

他回答:"有,失眠。"

失眠是总住院的通病,因为长时间作息不规律和巨大压力,生物钟早就乱了,凌晨两三点好不容易迷迷糊糊进入浅睡眠,一个响动,又醒了。第二天,又是数不清的病人、查房、会诊,鸡血强心针发挥作用,直到下一个 24 小时。可一旦状态松弛下来,就完全垮了。尽管每次参加学术会议,都很想趁机好好学习一下,可一到会场就昏昏睡去,完全不清醒。

我问:"夜班,如没有状况,难道不能睡个囫囵觉吗?"他正色道:"艾主任说过,在值班室能睡踏实的医生,不是好医生。"

当然,对于赵春光这样的总住院来说,职业生涯不仅仅有苦不堪言的磨砺,更多的是救死扶伤的神圣体验。他收诊过一位胰腺炎患者,在住院期间,病人的情况越来越差,腹内大出血,终于无力回天。

"病人的女儿一直在哭,悲伤到不能自已,但在离开医院前,她突然转身看了我一眼,拿出一盒牛奶,并对我说:'医生辛苦了。'"那一刻,赵春光百感交集。

"那盒牛奶,我始终没舍得喝,直到过期,倒掉过期的牛奶,盒子一直放在案头,每当看到它,我就想到我的老师刘志勇的话:'当初我选择了当医生,就抱定了救人的想法,必须坚持下去。'这话有点大,可我相信这种信念,治疗病人就像在万丈悬崖上走钢丝,我们能做的就是给病人创造一个活下去的机会,如果做不到,就让他们有尊严、无痛苦地走,医生尊重生命,病人也会尊重医生。"

电脑黑屏了,他动了一下鼠标,桌面上穿着红兜肚的狗子喜庆地笑着。我问:"狗子和你亲吗?"他回答:"他看到我,就像看到个熟人,礼节性地笑笑,转脸就玩去了。"

刚知道妻子怀孕的时候,他也憧憬过理想的父亲形象,那就是父亲掌控一切,尽力参与儿子成长的每一秒,但现在他要么不在家,在家也总是补觉,跟儿子见不上两面。

他无奈地笑笑,眼圈又红了。

李淑均(血液科总住院):她的惊魂一刻

在赵春光感叹爱难酬的时候,坐在他对面的李淑均已经哭成了个泪人,她是在采访快结束的时候进来的。

说到孩子,这位母亲悲从中来:"守着两个病房,数不清的会诊、收治,没办法,儿子一岁十个月被送回了老家,由外公外婆照顾。现在儿子大一点儿了,但还是半懂不懂,听到我在电话里的声音,会以为我回来了,就跑去开门,发现门外没有妈妈,又失望地大哭,我在电话里听着,心都碎了。"

李淑均总是在担心,外公外婆对快两岁的儿子有些溺爱,儿子渐渐变得任性、爱哭。老人带孩子也很辛苦,所以只能担忧,无法明说。

李医生说话语气柔和,语速不快:"现在病人越来越多,会诊越来越多,急诊越来越多,偏巧,坐电梯的人也越来越多,只能用走的,等电梯太耽误时间。"

李淑均告诉我,她特别怕跟年轻病人的家长谈话:"那些父母一听结果就崩溃了,我心里特别难受。如果我们辛苦地当总住院,能积累更多的临床经验,让更多的病人笑着出院,那再苦再难也是值得的。"

整个采访过程中,她语气平缓,只有说到一次医院历险的时候,气息才明显地急促起来:"一个病人没抢救过来,家属怪医生用错了退烧药,一帮医闹大吵大叫,拎着刀在医院走来走去,一个工作人员被刺伤。我当时躲在房间里,爱人、孩子、父母的形象就跟走马灯似的在眼前晃,心里真的怕啊,怕自己再也见不到他们了。那一刻我甚至想到,如果能平安地走出去,就不当医生了。但事情过后,我穿着白大褂走在病房里,看着病人信赖、求助的眼神,就把那一瞬的闪念抛到脑后了。我是医生,我没有选择。"

李非(心血管内科总住院):赢得信任,才能跑赢死神

说到医患冲突,李非很平静:"我当然碰到过不讲理的病人家属,连我们陈教授都被围攻过……一个医生太不容易了,读到博士毕业,还要规培三年,连谈恋爱的时间都没有,我老公也是相亲才认识的。学医之路困难重重,正是因为付出太多,遇到恶语伤人的病患,那真是彻骨的心寒啊。"

我让她举个最让人寒心的遭遇,她不假思索:"前段时间,一个病人肾衰,全心大、心衰,在血透中猝死,病人家属说,'明知救不过来,还让我们住院,让我们救,你们倒是赚了钱了,我们却人财两空。'听了这话,我什么也不想说。"

所幸,走上从医之路的每个人,都怀抱着治病救人的理想,而理想没那么容易死掉。身处一线的总住院们所经历的风刀霜剑要比一般医生更多一些,但他们并不会因此退缩,就像李非。她表示,处在复杂的医患关系中,个人无法改变大环境,但如果大家都力所能及地多为病人想一点,每个局部的良性改变就会连成整体,医患的良性互动总会慢慢形成。

心血管内科急性心梗的病人很多,抢救都是以分钟计算的,家属需要在尽可能短的时间内针对抢救方案做决定。这就更需要医患之间的信任。

总住院很年轻,难以取信于病人,李非经常碰到这样的尴尬。紧急关头,病人一定要上级医生到场才肯签字,抢救的最佳时机往往就在等待中被错过了。李非明白信任的分量——病人和家属对医生越信任,治疗效果就越理想。

有一位从产科转过来的病人,产后心脏骤停,有心梗症状,科内教授查看了几次,确诊为急性心梗阻,病人家属十分配合,无条件相信医生,终于转危为安。出院的那天,病人的先生非常感激我们。

正是这样的经历,一次次地提醒李非,想要在生命赛跑中赢过死神,就必须首先赢得病患的信任。

至于具体怎么做到,年轻的李非自信地说:"量变必然引起质变。我是管床医生,年轻,腿脚勤,嘴巴甜。一天至少去病房三次,在病人床头多问候,多聊天,多沟通,天长日久,病人相信我是真心为他们好的,自然就容易接受我的方案。"

自信的李非总住院,只有在提到儿子的时候,才有些不知所措:"老公是大学老师,也是博士,公婆很理解我的工作,孩子都是他们在带。现在孩子和我不亲,摔疼了,首先叫奶奶,不跟我睡,不让我喂饭。"

说着,她低下头,我看不到她的眼睛。于是我问:"医生这么难,你希望儿子

长大了走你的路,也成为一名医生吗?"

她抬起头,眼睛亮亮的:"当然希望他当医生,这个职业太神圣了。"

刘盛(胃肠外科总住院):十个月穿破三双跑鞋

表面看来,这个有着普通名字的寻常男人,才 32 岁,却已头发斑白,他解释说这是因为少白头,不是因为压力,但他那张不苟言笑、长得明显比同龄人成熟的脸上,却刻满了压力。

麻醉师常说他最怕见刘盛,特别怕晚上看到他,说一看到他就有急诊。

"人家都说我运气不好,什么麻烦都让我碰上了。2015 年最后一晚,一个路人看热闹被刺伤,胃穿孔,我在手术室抢救,不知不觉就到了 2016 年。大年三十,还是在手术室过的。"

刘盛有个通情达理的老婆,她理解总住院工作,却无论如何想不通老公为什么那么费鞋,十个月,三双跑鞋都让他穿破了。

他说,这不能怪他的脚,只能怪医院的电梯太难等。总住院 call 机一响,他往往来不及等电梯,甩开胳膊就爬楼,从一楼到 N 楼,脚底生风地与死神争夺时间。为了不耽误病人的抢救时间,他每天至少爬 5 公里以上。

刘盛惜言如金,最不喜欢与人争执,但那天却差一点骂人:"那晚一个病人找值班医生开化疗,恰好那天值班的是外院来培训的医生,不会开,病人就说:'你这样的医生就活该被人砍,被各种人杀一万次。'你听听,这说的是什么话?"

尽管会被极端的患者激怒,但当我问他是不是还愿意当医生时,他毫不犹豫地说:"当然愿意,手术后立竿见影、手到病除的感觉,是对医生最好的回报。听病人说一句感谢,什么委屈都值了。"他给我看了刚收到的一条短信,一位江西的朋友热情地邀请刘盛到当地景区游玩。"其实这是一位病人家属。之前他 80 多岁的父亲患腹膜炎并发感染性休克,辗转了几家医院,到我们这儿的时候,已经很危险了,动手术,没把握;可如果不动手术,老人活不到明天。最后顶着压力动了手术,修补了肠穿孔。所幸预后很好,5 天后病人就出院了。"

刘盛的叙述很平淡。惜言如金的他与病人沟通时却苦口婆心,身处一个死亡率较高的科室,他坚信,事前 2 分钟沟通胜过事后的 2 小时解释。面对复杂的疾病、紧张的医患关系,寡言的刘盛气定神闲,信心满满。

结婚两年多的他,是这次采访的总住院中唯一没有孩子的。被问及是否有生育计划,他摇摇头:"熬夜多、压力大、烟难戒,身体总是调整不到最佳状态,再等等吧。"

王为男(妇产科总住院):医生与患者是一个战壕的战友

产科本该是医院里欢声笑语最多的科室,别的科室一片凄风苦雨,而产科患者,只要挺过妊娠期和分娩期,母子平安,就皆大欢喜。但由于湘雅医院具有区域性医疗中心的特殊地位,各地的合并症、危重症孕产妇纷纷从对口片区甚至非对口片区转入,巨大的压力使每位湘雅妇产科医生的神经绷紧。王为男每月要参加 60 多个院内会诊。每当走进病房,她就感到紧张、高压、提心吊胆。

妇产科总住院肩负危重孕产妇抢救和高风险谈话的责任,她越发感到如履薄冰,如临深渊。

要想险中求胜,只能大量地花费时间:"我从来没算过工作量,总住院的 24 小时首先属于病人,然后才轮到丈夫、孩子,把时间都花费在病人身上,哪怕出现遗憾,也能问心无愧地对自己说一句'我已经尽力了'。"

担任总住院的第一个月,王为男会诊了一位重症肝炎合并妊娠的患者,做了动态监控,但没想到去追踪,结果……

从那一天开始,她常常责问自己:为什么不能再积极一点? 为什么没有及时发现,及时终止妊娠? 如果这样做的话,也许可以多救回一条命。

也正是从那一天开始,只要是她参加全院会诊的病人,她都竭尽全力,追踪到底。

在医患关系被妖魔化的当下,王为男医生始终认为,医生和患者是同一个战壕的战友,不仅要共享阳光,更要共担风雨。

她说起一位患者,剖宫产后三个月怀孕,发现妊娠时,孩子已经 20 几周了。去本市某医院看过,该院院长做的治疗方案就是引产,其他几家医院也给出了相同的结论。患者不死心,来到湘雅医院,我们综合考虑了引产的后果,做出的最佳方案——保胎。

"剖宫产后怀孕,子宫下端太薄,一旦破裂,必然导致母子双亡的惨烈后果。如果出现这种情况,我这个总住院要担首责的。"

"患者也明白,她不是一个人在坚持,我们跟她一起在承担风险,所以她非常乐观坚强,听话配合,每周做一次检测,过一周,就像过一道生死坎,一坎坎地过,一周周地熬。现在,孩子已经 34 周了,一切指标都正常。"

听了这惊心动魄的故事,我不由为王为男,也为湘雅妇产科捏一把汗。故事还没讲到结尾,究竟是悲剧还是喜剧尚留悬念。即使熬出了一个皆大欢喜的结局,医生也不过是做了分内的工作,可如果结局相反……

"你觉得担这么大风险,值得吗?"听到我这么问,王为男很坚定地说:"检查、会诊、查房、治疗,不是一套程式化的工作流程,而是在助人,在帮助那些活生生,有温度的人,这份职业是要投入感情的,带着感情上岗,你说,我该如何计算那些得失?"

谈到愿望,她有点不好意思:"如果那名孕妇能顺利生产,我希望她能给孩子起名叫湘雅。现在一共有 60 多个在湘雅出生的孩子叫这个名字了。每个小湘雅的出生,都是湘雅人为世界献上的一首抒情诗,这些孩子带着优美的诗句行走天下,湘雅精神也会被更多的人了解、铭记。"

高琪乐(脊柱外科总住院):悲天悯人者方为大医

高琪乐是所有采访对象中口才最好的一位。

能言善辩的高琪乐却总是吵不赢太太,对方只要问三个问题,他就无言以对了:"儿子在幼儿园的哪个班? 老师姓什么? 幼儿园门禁卡在哪儿?"

其实还有第四个难以回答的问题,每次出门前,孩子都会抱着他的腿问:"爸爸什么时候回来?"

"湘雅的医生,放弃过什么? 为了什么? 大家都明白,没必要多说。一百多年就是这么一代一代传下来的,舍不得放弃,处理不好生活和事业的关系,那就别来。"

为了缓和有些凝重的气氛,高琪乐拿出 call 机:"两年的总住院,我可能对不起儿子,但绝对对得起这个 call 机,我敢说自己每个电话都接了,每个会诊都去了。"

高琪乐半开玩笑地将脊柱外科描述成"半军事化管理"单位,从主任开始,24小时不关机,随时待命,是最基本的要求。

在医院的场景中,生死逆转,总在瞬间。有一位高琪乐曾参与治疗过的病人,科里很重视。手术时各位专家全部到场,手术做得漂亮。病人恢复得也好,就在病人准备出院回家的时候,却突发肺栓塞,走了。

"那位病人家属能够理解我们,也很感谢医护人员的努力,但大家心里还是很难受。医生见惯生死,却不能对生命麻木,只有悲天悯人者,才配做医生。"

高琪乐对这段总住院经历,充满了感恩,不仅因为这个过程丰富了他的人生阅历,提高了他的技术水平,更重要的是,身处前沿,他得以更近距离地看到前辈老师和身边同事身上那份对医学的严谨,对生命的敬畏。

他曾经觉得当脊柱外科的医生很辛苦,高强度的工作、严苛的考核、长时间的加班都在忍受范围之内,最受不了的就是,犯了一点小错,教授要连续批评几天。

后来,跟随教授的时间久了,才慢慢理解那些看似啰唆的说教,对一个准医生的重要意义。正像张宏其教授常说的那样:"我就是要让你们刻骨铭心。一次失误对医生来讲,不过是职业生涯中的一个经历,而对病人而言,却可能断送了终身幸福。因此,你没有权利从病人身上获取直接经验,你只能虔诚地从前人和过往病例中,取得间接经验,一点点积累并建立自己的知识架构,长此以往,你才能手起刀落,妙手回春。"

医患关系,已经是当今绕不过去的话题了,可有多少人认识到,医生和患者,从来就是命运共同体。作为医者,面对生死的时候,甚至比病人更无助。

不错,中国式病人,是最令人同情的一个群体,他们砸锅卖铁、孤注一掷地救亲人,救自己,他们就是在跟生命做一场狂赌。面对这种心态的病人,还敢于去全力救治的医生,需要更大的勇气,因为没人知道孤注一掷者接下来会做什么,会怎么做。医生只能凭着良知,凭借精湛的技术,去尽天职,也听天命。

"我们不求患者理解,只求他们能安好。病人把最宝贵的东西交到我们手上,我们的压力大到无法想象。每个病例,要讨论三到五次,甚至更多,多一个钉少一个钉,都反复考量。从某种意义上来说,医生走上手术台,也是一次破釜沉舟。"

高琪乐讲述了一个患先天性颈胸段脊柱侧凸的 13 岁男孩的病历:"患者外观畸形十分明显、进展非常迅速,不做手术很快就会发生瘫痪,可手术治疗难度极大、风险巨大,国际上相关类似病例文献报道仅十余例,可参考经验十分有限。加之孩子太小,病情复杂,手术过程困难重重。手术从上午 8 点,一直做到下午 4 点,正准备结束手术时,术中唤醒实验中孩子却表现出上下肢无法动弹。虽已疲惫不堪,但全体手术组医生都没休息,紧急讨论方案,张宏其主任当机立断,决定重新调整矫形和减压的范围,尽最大努力抢救患者的神经功能。手术一直持续到凌晨 3 点,终于大获成功。现在患者已经 16 岁了,完全是个正常的孩子。"

高琪乐告诉我们,如果没有患者不放弃,我们就不放弃,没人能受得了这份煎熬。那天早晨下手术台的时候,病人家长抓住教授的手:"千言万语,等你先睡一觉再说。"可他们哪里知道,此刻的门诊,已经有 60 个患者挂了教授的号,等着就诊,教授根本没时间睡觉。而门诊的病人也不会知道,头发斑白的教授已经 20 多个小时没有合眼了。

学医,先要学做人。老师做人如此,做学生的,当然不怕困难、敢于奉献。因为,脊柱外科是一个团体,它是每个人的后盾;每个人的奉献,也成就了科室的荣光,成就了湘雅的荣光。

（佘丽莎）

小纸条的温暖

"周医生,还没下班吗?"

"马上。整理整理病历就准备回了。"

类似的问候或者寒暄,我大抵已经习惯了。轮转血液科两个月的时间即将结束,繁重的临床工作夹杂着管理病人日常的琐碎,使我的性格与心态都急剧变化。由于血液科病种特殊,病人的周转较快,加班也就成了常态。病人晚饭后时常在楼道散步,总会习惯于在医生办公室门前短时间驻足。或许有对医生日常工作的好奇,也或许仅仅只是为了客套。然而,在这些来来往往的病人中,有一位老者,让我印象尤为深刻。

他是我在血液科的第一个病人,当时确诊血液病已经有两个月了。老师叫我去询问病史的时候,心里的紧张与初来新科室的不熟悉,使我面对这位老者显得多少有些局促。然而,与我印象中癌症病人郁郁寡欢、弱不禁风的状态不同,坐在我面前的这位老者侃侃而谈,言语间流露着乐观与豁达,让我突然间也变得轻松与释然。

"大爷,您今年多大了,是第几次住院?"

他盯着我的胸牌看了一会儿,说道:"周医生啊,你好,这么年轻就当上医生了。我老了,都 68 岁了。这次已经是第 4 次入院化疗,效果挺好的。吃得好,睡得好,没什么问题。"

"家里没有人陪您来吗?"我试探性地询问着。

"没有,儿女们都忙,我一个人,没有问题。我可是一个老党员,更是一个老红军,尽量不给别人添麻烦。"老人家中气很足,乐呵呵地说道。

"以后有什么事,叫我就行。"

"周医生,谢谢你。你挺有耐心的……"

临床的工作有条不紊地进行着,在血液科的日子虽然辛苦但也收获颇多。自从那次对话以后,我基本上每天都会去看那位老大爷,询问病情的同时,我感觉从他那里总能汲取到一些东西,譬如乐观、信念,抑或是希望。这让我在难过或者彷徨的日子里能够找到前进的方向。

他总是一个人自己去做检查,自己按时去买饭,有时也会看到、听到他在电话这头对儿女们的想念与挂牵。然而,每当我晚上下班前,最后一次查看所有病人的时候,大部分患者在家人的陪伴与呵护下,虽然病痛无情,但至少家人会给予温暖。而那位老大爷,每次我站在病房门口,看见他总是一个人,呆呆地坐在病床前,不知在想些什么。陪伴他的只有一个看似有些年头的收音机。此刻外表的乐观也掩藏不住内心无尽的失落。我想进去,想给大爷一些我力所能及的宽慰。然而,最后还是停留在病房门口。因为他似乎看见了我,隔着窗户,正对我招手,朝我微笑……对于他的坚强,我实在不忍拆穿……

回到值班室,我不禁翻看他的病历,发现他历史病程中曾有两次"病危"报告。找到他子女的电话,不知怎么的,忽地拨通了对方的号码。从未大声说话的我,却在电话接通的那一刻爆发了:"我是您父亲的管床医生,我姓周。我觉得,作为子女,你们应该马上过来照顾这么善良的父亲。他余留下来的日子也不多,难道你们都不知道吗? 你们的父亲内心寂寞、困苦,难道你们不知道吗? 你们父亲嘴上不说,心里对你们挂念得紧,难道你们就想他这样装下去吗? 你们……你们……"

泣不成声的我,此时哭出了谁的委屈? 一个坚韧的老者,一不小心受到了谁的冷落? 医院这个地方,每天又在鞭笞、拷问着谁的良心?

第二天,老者准备出院了。家里面来了好多人,都是我照管老者将近两个礼拜时间内未曾见过的陌生面孔。看老者此时的表情,我想他内心应该是高兴的。那种笑容,和以前真的不太一样。老者特意找了我,并且和我握了握手:"谢谢你,好医生。""我姓周,不姓郝。"我开玩笑地答道。

"好医生,再见。"

"再见……"

不知何时手中多了一张纸条,而那个纸条上简简单单几句话,却解决了学医以来困扰我很久很久的一个问题:"工作那么累,工资那么低,病人也不理解,而我们学医究竟是为了什么?"

纸条上写着:"谢谢你这一段的关心和照顾。你是位热心、仁厚、有责任心的好医生。我会永远记住你的,真诚地向你说声谢谢! 最崇高的敬礼! 是我内心感激的情谊。谢谢!"

用电视剧《心术》里面的一句话或许可以回答,医生的三重境界,除了治病救人以及人文关怀,更重要的是"进入病人的灵魂,成为他们的精神支柱"。

这张纸条,也献给正在医者道路上前进的同道们。为了自己的梦想与重塑患者的希望,我们痛并快乐着!

(周静)

医因善念真,术为有缘人

在中国古代,"匠"特指木工,也泛指工匠等手艺人。外科医生常常被人调侃为"手术匠",但我本人并不喜欢被人称为"手术匠",不是因为这种修辞搭配怪异,而是觉得这个称谓太过冰冷无情。

医学源于爱与信仰,饱含着对生命的敬畏和对人性善良的笃信。从医二十余载,我一直深有体会,医生要医治的不光是病,也包括病人。冰冷的手术刀,切除的是病人的生理痛苦;暖人的医者仁心,方是治愈病人内心深处的戒备和恐惧的良药。所以,长久以来,我的要求都比较严格,只有认为病人生理和心理都得到治愈,才能判定为真正的康复。

大家都应该听说过这样一个故事,战国时期的名医扁鹊,曾经见到蔡桓公面带病色,就毫不避讳地如实相告。蔡桓公当时说了一句足以让天下医者心寒的话:"医之好治不病以为功。"意思是说医生喜欢给没有病的人治病,并以此当作自己的功劳。古时如此,当今亦然。由于社会种种因素,当前旧的医患矛盾没有解决,彼此的不信任再次加深。以我浅见,医患之间从来存在的只是知识的壁垒,而不是人格的差异。虽然医生是社会普通劳动者,但是当服务对象将治愈病痛和未来幸福生活的希望全部寄托于医生的本职工作时,他面对这份重担和压力所做的艰难抉择,以及付出的感情与艰辛,难道不应该得到充分尊重和信任吗?

众所周知,大脑神经系统的肿瘤分为良性和恶性两种。良性肿瘤与脑组织之间由一层包膜分开,组织分化良好,生长缓慢,一般可以通过手术摘除治愈;恶性肿瘤也称作胶质瘤,往往和脑组织长在一起,生长迅速,很难根治。胶质瘤又分为四个级别,级别越高,恶性程度也就越高。三级、四级胶质瘤就是我们通常意义上所称的"脑癌"。

十二年前,我还是一名刚博士毕业的主治医师,被医院分配至导师袁贤瑞教授所在的医疗工作组。那年,医院来了一名患者,她的颅内长了一颗拳头大小的胶质瘤。

患者姓邓,是一名记者,在丈夫的陪同下到医院就诊。他们有一个儿子,才刚上小学。这样的诊断结果,对他们而言无异于晴天霹雳。摆在他们面前的只有两个选择:一是更长的生存期,二是更好的生活质量。如果肿瘤切除得越彻底越干净,生存期就会越长,但胶质瘤往往和脑组织边界不清,若肿瘤切得越多,对正常脑组织的损伤也就越大;如果胶质瘤接近或位于功能区,术后痴呆、瘫痪,甚至成为植物人的可能性也就越大。

手术选择对于病人来说是一种折磨,但这样的选择对于医生来说同样是艰难的。作为主治医生,袁老师和我都希望患者不仅仅能延续生命的长度,更能拓展生命的宽度。一个人的生命本就是短暂的,我们所延长的生命根本不及整个生命史的几亿分之一。但是每一个生命都应该是鲜活而充满希望的,我们所要做的是利用自己的仁心和医术给每一个因遭遇疾病而痛苦甚至绝望的生命个体以生活的渴望和力量。如果我们的手术只是能让邓女士像植物人一样活着,那么这对她及她的家庭都是另一种形式的伤害。这种认知,代表的不仅是袁老师和我从医以来的职业操守,更是一种对于生命和信仰的执着追求。

在整个手术方案讨论和决策中,最难的永远不是技术,而是医患之间的心灵默契。患者多一分信任,我们就会多一分冒险的勇气;患者多一分怀疑,我们就会多一分退避的顾虑。最后,他们选择手术,选择相信医生。袁老师很欣慰,决定亲自主刀切除肿瘤,并让我全程协助配合。袁老师说病人的信任就是对我们工作最大的认可,这样的冒险,值得!

经过医患双方共同努力,手术非常成功。回忆起当时的情况,邓女士的丈夫笑着说:"手术后的第二天,她的胃口就很好。我打了一大份饭,她跟我抢着吃,她一个人就吃完了一大碗,都没留给我。"生活中的小乐趣折射的是病人对抗疾病的乐观心态,这让袁老师和我既感动又欣慰。

十二年以来,邓女士生活完全可以自理。她和丈夫陪伴着儿子渐渐成长,从小学到高中。目前脑肿瘤随访数据显示,欧美国家中高级别胶质瘤的患者,从诊断到死亡平均生存期是 18 个月。可以说,她已经创下了湖南省高级别胶质瘤最长生存时间的纪录。然而,就在儿子高中毕业准备去美国读大学时,她的病复发了。这一次,他们没有犹豫,再次选择了相信湘雅,相信我们。

这次邓女士的情况比第一次更为复杂:肿瘤不仅已经长到了拳头大小,并且在额颞叶、丘脑、基底节区、大脑的两个胼胝体等脑部的多个部位都有,深藏在丘脑岛叶的深部,与侧颞血管、颅底静脉、大脑前动脉、颈内动脉等都包在一块,而且紧挨着视神经。基底节区是非常重要的一个区域,如果在手术中这个部位的血管短暂缺血,都可能导致患者术后变成植物人。肿瘤后界毗邻重要功能区,稍有不慎将会造成神经功能损伤。进行二次手术的风险极高,术后成为植物人的可能性大大增加。

十二年前，我作为参与者见证了一个生命的奇迹；十二年后，我做出了和袁老师一样的决定。这不仅是我作为学生对袁老师最好的报答，更是作为医生对患者所给予的信任的最好回报。十二年中，我接诊了越来越多的胶质瘤患者，已经积累了丰富的行医经验，尤其在斯坦福大学访学的 2 年期间，我的临床研究方向就是胶质瘤的精准治疗。对于家属的再次信任与重托，于公于私，我都必须全力以赴。

第一次手术后，邓女士接受了放疗，瘤区的正常脑组织已经不多了，所以我需要更加精准、慎重地切除肿瘤，更好地保护残余脑组织的功能。但是精准医疗不仅仅是单纯的使用显微手术技巧，更是一种思维方式，是使用精细的显微工具进行计划和执行手术的所有操作。一个真正的精准手术总是开始于手术室外。

我率领的团队通过应用 3D 虚拟化技术重建患者大脑神经传导纤维与肿瘤病灶，这样就能够更加直观地显示需要切除肿瘤的大小、位置、与周围重要神经血管的毗邻关系。同时，我们对患者术前磁共振数据进行了精密的测算分析，逆向设计出开颅手术的切口，并采用激光定位描绘出了颅内肿瘤在体表的投影。为了验证手术方案，降低手术风险，整个团队还连夜进行了多次计算机虚拟手术演练，对手术中可能遇到的问题和突发情况进行了充分的分析和讨论，并对手术入路进行了进一步优化，确定最终的手术方案。经过一周的精心准备，在神经外科、影像科、麻醉手术部、护理部等多科专家的支持与协助下，我们为邓女士实施了手术。

手术之前，她的家人已经做了最坏的打算，他们把最后的一丝希望寄托在我们身上。不过，他们的这种信任，不是认为我们一定可以妙手回春，而是相信我们一定会全力以赴。

的确，我和我的团队做到了！

手术后三个小时，患者醒了。卧床的她要下床去上洗手间，她对丈夫说要穿自己带来的格子拖鞋。她这样一个小小的要求，顿时消散了我们之前所有的担心和忧虑。手术的成功让邓女士的丈夫十分激动，他在他的微信朋友圈写道："今天又产生了一个奇迹，这个奇迹来源于湘雅 35 病房李学军教授，一个学军没学成，一不小心把医学成的人，来源于他在显微镜下 5 个小时的辛苦，来源于他两次微信拒收几千元红包的良好医风！历时十二年我们见证了湘雅两代人创造的两个奇迹！见证了湘雅承前启后的伟大成就！尽管此时才想起晚餐，'奢侈'一回加个桂圆蛋！"

扪心自问，我不是一个佛教徒，也不信奉任何其他宗教，但是我相信世间有缘！十二年的时间,我和袁老师做出同样的决定,救治了同一个病人,我把这视作是一种缘分。这种缘分并不是常人能理解的,它不仅包含了邓女士及家人对袁老师和我的理解和信任,也承载着我对恩师袁贤瑞教授医道仁心理念的遵循,以及对恩师数十年悉心栽培的感恩。

　　时间,犹如一位魔术师。十二年前,我只是一个主治医生;十二年后,我成为了主任医师、教授、博导、科室副主任。周围的事物、人物、景象,仿佛万花筒般,不停变幻着,我犹如一位匆匆过客,在欣赏变化的同时,也在慢慢成长。然而,多年以来,有一件事,至今未变,我珍视这样的"未变",就如同珍视自己的生命。这种"未变"伴随我的成长,这种"未变"深入骨髓,成为我身体的一部分。困惑时,我低声吟诵它,消解烦恼;高兴时,我高声朗诵它,宣泄兴奋。"我保证履行由于我的专业我自愿承担的治疗和帮助病人的义务。我的义务基于病人所处的软弱不利的地位,以及他必然给予我和我的专业能力的完全信任。所以,我保证把病人多方面的利益作为我治病救人的第一原则⋯⋯"

　　这么多年过去,我才真正意识到,原来它才是心底一直驱使我前进的动力,它才是袁贤瑞老师恪守的医道仁心的真谛,它才是世间"医患缘分"的真正源头,它才是我一直默默坚守的真正的"我"⋯⋯愿自己永远不忘初心,砥砺前行!

(李学军)

记忆中两个未眠的夜

我从 1978 年考入医科大学,穿上这身白大褂有三十多年了,日日在家、病房、手术室三点一线间奔波,蓦然驻足回首,才惊觉一万多个日子已悄然而逝。三十多年过去,我的双鬓早生白发,皱纹也爬上了脸庞,而湘雅红楼依然如我初见它时那般傲然挺立;三十多年以来,我从学生成长为老师,从稚嫩逐步走向成熟,见证了太多孩子的转危为安与家庭的喜悦,也经历过很多迷茫、痛苦,甚至感到无能为力的时刻,但我对生命的敬畏与对新生儿科的热爱从未改变。若说及从医生涯中印象深刻的点滴,不得不提这样两个通宵未眠的夜晚。

2010 年 7 月 27 日凌晨近 3 点,一阵急促的电话铃声将我从睡梦中惊醒。

"岳老师,来了一对胎龄 25 周的双胞胎!"电话里,总住院医师的声音十分焦急。

"我马上到!"

多年临床经历让我养成了遇到突发状况立马起身的习惯。我穿起衣服就往外走。从家到病房只要十几分钟,路上,我边走边盘算:5 年前,我们收治过一个胎龄(只有 24 周+6 天)全国最小的孩子,当时坚持了 4 个月,虽然最后因为严重的脑积水而失败。但现在我们搬入新楼,配置了国际一流的设备,又有一定经验,胎龄 25 周应该可以救!

湘雅医院采用的是产科与新生儿科无缝对接的工作模式,能够保证胎儿出生的"黄金一分钟"内完成保温、吸痰、擦干、维持血压稳定等一系列工作,因此我赶到医院时,这对双胞胎姐妹已被转入新生儿科病房。经检查讨论,两个孩子均患有新生儿呼吸窘迫综合征、新生儿败血症、颅内出血、轻度窒息,Apgar 评分都低于 5 分,出生体重姐姐仅 690g、妹妹 740g,病情危急。我与其他几位医生立即制订诊疗计划,在监测生命体征、完善相关检查的同时,马上开始对症治疗。在新生儿救治最初的 12 小时中,帮助其呼吸的建立至关重要。因两个宝宝患有呼吸窘迫综合征,肺发育不好,所以在与家长简要沟通后,凌晨 4 点 06 分,我们给宝宝做了气管插管、对肺表面活性物质给予外源性补充,继而使用呼吸机支持,此时,距宝宝出生还不到一个半小时。

凌晨 5 点，双胞胎姐妹的生命体征终于趋于稳定，在为她们查完血气、做完脐动静脉置管后，这才有时间坐下来与家长谈话。

"虽然之前有类似的经验，但孩子病情很重，我也不敢保证一定能救回来，"详细解释完孩子的具体病情后，我忐忑地说。

"您试试吧，我们准备好救命的钱！"双胞胎姐妹的父亲马上回答。

"感谢你们积极配合，我们一定全力以赴！"望着家长急切又诚恳的目光，这句话从我嘴里脱口而出。

上午 10 点，我与余小河副教授等医生查房结束后再次组织入院讨论，详细列出了双胞胎姐妹检查的各项指标及诊断可能，并根据病情变化调整了药物用量及呼吸机使用模式，叮嘱管床医生对双胞胎姐妹的生命体征继续予以密切观察。中午 12 点，病情讨论结束，终于有空打了个盹，因为在过去的这一夜，我只睡了一个小时。

一个新生儿的救治，往往要闯过保温、呼吸、营养、感染、神经系统损伤这五关。这对双胞胎姐妹的"闯关"过程，真可谓一波三折。首先，由于肺部感染，通常一周就能撤掉的呼吸机，姐姐用了 17 天；双胞胎姐妹在妈妈肚子里就感染了，所以抗生素使用时间更长；此外因颅内出血，神经外科的医生每周要为双胞胎姐妹做两次腰穿。一直到 10 月，双胞胎姐妹的病情才稳定下来。

在三个多月的救治过程中，我再次看到母子感应和母爱的伟大。双胞胎姐妹住院伊始，身为妈妈的李女士总是以泪洗面，每次探视，双胞胎姐妹的病情也没有好转。"你不要哭，你要想你的宝宝一定会好，给她正能量"，8 月 13 日我与李女士深入谈话，劝慰、鼓励她。妈妈及时调整了探视情绪，很神奇，当天宝宝就拔除气管，能自主呼吸了。如今，这对双胞胎姐妹已近六岁，她们的父亲时常在朋友圈分享姐妹俩的照片，照片中，她们的笑容灿烂，与同龄的孩子毫无差别。救回一个人无疑会影响整个家庭的生活状态，每个小家庭幸福，社会就幸福了，再拔高一点，国家就幸福了，人类就幸福了。我想，这就是我工作的意义所在。

从医生涯中另一个记忆深刻的夜晚是在 2012 年秋天。那天晚上 6 点 40 分，刚吃过晚饭，还在病房的我突然接到产科电话，因母婴 Rh 血型不合，胎儿患严重新生儿溶血病，何女士将紧急终止妊娠。Rh 阴性血型是一种较为少见的血型，称为"熊猫血"。如果母子 Rh 血型系统不合，Rh 阴性血型母亲怀上 Rh 阳性血型的宝宝时，第一胎通常不会发病。但宝宝 Rh 阳性血型的红细胞若进入母亲体内，则可以使母亲致敏而产生抗体。当再次怀上 Rh 阳性血型的宝宝时，母亲体内抗体将大量破坏宝宝的红细胞，致发新生儿溶血病，且一胎比一胎严重，而这个名为佟佟的孩子已是第三胎。

　　我与同事立即赶到产房,发现其病情比想象中更为严重——这个 34 周早产儿的出生体重竟高达 3150g,而血红蛋白含量仅为 5g,极度贫血,同时全身水肿、心力衰竭,存在胸腔、腹腔和心包腔积液,患有重症新生儿溶血病与新生儿呼吸窘迫综合征,情况十分危急。

　　时间就是生命! 在给予保温,经过新生儿常规护理后,我们将佟佟紧急转入新生儿科病房。在呼吸机的支持下,新生儿科医护人员立即给宝宝进行了脐动静脉置管与腹穿,从其腹腔内抽出血性液体近百毫升。同时联系医院血库紧急调血,在他出生 4 小时内开始换血手术。经过各科室协力奋战,我们终于把佟佟从死亡线上拉了回来。做完换血手术与两次血气检查,天色已渐发白,又一个通宵未眠的夜过去了……

　　三十多年来,我对通宵奋战似乎已习以为常,因为如果错过了一分钟,可能就意味着一条生命的逝去。之所以对这两个夜晚印象深刻,是因为它们代表了新生儿科奋战的两大阵地,一是超低出生体重儿的救治,二是危急重症早产儿的处理。在我看来,新生儿科是一个医院的窗口,从它的运行可以反映出医院的整体实力,若没有与血液科、妇产科、神经外科等科室的密切协作,没有新生儿科本身强有力的支撑,这三个孩子都救不回来。

　　三十多年来,我也领悟到永远要对生命保持敬畏,并且不要轻言放弃。很多时候,孩子能感受到我们的坚持,并在引领下一点点抓住生的希望。新生儿科可谓医院最累的科室之一,学科性质决定了它受关注相对较少,且存在很多病人家属不理解、不支持、不配合的情况,但如果时光倒流三十年,我依然会选择做一名新生儿科医生,因为我真心喜爱这些小生命,并且欣喜地看到,自己的付出可以让我们的世界更美丽。

(岳少杰)

风 吹 有 神

世界上有一种人,固执地只讲一种故事。我想,自己这一生也仅是为了讲好一个故事。

从此忧来非一事,岂容华发待流年

湖南邵东是我的出生地,不巧,自己赶上了饥荒的年代。贫瘠的土壤总是带来内心深处的伤痕,家中八姊妹最终只活下来三个。永远记得亲人相继去世时那种无能为力的自责感,像是被扔进冰冷的海水里却无法挣扎呐喊的绝望与无助。有时瞬间的变故就会完全改变人的心智。从艰难中走出的人总是莫名地带着一种固执的情绪。我就是这样,义无反顾地念书,跨出故土,用大学志愿都填医科的决心,去了遥远的北方求学。

那远去的青春记忆似乎仍然被饥饿包裹,空着的肚子倒是能装不少的知识。一群有着共同目标的青年,面黄肌瘦,营养不良,在寝室昏黄的灯光下与书本死磕,将书里的内容一点都不放过地转化成精神食粮。未曾满足的,更弥足珍贵,工作后的第一顿饭,比任何山珍海味都值得回味。我一个人细细吃完餐盘里所有的东西,连汤汁一并扫光。如今看来,正是苦难的岁月教我做人知足。

便觉眼前生意满,东风吹水绿参差

当年的医疗设备远没有如今这般先进,又是肿瘤这方难攻的硬土,工作的难度可想而知。年轻的我总是不忍心看到那些与病魔作斗争却在斗争中极度虚弱的人们,查房中不时冒出愧疚、抗拒的情绪。我还没领悟到与病人真诚交流和直面他们的苦痛,才是抗争的强有力道路。他们在化疗阶段失去美丽的头发,肌肤日渐黯淡无光,因为进不了食而变得瘦骨嶙峋。唯一的安慰来自病人眼里永远闪烁的光——那种求生的渴望,对生命最原始的期盼。进医院的第一天,我就要求自己心平气和地与每个人对话,即使遇上的是失去理智而歇斯底里的病人家属。

当时人们对肿瘤的认识远没有信息时代来得准确、科学,他们在茫然中会听信一些看似有用的"土方"。这往往让患者饱受折磨。加之当时环境下肿瘤治愈率并不乐观,病区的每一名医生肩上都扛着厚重的责任与压力。医生是没有假期的,高强度的工作和精神上的疲倦,时刻攻击我的心理防线,几次想要爆发,可望着家属哭泣而红肿的双眼,最终责任感便会占据上风,打退怒气。他们的艰难若是连医生都不能多分担一分,那么还有谁能体谅、帮助他们呢?

真的很感激时代的发展,医疗科技的进步使得更多病躯重放光彩,如今许多成功的病例在以前是不敢想的。20世纪90年代,医院的血库资源十分紧缺。当时一个病患在化疗后白细胞一度偏低,情况恶化。但血库B型血告急,我收到这个消息后,庆幸自己是B型血,于是急急忙忙赶去献血,却被同事劝阻。他们担心我连续熬夜工作,身体状况不适合抽血,有一定风险。危险随时都会发生,我更愿意冒着风险,去提高那个素不相识之人渺茫的生存率。病人终于走出死亡的阴影,当然,我也相安无事。自己的血液在他人身体中流淌,就好像希望的传递。许多人认为肿瘤科的走廊是冰冷肃静的,充斥着不安与惊恐。其实待得久了,你会发现,离死亡最近的地方,往往能盛开出最鲜艳的生命之花。

医学是一个辛苦的领域,每天都有新的研究成果、新的医疗方法面世。医生所要做的,便是不停地咀嚼、消化它们,带给病人更大的希冀。一个人的力量有限,所以我严格地教导每一位学生。我首开读书报告会的先例,要求每个学生认真关注一种疾病的研究进展,并对此进行报告、阐述。这是大家共同进步的过程,也锻炼了学生沟通交流的能力。我手下的学生一拨拨地出去了,分散在全国各处,但我仍然感受到他们同我一起奋战,每天披着白大褂,接待不同患者,救治一个又一个濒临死亡的生命。他们的成就就是我最大的欣慰,像牛反刍青草一般,手推车进入放疗室的一瞬间,所有的信念重新鲜活起来。

不能更折江头柳,自有青青松柏心

自己至今未休过长假,掐指一算,那些假期积攒在一起,足够自己放松很久了,可是每一次都下不了决心暂时离开自己的坚守多年的岗位。就像是被牵着的风筝,风一来,线一紧,又马上回到自己的办公桌前。说实话,已经许久未牵着妻子的手去湘江边上散步了。我怀念年轻时候的我们,总是能一起做些稀奇古怪的事情,现在年长了,也不活跃了。她对我却没有半点怨言,人前人后提起我一直都是满满的自豪感。原本属于我们的私人时光被讲座、学术研讨会及救治病人所冲散,我们的时间交付给了整个世界。

还有远在老家的母亲，一月只能抽空探望一次，当天就得返回，与母亲只剩下一月一顿饭的欢聚。老人不抱怨，她总是在电话里嘱咐我不要担心她。我知道，每一次回老家，母亲都会早早守候在大门口，看到我的车远远就招手，风雨无阻。我这一辈子的遗憾，就是没有把自己的时间多分给家庭一些。有那么多的病人在等待帮助，我必须用自己的时间去死神那里抢夺回更多他人的时间。

令我感动的是，我的孩子也走上了医学道路。即使担心他前路艰辛，我依然支持他的选择，欣喜他对生命的尊重。我见过他从病房巡视出来后的样子，像极了年轻时的自己，意气风发，充满斗志。前路漫漫，有太多的未知与变故，但是任何时候也不要放弃。这是我一辈子的信念，也希望能成为他的信念。

浅把涓涓酒，深凭送此生

总有人问我，医生这么累，你后悔选择这个职业吗？休息时间如此少，你动摇过吗？一直要不断学习，你厌倦吗？每天面对死亡，你惧怕吗？

我曾有过许多踌躇的时刻，但在行医这条路上，始终坚定。我爱这个职业，对眼前所有的一切十分满足，并且充满感激。人生就是这样，你所遇到的人、做过的事，不论受苦痛，抑或是欣喜，一切的一切都成为你的一部分，组成现在的你。从困苦的岁月中走过来，饥饿与失去教会我的，是过好每一天。而那些躺在病床上仍旧努力微笑的人无时无刻不在提醒我——活着，就足够幸福。

顾城写过："所有被风吹过的树，都显得有神。"在湘雅的年华，走廊里每一块地板都篆刻了我走过的日子。从贫瘠的土壤中扎根，不畏惧地成长，直到能够用自己的力量去荫庇更多需要帮助的人。风吹过来，只会让我更加从容与幸福。

（申良方）

同情与理解：从医生与患者说起

作为一名医生，面对医患关系，我想最应该有的素养莫过于：同情之理解，理解之同情。这里的"同情"当然不是"怜悯"的意思，而是一种将心比心、推己及人的情怀。这些年来，每当医患关系陷入困境，每当我想起最初从医的经历，这种感悟便更加深刻了。

十几年前，我刚从一名医学生成为一名医生，就遇到一位比较棘手的病人。他是一名儿童，患上了髓母细胞瘤。这是儿童常见的一类高度恶性脑瘤。手术之后，孩子出现了一系列并发症，还昏迷了一段时间。看到治疗效果与预期值相差甚远，孩子父亲的反应非常激烈，急得冲着我嚷道："是不是没得红包、没拿回扣你就不用心治啊？老子现在就抱着你直接跳楼去！"当时猛然听到这么一句威胁，我心中五味杂陈，但第一反应不是气愤，也不是恐惧，而是愕然和悲哀！当然也有窘迫，因为医患之间这种畸形的关系让我无所适从。

对于患者，对于救治，我真的尽力了，并且问心无愧。可是，为什么他对我们还是不信任？为什么他把希望寄托于我们，却又不信任我们？……我不断地问自己。

当时我认为，患者和家属对医生是有偏见的，而最大的偏见就是他们认为医生是一定可以妙手回春的。这既是医者的荣幸，也是医者的不幸。因为一旦没有救治成功，就会被先入为主地冠以诸多罪名，在过去，就会被人说是庸医神棍；到了现在，就会被人说成趋炎附势。当人们都还沉浸在华佗起死回生的传说当中时，却忽略了一个事实，那就是神医华佗也是人。根据史书记载，华佗治病有一个"六不治"原则：骄恣不论于理，一不治也；轻身重财，二不治也；衣食不能适，三不治也；阴阳并，藏气不定，四不治也；形赢不能服药，五不治也；信巫不信医，六不治也。可见，自古以来，治疗疾病都需要医患之间的相互信任、相互配合，否则即使是神医也无能为力。虽然，我承认在医学行业确实存在个别害群之马，但是怎能因此怀疑和抹杀所有医者的德行？

我出生自一个医生家庭，从小就耳濡目染，期盼成为一名悬壶济世的名医。从小父亲就教育我，虽然做医生很辛苦，但是既然选择了这个行业，不管遇到什么困难和挫折，都要坚持做下去，用心做下去。虽然目前的医疗形势严峻，可是我们每天面对的是一条条鲜活的生命，是一张张急切盼望我们伸出援手的痛苦的脸庞。既然身披白衣，宣读过希波克拉底誓言，我们岂能轻言放弃？这一切，难道可以轻易辜负？

面对当时的那种情况，即使我的内心有再多的矛盾和煎熬，我能做的只是谨记自己的使命，继续与病魔搏斗。我不分日夜地坚守病房，不停查看瞳孔、生命体征；化验血气、电解质、血常规；腰穿、换药、拆线……在那段日子里，这些几乎占据了我的全部生活。这一切，家属都看在眼里，他们不再大嚷大叫，而是默默地守在孩子身边，配合我们的治疗。终于，孩子醒了。我们用自己高度的责任感与近乎固执的坚持换来了家属的认可和孩子病情的恢复。出院那天，孩子的父亲在众多病友与同事面前紧握着我的手，说："大兄弟，对不起啊。"这个习惯粗糙的男人在表达出真挚的内心后有点难为情，说完连双手都不知该往哪儿放。

然而，当听到那一声"对不起"，我的内心没有"沉冤得雪"的快感，而是和他一样难为情。因为作为一名医生，当我强调着医生不是神，而是人的时候，当我期盼着得到患者的理解和信任的时候，我似乎忽略了患者也是人，忽略了患者的立场。极端的例子毕竟只是少数，大多数人都是理性、善良的，可是他们在疾病面前太脆弱、太无助，他们激烈的言行大多都只是绝望时最后的反击。医生和患者，因对抗疾病而成为一体。如果说这世间没有无条件的信任，那么医患之间的相互理解和信任的唯一条件应当就是尽心尽力地救治。在这一点上，医生是占据着主动权的，因此我内心没有了委屈，没有了责怪，只有更加坚定的决心。我决心用自己的专业知识去帮助这些在疾病面前手足无措的人们，决心用自己真诚的付出卸下患者尖锐的伪装，成为他们最坚实的依靠。

从那以后，我开始懂得如何同情与理解患者。我想也是从那时起，我才真正从一名医学生成为一名医生。后来又发生的一件事情对我的触动很深，让我再一次感受到理解的温情。

那天下午，我像往常一样两点半出门诊。正当我翻看挂号目录时，发现一个似曾相识的名字：史觉民。我的高中班主任就叫作史觉民，当时我的心里有些疑惑，但我来不及细想。因为整个下午还有近30位患者等着我给他们诊治。呼号器开始一个个呼叫患者的名字，轮到16号病人史觉民时，病人并没有出现……直到近五点半，登记的病人差不多看完了。当我刚刚送走最后一位患者，正准备与随我一起看病的研究生讨论一下今天门诊所遇到的特殊病例时，外面又有人敲门。我一开门，一位满头银发的老太太出现在我面前——果然是史老师。她已近七旬，脸上也留下许多岁月的痕迹，但气色很不错，跟我记忆中的一样，目光如炬。

　　"史老师,真的是您!"开门那一瞬的激动,我至今记忆犹新。毕业后的很多年,我几乎每年都会到学校探望老师。但后来因为工作、家庭等,我已许久没有再见到她。

　　"老师,您哪里不舒服?"我赶紧请老师坐下,为她倒了一杯水。

　　"我没什么不舒服呢,就是高血压,到这边来开点药! 碰巧看到你今天坐门诊,就想着来看看你。"老师的语音、语调就像多年前给我们上课时一样。

　　"那您怎么还挂号呢? 直接给我打电话就好了。"我有些诧异。

　　老师摆了摆手,说道:"我知道你们做医生的很忙,我又不是找你看病,不能跟病人抢你的时间,他们来看一次病都不容易。我本来到门口看了几次,可你一直都在跟病人交流,根本没时间停下来,更没见你喝口水或起个身,所以我就等到最后。就是想看看你,跟你说句话。再说看医生挂号是应该的。"听到这番话,我的心中满是感激,因为她尽量避免让我陷入人情与职责之间的两难选择,再一次让我反思什么是公私分明。这是一种对学生的关爱,是一种对医生的尊重,更是一种人与人之间的相互理解。

　　医患本是一体,不论外界的环境和形势如何变化,医生的使命是不变的,这是我所坚信的。既然选择医生这个行业,选择这样一种人生,那么我们需要的就是多一分责任与坚持,多一分同情与理解,多一分人文与情怀。

(李臻琰)

不忘初心，执着向前

晚上 9 点 45 分，四号病房突然传来了尖叫声，紧接着，走廊上响起急促的脚步声和喘气声，"左医生！左医生！7 号床发病了……"正在二号病房查房的我，一听到呼喊声，立即转过身来！

这是一个患有红斑狼疮的危重病人，初期头痛，未明病因，经过多次脑脊液检查，证实感染真菌，引发隐球菌性脑膜炎。这是一种很罕见的疾病，由于其症状不典型性，误诊率及病死率高达 50％以上。雪上加霜的是，这位病人前期应用两性霉素 B 治疗的时候，由于药物的副作用过大，反复出现寒战、高热等症状，而且颅内压反复升高，逐渐失去控制。他是我这几天晚间查房重点关注的对象之一。

"情况如何？"我立即摘下听诊器，快步走向四号病房的 7 床。

"病人先是剧烈头痛，很快就神志不清、抽搐，而且呼吸困难。"护士小刘一边小跑，一边快速答道。

"又是脑疝！"这是他这个星期第三次脑疝发作了。想到这里，我再一次加快脚步！

脑疝是由于颅内压增高，迫使部分脑组织通过孔隙发生移位，被挤入压力较小的部位所引起的严重状况。病人随时会有生命危险，所以必须争分夺秒，进行紧急处理！

到达病房时，病人已经昏迷不醒，瞳孔散大，体温高达 41℃，呼吸减弱。

"脱水！开放静脉通路！气管插管！通知神经外科！"一声令下，值班的医生、护士迅速对病人展开抢救！经过一个多小时的抢救，病人生命体征有所恢复，但情况依然危殆，必须立即实施侧脑室引流手术。此时，神经外科的医生已经赶到，迅速进行术前准备。经过急诊手术，患者颅内压降至可控范围，为我们争取了宝贵的治疗时机，并逐渐转危为安。

整整四个月，这位患者病情反复，多次出现危急情况。幸运的是，经过我们全力以赴的抢救，耐心细致的治疗，他的生命最终被成功挽救了。现在他可以进入后续治疗，利用药物控制病情。

出院时，他和他的家人握着我的双手，泪流满面地说："左医生，我没有想到我可以活下来！是您救了我和我的家庭！"

看着这位病人顺利出院，一家五口脸上灿烂的笑容，此刻只觉得，一切苦累，又何足道哉？

从医二十几年，我经历过太多次这种与死神赛跑的抢救，我最为珍视的是病人的康复和认可。因为，病人的康复和认可，是对医生的最高奖励。

我从最初选择学医开始，就立志要做一名好医生。原本是一名肾脏内科医生的我，只因看到风湿病患者求医无门，毅然选择投身于风湿病领域的诊治和研究，并且成为红斑狼疮的"死对头"，与之较量十余年、博弈数万回。

红斑狼疮，是风湿免疫病科中最难啃的骨头，是一位如豺狼般狡猾的对手。该病起病隐匿而急骤，发作起来较为凶险，迁延不愈，反复无常。目前，红斑狼疮的发病原因尚未完全明确，无法预防，只能早发现早治疗，尽早稳定病情。为此，我跟我的团队一直在做红斑狼疮易感基因的研究，以期从源头甄别潜在患者。

系统性红斑狼疮可侵犯全身皮肤和多个脏器，好发于育龄期女性。临床表现为面部蝶形红斑、脱发、关节和肌肉疼痛、口腔溃疡、血管炎、蛋白尿、抽搐等多种症状。而患有红斑狼疮的育龄女性，因多个器官受损，妊娠风险极高。怀孕后，很容易引起多次流产、胎儿生长发育迟缓、胎儿先天性心脏病等，而且有可能导致孕妇的系统性红斑狼疮病情恶化，严重时甚至会危及生命。所以，红斑狼疮患者怀孕生子向来是医学禁忌。

以前，我不敢轻易打破这个魔咒，直到现在，也不鼓励红斑狼疮患者怀孕，因为要从"狼"的口中，既保住大人，又救下孩子，风险和代价太大了。可是在中国，"不孝有三，无后为大"的传统深入人心。在这类观念的重压下，一名女性，若无法生育，她所面临的后果可能很严重，有时候不仅是婚姻的结束、家庭的破裂，还有可能酿成生命的悲剧。

一人患病，不仅关乎病人本身，还会牵涉其家庭，影响整个人生。所以医生治病，除了对抗疾病，是不是可以多做一点，真正站在病人的立场上思考问题呢？如果患者战胜了红斑狼疮，依然不能像一名普通女性那样怀孕生子，不能像一个正常人那样生活，那么我们把她的病治好了，意义又有多大呢？当然，生命安全始终是首要的考虑。但随着医疗技术的进步，国外已经有红斑狼疮患者妊娠成功的案例，只要病情稳定，在医生的指导和帮助下，病人可以尝试妊娠。我们是不是也可以扛住压力，踏出第一步呢？从决定帮助病人实现当妈妈心愿的那刻起，十余年间，我和我的团队成功帮助一百多名红斑狼疮患者平安分娩。其间，也遇到不少危急的病例。

三年前,一名辗转多家医院,始终怀孕未果的怀化女子来到湘雅医院,想要通过"试管婴儿"的方法生育。经过妇产科和我们科室的全面检查,最后发现她患有抗磷脂综合征,即一种以反复动脉或者静脉血栓、病态妊娠和抗磷脂抗体持续阳性为主的疾患,主要的临床表现是动脉、静脉血栓形成,习惯性流产和血小板减少等症状。其既可能继发于系统性红斑狼疮或者其他自身免疫病,也可单独出现。而该名患者属于前者。

换而言之,如果这名患者想要怀孕,就要承受远高于普通红斑狼疮妊娠的风险,稍有差池,母子性命难保。一般来说,没有医院会愿意接收这样的病人,因为要承担的责任和面对的挑战都非常大。

"我们不建议你怀孕。你的病情跟普通的红斑狼疮患者不一样。除了要抑制红斑狼疮活动之外,还要加用抗凝治疗。这种治疗的难度比较高,如果抗凝不足,有可能出现栓塞等情况;如果抗凝过量,则可能大量出血而无法控制,最后危及你和孩子的性命。"出于对大人生命优先保护的初衷,我们跟她如是解释。

"医生,我求求你们!如果不能怀孩子,我宁愿去死!现在只有你们才能帮助我!你们让我试一下好吗?"此后,除了定期复诊,她每周都会到我们科室请求。同样作为一个女人,看着她声泪俱下的模样,我感到非常同情。"风险很大,你真的不害怕?"我慎重地问。她用手抹了抹眼泪,目光坚定地看着我说:"只要能生宝宝,我愿意付出一切代价!"

那一刻,我动容了。作为医生,我决定为了她和一个未来的生命,接受这个挑战。再一次跟患者及其家属交代风险,并取得签字同意之后,我们携手妇产科开启了这段生命孕育之旅。在这个过程中,辛苦和劳累是必然的。但非常幸运,在我们密切监测、悉心治疗之下,九个月后,这位女子成功生下一个九斤重的健康宝宝!女子一家欣喜万分,我也倍感欣慰。

后来我们还遇到过一个怀有三胞胎的红斑狼疮患者。多胎的风险远远高于单胎,但堕胎或者减胎的风险并不亚于自然生育。经过全面评估后,我们也决定帮助她完成生育。最终在大家的共同努力之下,她顺利生产。那一刻,宝宝充满力量、宛如一曲赞歌的哭声,是对一切辛劳最大的奖赏,也是生命赠予我们最珍贵的礼物。

与"狼"较量十余年来,我心里充满感恩。首先,我要感谢我的团队。没有风湿免疫病科全体医护人员的不懈努力,我不可能挽救这么多宝贵的生命。从2000年的4人团队,到16年后的今天,医技人员达到22人,我们科室始终秉持着这样的信念——医术追求精益求精,医德追求尽善尽美。在疑难杂症面前,我们不抛弃,不放弃。凭借这种精神,我们科室才能创造这么多生命的奇迹。如今，我也是这样培育年轻一辈。其次，我要衷心感谢湘雅医院的多学科诊疗团队。很多危重病例都是在与其他科室合作下共同治愈的。比如，红斑狼疮妊娠少不了妇产科的参与，颅内感染离不开神经外科的支援，合并脓毒症的风湿病患者需要重症医学科专家的鼎力支持。最后，我要感谢我的患者。生命所系，性命相托。正是这份信赖，让我不忘初心，执着向前，在带给病人的康复和安慰的同时，也淬炼了自己的人生。

（左晓霞）

病房里的年夜饭

2016 年 2 月 7 号,是我入职后在医院度过的第一个除夕。

早上八点的病房交班比平时简短了不少,除了四个术后的肿瘤患者还在住院,其余恢复良好的患者都办理了出院手续。

不同于急诊科、眼科、移植外科这些越是过年病人越多的科室,口腔科大部分患者要是没什么严重症状,早早就开始为出院做准备了,办理出院手续、订回家的车票,一个个急得像热锅上的蚂蚁,想要赶在除夕前回到家,吃上一顿团团圆圆的年夜饭。

同事汪伟明把交班记录本递给我:"4 床颈部伤口愈合欠佳,需要每天换药,其他病人没什么特殊的。辛苦啦,新年快乐!"说完,他拉着行李一路小跑,消失在走廊尽头。

我张了张嘴,新年快乐几个字到底说不出口。虽然我也是个老大不小的大老爷们,还是第一次尝到在医院里过除夕的滋味,看着汪伟明的背影,不禁失落了起来。

"来这么早?"

我一回头,发现兴哥红着眼、肿着脸,冲我挥手。

"老汪同志赶早班火车,我就早点来了。昨晚没睡好?"我扶着兴哥坐下,亲切地捏着他的肩膀。

"嗯……这个力度可以有……两点钟的时候来了一个车祸伤,缝到五点钟。"兴哥说罢又是一长串大大的呵欠,"不行了,我得去睡觉了。"

目送兴哥走出医生办公室,我转身坐在电脑前开始了一天的工作。

开完医嘱、换完药,九点半还不到。平常这个点是病房最忙碌的时候,而今天的一切都显得懒洋洋的。阳光从走廊东头的窗户斜射进来,此时的高度正好能够让阳光洒满整个走廊。几天前清洗打蜡过的地胶又将光线反射到天花板上,于是整个病房都金灿灿的。

可越是这么岁月静好,越是让人触景生情。宽敞明亮的口腔科室内,一台台干干净净的设备,被摆放得整整齐齐,少了平时人挤人的嘈杂,安静得有些过分,一种空荡荡的感觉不禁浮上心头。这个时候家家户户应该开始贴对联准备午饭了吧,别人都是一家人欢聚一堂,而我一个人孤独地静候在口腔科室内,说没有失落感那是骗人的。

"要不我也去睡会儿吧。"我心里想着。

"哎!袁勇翔过来帮忙!"护士站传来一声嘹亮的呼喊,这穿透力,除了小雄没别人了。

"干什么呀?"

"来帮忙给病人换药,我一个人忙不过来!"

"好的!"

…………

我胡乱扒了几口午饭,正准备小憩一会,急诊科的小李慌慌张张地跑了过来说:"赶紧的,又来了一个车祸伤,你和兴哥快过来帮忙!"我一个鲤鱼翻身,从椅子上跳起来,边跑边喊着:"兴哥,活来了!"

原以为只是一个小手术,不知不觉竟然做到天色发黑。走出手术室,瞄了一眼挂在墙上的时钟,六点整。

医院特地准备的饺子送来了,猪肉大葱馅的。

"兴哥,这都七点了,不回去吗?"我俩边吃边聊着。

"我到明早八点的班,回不去呀。怎么,不习惯啊?"

我没说话。

"大老爷们的,精神点。"兴哥拍了拍我的肩膀说,"习惯就好了。谁让我们干的就是这份工作呢?我在监护室值除夕,在病房也值过除夕,还经历过除夕出差呢。我们的工作都是为了患者,这是我们的职责。"

"那时候想过要放弃么?"我微笑地问。

"不要学鲁豫!饺子没得吃了啊!"兴哥恍然大悟,伸手要把我面前的碗拿走。

"别啦,那要不我来个朱军,哈哈。"

兴哥全名叫高兴,是我师兄,2015年6月从美国进修回来的。飞机一落地,他就接过了珊珊姐的班,开始了总住院生活。学医的都知道总住院指的就是总住院医师,职如其名,需要总是住在医院病房里。这算是每一位临床医生的必经之路。为了兼顾工作与家庭,兴哥搬到了医院对面的小区住,一间很小的房子里,住着一家老小。只有这样,他才有可能偶尔回家吃个饭。这已经是兴哥第五年除夕值班了。

忽然,值班室的门被推开了。原来是其中一位住院患者的家属,"你俩别光吃饺子了,快过来,咱们呀,一起吃顿年夜饭!"

"年夜饭?"我疑惑地问。

"是啊,这大过年的,就是不在家咱们也得吃顿年夜饭啊,一碗饺子就这么将就过去那咋行?"

原来,几位患者家属看着科室冷冷清清的,没有年味,一合计,就去外面大采购,在医院摆了一整桌年夜饭。走到病房,我惊呆了:一张大桌子上摆满了各式各样的菜品,腊鱼、腊肉、酱汁肘子、八宝果饭、红烧肉、火锅……

其他几位患者和家属都已经到了,看见我们进来,起身热情地招呼着:"兴哥、小袁,赶紧坐下来,就等你们了,这么多好吃的,把我给馋得呀……"

看着大家的笑容,我一阵感动,白天憋在肚子里的不良情绪都烟消云散了。

春节晚会开始的时候,火锅汤底正好沸腾。兴哥夹着一筷子牛肉忽然站了起来,面露慈祥状地说:"同志们,在这样一个合家团圆、欢乐祥和的夜晚,我谨代表口腔医学中心主任方厂云教授、副主任雷勇华教授、口腔颌面外科病房主任蒋灿华教授……"

"别啰唆了,打你啊!"我把一整盘牛肉倒进了锅里,"饿死我了,快吃快吃。"

"哈哈哈哈……"大家欢快地笑了起来。

"不过今晚最需要感谢的就是我们这几位患者和家属。"兴哥忽然一本正经地说道,"多亏了可爱的你们,我们才会有这样一桌温暖团圆的年夜饭。来,小袁,我们敬大家伙一杯!"

"小高,你这么客气我可不干了啊。要说感谢,我们哥几个可得谢你呢,要不是你看得好,我这把老骨头,早就……"益阳的沈大爷哆哆嗦嗦地说着。

"大过年的,竟说不吉利的话,"沈大爷老伴打断了他的话,"来来来,我们一起喝,庆祝过年咯!"

大家高兴地举起杯子,一饮而尽。果汁甜甜的味道,连带洋溢着温暖幸福的年夜饭味道,一起流进了我的心里。

不知不觉,已经半夜 12 点了,电视里新年的钟声开始响起。

我看了一眼兴哥,他已经睡着了。

"新年快乐。"我在心里说着。

　　走出口腔科,爆竹声此起彼伏。但医院急诊室前的灯依然亮着,门诊楼上"无假日医院"标语上的灯也亮着,楼上各科室的灯也亮着,不时仍见到匆忙赶来的病人和匆忙行走的医生,忙着挂号,忙着治疗……

(袁勇翔)

舌尖上的挑战

那是 1980 年,才 15 岁的我考上了大学,当时对口腔医学或者"牙科"连基本的概念都没有,唯一的梦想是攻读理工科专业,将来当一名工程师,但在父母的劝说下"弃工学医",选择了口腔医学专业。

如果说糊里糊涂地学医是被"蒙骗",毕业后远离家乡到湘雅医院工作则完全是"服从革命需要"被"分配"的结果。1986 年 6 月 28 日,我乘坐命运之舟抵达闻名遐迩的"南湘雅",也就是那一天我忽然真真切切地意识到从医之路就此开始了!

大学期间对"湘雅"早有耳闻,尤其是湖南医科大学"全国医学联考连续三年独占鳌头"令我有种"高山仰止"的感觉。初到湘雅,第一眼见到的"百年红楼"让我多了些敬畏,但真正让我明白行医真谛并从心底陡生压力的是张孝骞的座右铭——"戒、慎、恐、惧"四个字。这位医学泰斗认为:在病人面前,我们永远是一名小学生,医生要以"如临深渊,如履薄冰"的心情,小心翼翼地诊断,避免误诊和差错。我想这就是湘雅医魂之所在,正所谓浸淫其中,穷其一生之力,方能成正果!

大概是 1988 年夏天的一个傍晚,那天轮到我值急诊夜班,一如往常不断接到急诊室的急诊传呼,我也习以为常地接到传呼就奔到急诊室。一切有条不紊、急而不乱。但"好日子"没过多长时间,大约是晚上 8 点,一群心急如焚、满脸愁云、看似一家老小的几位外地"乡亲",抬着一位面色苍白、精神萎靡、满嘴血块和纱布的中年患者来到我的面前。一问病情,这是一位血友病的患者,刚从我院血液科病房出院,回家的当天吃饭时不小心咬破舌头,血流不止紧急住入当地医院,采取局部压迫、用止血药、输血、输凝血因子、外科缝扎止血等一系列措施,历经一周住院治疗,依然血流不止,每天满口血块、满口纱布,一家人无奈决定再颠簸几个小时重回湘雅求医。

武侠小说中常常会有"咬舌自尽"一说,从现代医学的角度来看,咬舌毙命应该与大出血后导致窒息有关。舌头上血管丰富、深面血管粗大,自舌根向舌尖潜行,舌损伤常出血多且较为汹涌,另外舌头运动难以控制,因此舌部出血后止血相对困难,而这位患者又患有血友病,再加上在当地几乎采取了所有的止血措施仍然毫无效果,令病情显得尤为复杂。

听完家属的口述,看完患者病历中的医疗记录,我足足呆立了1分钟,家属满脸狐疑地望着年轻的我,怯怯地问:"……医生……住院……进手术室……"避开家属的目光,抑制着心底的些许不安,按照急诊处理的基本原则,我一边清理患者口腔,一边想着是否该请上级医生。

抽去患者口中几块纱布,不一会,清理、清洗完口腔中的血块,清晰地看到舌中部中线偏右有一个搏动的出血点,周围纵横交错,布满缝线,仔细检查发现缝线较浅而且无序。这时我在脑海中"自动"搜索着舌部解剖、血管走形和分布,加上在湘雅两年的急诊工作经验,迅速有了初步判断和处理步骤:这个病例是舌动脉血管破裂性出血,很可能与血友病无关(住院期间已经输了凝血因子),止血失败可能是因为缝扎血管的缝针浅、缝扎方向不当;可以考虑缝扎止血,但仍需谨慎,不能排除因为血友病会出现缝针的针孔,增加新的出血点。

基于上述判断,我采取了以下止血步骤:首先紧贴出血点旁进针注射局麻药,避免万一血友病未控制就增加出血点,注射后稍加压迫发现局麻进针点没有出血,因而确定缝扎止血不会导致新的出血点!于是我在出血点及其前后0.5cm、垂直血管走行方向深层缝扎3针,前后用了10分钟完成了彻底止血。

"好了,一周后拆线,现在你可以回家了!"我如释重负。

"可以了? 不会出血? ……"患者和家属茫然地看着我。

我肯定地"嗯"了一声,一个其实并不复杂的急诊病例顺利处理完毕了。

看似复杂其实简单的急诊病例不值得炫耀,但是如果没有湘雅这个平台给我的压力、经历,如果不是浸淫于湘雅医魂之中,我可能抑制不住慌乱,我可能草率下结论,我可能首先选择逃避,让患者等上10分钟、等待上级医生,或是请血液科会诊……或是大阵仗地化验、备血、住院,或进手术室;可能因为自己的能力缺失而折腾患者……

从医30年了,回想起来一切都是如此"平凡",但每一天、每一个病例就如同一场考试,答卷关乎患者的痛苦,关乎患者的性命,由不得你不回答,甚至由不得你片刻迟疑,别无所依,全凭湘雅日日夜夜的积累,耳濡目染湘雅精神,观察、分析和处置病情的临床能力得以不断提升。30年来,在湘雅经历过的一个又一个案例,如滴水汇成江河,流入我的记忆,不断唤起我的思考,衍化成一种如灵魂般的东西影响着我、我的学生,以及更多的后辈。

感谢湘雅,给予了我一个成长的平台,给予我独立思考和学习的机会,给予我一轮又一轮新的挑战,给予我平凡又回味无穷的从医人生!

(方厂云)

一念执着,代代坚守

1977年,当村口的大喇叭传来恢复高考消息的时候,我正在民办中学教室里带着孩子们朗声读书。至今还记得当时担心听错了的我兀自站到教授门口仔细聆听喇叭里传播的喜讯的傻样子。

1973年高中毕业后,我当过社会青年,下过乡。四年时间内,挑土、开山、造梯、修坝、春耕、"双抢",插田、"扮禾",做红砖,挑大粪,当电工,做藕煤,日夜车水、抗洪救灾,活生生把自己锻炼成工农小能手。也许只有那个年代的人才能体会得到,四年磨难之后能有机会走进通向光明的考场是多么难能可贵。得到消息以后,我便开始铆足了劲追赶这道曙光,头悬梁、锥刺股、囊萤映雪、挑灯夜读这些滋味都尝了个遍。功夫不负有心人,我如愿接到了久违的湖南医学院的录取通知书。当年站在学校门口的踌躇满志的样子现在仍记忆犹新,我告诉自己这一生都要为了这身白大褂努力奋斗!

入学需参加英语考试,英语零基础的我进入了慢班,对于目标是走出国门,走向世界的我无疑是一个沉重的打击。我暗下决心,一定要突破90分,杀进快班。于是,我每天清晨起床,抿一口白开水,就开始面壁而读,读得口干舌燥,声音嘶哑再去上课,心想上课的这一天可以不用说话,让嗓子休息。走路、上厕所总是拿着写满英文的小纸条,嘴里念念有词,不放弃一丁点时间。即便被人嘲笑是"假洋鬼子",我也满不在乎。就这样,日出而练,日落再练,终于我不仅拿了100分,还顺利通过面试,进入了第一批美国雅礼协会来自耶鲁的老师授课的口语班。

第一次全国医学生统考要开始了,我作为77级学生会主席、班内学习委员,配合老师,组织同学,进行一次一次集体复习和模拟考试。大家都怀抱着"天将降大任于斯人"的抱负,在食堂里边啃着书本边排队,熄灯后借着操场灯光夜读的身影随处可见,一下课就继续跑到图书馆排队借书也是家常便饭。终于在大家的共同努力下,77级拿下了1982年的全国首届医学院校毕业生统考的第一名!

毕业后我也因为成绩优秀留在了湘雅医学院,正式开始了我一生所坚守的临床事业。1984 年,因形势需要,组织安排我兼任湖南医科大学党委委员和团委书记。但行政事务与临床工作繁复交错,当我意识到年轻的我没有办法全身心投入临床之后,我毅然决然地选择辞去一切行政职务。理由只有一个,当初踏进校门的我发誓:"作为一名湘雅的医学生,我应该以拯救人类的疾苦为目的。"

1987 年,我有幸争取到了去美国进修的机会,1989 年我从美国耶鲁大学学习心脏介入后回国,已有中级职称的我再次踏踏实实从零做起,去低年资同学的手下工作。很多人开玩笑问我:"大处长怎么还去做经治医生呢?"我笑笑说:"人要沉潜,才能看到自己的不足。"我的沉潜是为了练就扎实的基本功。扎实的功底是我的执着。

刚任总住院医生不久,记得那是寒冬的一个深夜,病房里有四位病危病人,一位是糖尿病酮症酸中毒病人,一位大咯血病人,一位急性左心衰病人和一位消化道大出血的病人。四个病房四条生命悬于一线,过道里充斥着家属的哭喊声。我带着当时还是实习生的刘冬娥、卢桂静在病房里三层楼间来回奔走,彻夜实时观察病情、组织抢救,实在困得不行了就直接躺在科室里的办公桌上休息。在这场与死神的赛跑中,我们竭尽全力地挽救生命,精疲力竭。最终这四位危重病人被我们从死神手里抢了回来,病情均得到控制。二十多年过去了,那个昼夜的全力以赴以及最终获得成功的成就感和满足感现在回想起来仍然填满了整个心房,仍然让我为之兴奋。我想这也是支持自己几十年如一日坚守在临床一线的动力和信念!

一栋大厦为什么能够平地而起?这依赖于非常扎实的基础。我对自己的严格要求也让自己从经治医生到主任医师,这一段从零开始的砥砺之路走得踏实、稳健。我也终于理解了孙明教授那句话:"不只教你的老师是你的老师,同事是你的老师,病人更是你的老师。"在我看来,越危重的病人,能教给我的就越多。因此,我成了同事口中那个"最爱管危重病人"的"傻子"。但正因为有了这样的"傻精神",才有了后来面对一切病情变化都能临危不惧,有条不紊,冷静处理的我。后来,在担任科主任期间,我也一直希望后辈们能打好基础,建立牢固的"地基",一步一步脚踏实地地成长。从组织大家第一次开展科内双语疑难病例查房到数十年如一日得坚持下来,一代代一届届的研究生们、进修医生们都在这个"双语"的舞台体会到了双语的魅力,找到了自己的差距,明确了学习的动力。小小的举动坚持下来就是大大的成就。

这近四十年,我都奉献给了湘雅,奉献给了医学,无怨无悔! 一念执着,需代代坚守。我为自己曾经坚守在抗洪抢险医疗队而自豪,我为自己曾经坚守在边疆扶贫义诊而骄傲,我为自己一直坚守在战胜疾病抢救生命的战场点赞! 为三湘父老身心健康而奋斗,为千万心血管病人健康长寿而奋斗是我终生的坚守!

(杨天伦)

几行清泪说护理

我在护理岗位上已工作三十多年,半夜里回想起工作中的点点滴滴,会兴奋,会失眠,会不由自主地笑出来,也会忍不住流泪。那是怎样的事业啊!风雨和彩虹交织着,酸甜和苦辣混杂着,虽然谈不上流血牺牲,却一样充满着鲜花和泪水。曾有人说,优秀的事业是汗水和泪水浇灌的鲜花和大树。于我而言,汗水早已挥发,泪痕也日渐模糊。可是,有那么几行清泪,至今想来,星星点点,随着时间的推移,在脑海中却愈发清晰起来。

我印象深刻的第一行泪,是洒在被迫停止工作之后的。那是一个人力非常紧张的夏天,我白天上班,晚上输液,高烧39℃,却坚持工作了五天。我实在想休息,但为了科室,为了病人,作为护士长,我只有一个意念,必须要坚持下去。那天,我从迷迷糊糊中醒来,看到窗外朦胧的光亮,拖着疲惫的身躯再次爬起来。梳洗时,我突然发现我满脸长满了红疹,连眼睛都肿得睁不开了。急诊科的医生说我患上了成人麻疹。在我看来,这简直像个笑话,麻疹本来很少发生在成人身上,更别说是懂得医疗卫生常识的医务人员了。可我偏偏不幸感染了,真让人郁闷。后来仔细回忆,我还真有可能接触了传染源,因为半个月前我护理过一位女病人,她在腰椎手术后,出现了高热,脸上红疹现象,我不仅帮她输过液,还帮她翻过身,擦过背,甚至换过床单。因为工作忙碌,可能并没有那么注意防护。麻疹发热不同于普通感冒,因为有传染性,我没法再继续上班了。不过,因祸得福,这下我总算可以休息了,可以多想一点自己的事情了。想到这里,我的眼眶忍不住湿润了。

长年累月辛苦的护理工作,并没有打败我们的护士。相反,这份工作将我们的护士培养得十分敬业且有高度责任感。我在护理工作的第二行泪,便是为我们敬业的护士所流的。我记得那是春节前的第三天,有的同事已陆续回家过年了。我们科护士周慧,白天还兴高采烈地在超市为值班的同事买年货,晚上在家中洗澡时,却不幸因煤气泄漏,陷入了昏迷。也不知过了多久,老天爷开眼,她居然自己苏醒过来。醒过来后,所做的第一件事居然是打电话到病室询问值班情况。当时的她,全身颤抖,连说话都打着哆嗦,我听到她颤抖的声音,泪水止不住地流了下来。因为那天晚上轮到她值夜班,而在我们护理团队,排班以后那就是一个钉子一个洞,这个观念在我们护士脑海中根深蒂固,早已成为潜意识的一部分……

我还记得 2012 年 9 月的一天,已经晚上十点了。我们病房里一位急性颈髓损伤并四瘫的女性患者,由于在翻身护理时病情反复,瘫痪加重,家属及患者恳求当时在家休息的责任护士王玲(也就是我后来的接班人)能够指导协助护理。王玲当时一个人在家带着不满两岁的孩子,孩子正迷迷糊糊准备入睡,怎么办?一边是幼小的孩子,一边是患者,王玲没有想太多,她即刻带着孩子打车赶到病房,帮助患者进行轴线翻身护理。轴线翻身是脊柱外科的一项重要技能,它要求我们的护士掌握脊柱外科疾病的发生、发展与转归的特征,在翻身的过程中脊柱不能扭曲,要将患者的头、颈、肩、腰、髋保持在一条直线上,沿着患者的纵轴线,进行体位改变,翻身角度小于 60°。在王玲的帮助下,那位患者最终调整到了一个舒适的体位,病情也得以缓解……

人们常常会说,工作的第一要义是敬业。我想敬业并非仅仅挂在嘴上,更多的是要把工作当作日常生活的一部分。对于护理工作而言,更是要把敬业的精神融入到自己的血液中。平凡如王玲、周慧,在特殊时刻仍不忘工作,实实在在地践行了这种精神。我为自己有这样的同事而感到高兴。

护理工作有时不只是日常的辛苦和值班,不只是危急时刻的奋不顾身,有时还意味着和死神亲吻。我印象深刻的第三行眼泪便是为此而流的。我记得很多年前,脊柱外科刚成立不久,我们在红楼的第二楼办公,条件非常差,病人又多,走道里到处都加床。有一天,我照常早晨交班后查房,经过走廊时,突然听到 01 床房间传来呼叫,我急忙冲进去,发现原来是 03 床病人不行了。他呼吸困难,脸色发绀,已经窒息了。当时情况危急,根本来不及呼叫医生,我也来不及准备纱布,只是以医务工作者的本能,在第一时间对患者实施了口对口人工呼吸。后来医务人员陆续赶到,我们给他实施了一系列的抢救,但因为病人是颈椎骨折高危患者,死亡风险极高,很遗憾,我们没有救回他的生命。抢救结束后,我才开始整理我散乱的头发并想擦洗自己的脸。往镜子里一看,天啦,我的嘴唇在流血,原来是病人在垂危时咬破了我的嘴唇。那一刻,我流泪了,我感到一丝后怕,毕竟,那是名副其实的与死神亲吻。旋而,我又恢复了平静。在危急时刻挽救病人,原本就是我热爱的护理工作的寻常一部分。

我在护理生涯中所洒下的泪水,也不全在工作上,有那么一行眼泪,是为我的爱人而流的。那是三年前医院迎接等级评审,科里特别忙,人人都加班加点,当时作为我们科的负责人,我好几个中午和晚上都守在科室做备检工作,忙到连近在咫尺的家都没空回。我记得那天大约晚上九点,我好不容易抽身回家,到家后眼前却呈现了可怕的一幕,我的丈夫躺在呕吐物中,我呼喊他,他也不答应,已经陷入昏迷之中。那一刻,我流泪了。我赶紧叫来救护车,送到急诊室检查,诊断的结果是脑出血。后来我才知道,我丈夫其实是前一晚病倒的,他自己先感觉不适,然后就不省人事了。幸亏医院的高质量医治,丈夫的康复情况令人满意,否则我将亏欠他一辈子。现在回想起此事,我内心时不时泛起一阵酸楚。

然而作为从事护理工作三十多年的老员工,我深知:有些事业,选择了就意味着付出;有些事业,付出了就意味着无悔。几行眼泪虽不足以说尽我的护理生涯,但却足以还原出这份事业的大致面貌。

(张伏元)

谁言桑榆黄昏近，杏林东风花正妍

　　作为一名神经内科医生，我是快乐的。我努力地工作和学习，并为此感受到生命的快乐和价值。命运的坎坷抗争不了勇敢的心，人生百味中，我始终抱着"挺过去就是胜利"的心态，从渺小走向强大。作为医生，从事人命关天的工作，应该时刻想到自己责任重大，用一种如履薄冰、如临深渊的心态认认真真地工作，时时刻刻为病人着想。这在我童年看病时已深植于我的内心，也促使我走上了医学这条道路。

　　九岁那年，我住在重庆汪山，患了一次重病，半个多月 40℃ 高烧不退，当地医生诊断不出病因，吃药也不见效。到了后来整个人瘦得只剩下皮包骨，不吃不喝，模糊记得还出现过恐怖的幻觉。后来经人介绍，我被送到一名西医王医生处救治，经验血查明为恶性疟疾，是由蚊虫叮咬引起。王医生采用抗疟药物奎宁进行治疗，不足两日高烧便完全退去，我这个小生命又奇迹般地活了过来。从那时开始，我便视王医生为救命恩人，对其医术更是十分钦佩。从某种程度上讲，确实是只有病人膏肓的得救者，对医务人员才有更深的感情。这也许就是我萌生学习医术、治病救人念头的开始吧！

　　"医生必须时时、事事、处处为病人着想，才能让医术发挥作用"，这是我从医的座右铭。我不敢说是一位医术非常高明的医生，但我坚信，自己是一位为病人着想、关心爱护病人的医生。我始终把病人当自己的父母、自己的儿女、自己的兄弟姐妹一样对待。曾经两次参加农村医疗队的经历，对我的行医生涯产生了深远影响。第一次是 1965 年 2 月至 8 月到常德湖区斗姆湖区，当时称为"四清医疗队"；第二次是 1969 年 4 月至 9 月到桂东山区，称为巡回医疗队。记得当时，农村生活水平差，医生上门发药需收回成本费用，农户手上没有现金，就让医生以鸡蛋折算计算，医生只好把鸡蛋放在保健箱中背回来交给卫生院作价买药。在下乡的日子里，目睹了农村医疗卫生事业的落后，农民有了病不能及时看，小病变大病，轻病变重病，治病费用还有困难……这让我学会了在诊疗中多为农民朋友着想，尽力让他们少花钱治好病。

我还有一个习惯,就是在工作中遇到问题,总是喜欢结合病例去查书籍和文献,揪着问题穷追不舍,希望帮助病人诊断清楚,使之得到恰当的治疗。还记得一次科内大会诊,患者是长沙市某中学的一位男性中年教师,住在原神经内科37病室。其病症表现为双下肢肌肉壮实、强直而有震颤,行走困难,工作不便,会诊未能得出结论,大家也从来没有见过这种病例。会诊后我便思考,湘雅如果得不出结论又能将他推到哪里去呢?他去外地也有困难,行动不便,且费用也是问题。于是,怀着应尽量想办法为患者就地诊治的强烈愿望,我查阅了不少书籍和文献,从神经科的参考书、肌电图的参考书查起,发现颤搐症状及肌强直症状的描述中,有种神经性肌强直症与这位病人症状很相似,国内尚未见报道此病的文章。我感到欣喜万分,立即向门诊的进修医生打听患者的情况,当得知患者还没出院,便建议患者先用苯妥英钠。几天后,患者病情稍有好转,但不能完全控制。我再次建议他改用卡马西平治疗。几天后,患者出院。几年后,在清理门诊卡片记录时,想到了解这个患者的情况,于是试着写了一封随访信。数月后收到一封来自广东的信件,这位病友很高兴地告诉我,自己一直在吃"卡马西平",症状控制很好,还在工作,尤其是感谢我多年后还记着像他这样一位普通的病人。

另外有一个1955年的病例,至今令我难忘。这是诊断为隐球菌性脑膜炎的病例,最初诊断是颅内炎症,脑脊液中多次见到类似淋巴细胞大小的细胞,而且很多,究竟是什么细胞?普通染色、抗酸染色及普通菌培养、结核菌培养均未得到结果,一般抗炎效果不好。在王可嘉教授的指导下,我查阅大量书籍和文献,最后考虑真菌的可能性,后来做了墨汁染色像是隐球菌,于是又在微生物教研室曹技师的帮助下,培养出了真菌,之后他们又将培养的真菌做动物接种得到抗体,以此抗体与患者脑脊液抗原做凝集试验,可发现大量隐球菌,离心后沉积可见成堆的隐球菌,这一发现大大提高了隐球菌性脑膜炎的检出率。虽然诊断明确,但隐脑患者的治疗仍面临困难。当时进口的两性霉菌B价格贵,难得到,我们考虑大蒜有抗菌作用,于是又请微生物组做大蒜对隐球菌的抑制试验,请中医科帮助研究大蒜是否有增强动物免疫功能作用。由于口服大蒜对胃有刺激,后又与药剂科商量做成注射液。肌注有局部痛,后又改静滴。那个病例就是用两性霉素B静滴加口服大蒜,收到了很好的疗效。后来大蒜静脉滴注治疗21例报告受到国内外广泛关注,并获湖南省科学大会奖。

医学,对我而言是爱好。在治病救人的岗位上,帮助病人解除痛苦,从死神的魔爪中夺回宝贵的生命,都能使我忘却工作的辛苦,而感到无比的充实、幸福和快乐。"谁言桑榆黄昏近,杏林东风花正妍。"这是一位患者,在我八十寿诞时送给我的诗作,并在写给我的感谢信中深情地说道:"教授妈妈,祝您生日快乐!"作为医者,在耄耋之年,还能听到患者这么亲切的声音,此生足矣!

(欧阳珊)

生命之书

——写在《湘雅医魂》后面的话

让故事走进历史

2016 年年初,在北京出差期间,我与一位在京工作的老友兼湘雅校友聊天。在谈到湘雅历史时,我突然问他:"我希望写一部书,用它来承载和诠释湘雅的精神,但又不愿意写成枯燥的说教。是否有一种情感飞扬的写法?"他略一沉吟,说:"有啊,讲故事!"听闻此言,我豁然开朗,答道:"好啊,就取名'湘雅医魂'!回到医院后与肖平书记商量,我们立即着手组织了这部"故事书"的编撰,希望将它作为承载和传播湘雅精神的载体,向湘雅医院建院 110 周年献礼。

我对编委会提出的组稿要求是,向所有湘雅职工,包括他们的学生和亲属征集故事。每人可以提供 1～3 个让他感动一辈子的反映湘雅人爱岗敬业或医患互动的刻骨铭心的往事。同时,我们邀请了中南大学文学院的老师和学生们协助编写组,共同参与采编、修稿和编辑。征文出乎意料地顺利。退休职工、在职的专家教授、一线医务人员和医院管理部门同事纷纷来稿,很快,数百个故事就摆在了编委面前。

短短 3 个多月,这部书稿就送到了我的案前。抚书夜读,满心感慨,感慨于那些不流向自己的眼泪,感慨于那些只献给病人的欢笑,感慨于每一次与功利无关,而与生命有关的人生选择!我满心感慨,还因为我熟悉这些讲述者:他们是我的前辈、我的同事、我的朋友、我的学生。我们曾一起听故事,一起感动,最终,又一起走进湘雅,一起从倾听者变成故事里的一个角色。110 年岁月,湘雅人的价值观与敬业精神,就是这样,随着故事代代吟诵,一点一点深入人心,一点一点升华为湘雅的灵魂。

湘雅的灵魂密码

有人问:为什么以"湘雅医魂"作为书名?

因为一个"魂"字,有太多无可替代的内涵。《孔颖达疏》中表述:"附形之灵为魄,附气之灵为魂⋯⋯"也就是说,掌控无形,决定思想、意识、情感、智慧的力量,便是魂。国有国魂,军有军魂,医者,自然有医魂。医魂者,必也以身许国。那些为了和平而献身战争,为了安宁而奔赴灾难地区的湘雅人,于"医魂"二字,无愧无悔。医魂者,必也好学敏求。那些为了理想而寒窗苦读,为了医道而皓首穷经的湘雅人,于"医魂"二字,无愧无悔。医魂者,必也大智大勇。那些为了拯救生命而踏入"禁区",为了打破技术局限而创新图存的湘雅人,于"医魂"二字,无愧无悔。医魂者,必也大舍大得。那些为了生死之托而错过亲情,为了拯救生命而牺牲健康的湘雅人,于"医魂"二字,无愧无悔! 这就是湘雅的灵魂密码。

医学,是人类善良情感的一种极致表达。因此,医魂之核心,乃止于至善。记得初入湘雅,一位老师在课堂上对我们这些新生说:患者把看病叫"求医","求"字当头,病人已经谦卑地向医生弯下了腰,将自己的身体交给了我们,这是多大的信任啊! 为了对得起这份信任,我们只能全身心投入到救死扶伤的工作中去,用"如履薄冰,如临深渊"的精神,敬畏生命,拯救生命! 这些话,我记了一辈子,因为这才是真正纯粹的医患关系!

湘雅有永远讲不完的故事

自胡美以降,110年间,那些走过湘雅,并留下足迹的人,那些创造了湘雅历史并传递了湘雅文化的人,那些唱过同一首院歌、谨记同一则院训、认可同一种价值观的人,都是湘雅至亲。湘雅传递的故事,因亲情而亲切。

作为出生在湘雅"红楼"中,成长在湘雅故事里的湘雅后代,作为《湘雅医魂》的主编,我早已熟悉了太多的湘雅故事。然而,当我再一次阅读这些入选或没有入选的征文,沿着作者细腻敏锐、沁人心脾的情感痕迹,以此触摸湘雅灵魂的时候,我仍然感动不已! 湘雅有永远讲不完的故事,我真希望将每一篇投稿的文章都纳入书中,无奈篇幅所限,只能割爱。

亲爱的读者,《湘雅医魂》中几乎每一个故事都在讲述着湘雅人敬畏生命、拯救生命的事迹,我们不妨说它是一部"生命之书"。我相信,会有越来越多的人读到这部几代湘雅人用灵魂写就的故事,并为之感动。在这里,他们不仅可以读懂湘雅、读懂医生,还可以读懂善良、勇气和人性。它诠释的正是"公勇勤慎、诚爱谦廉,求真求确、必邃必专"的湘雅精神!

2016 年 9 月